高 等 卫 生 职 业 教 育
医学相关专业（3+2）系列教材

供临床医学、康复治疗学、中医学、针灸推拿学、护理等专业使用

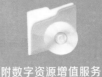

附数字资源增值服务

医学心理学导论

主　审　李朝鹏
主　编　乔　瑜　王　云　童　放
副主编　陈立花　刘景伟　孟　凤　杜庆岩
参　编　魏　星　郭霓晔　崔彦岭　杨洪喜

华中科技大学出版社
http://www.hustp.com
中国·武汉

内 容 简 介

本书是高等卫生职业教育医学相关专业(3+2)系列教材。

全书共十一章,内容包括绪论、心理学基础知识、医学心理学理论学派、心理卫生、心理应激、心身疾病、心理评估、心理咨询与治疗、心理障碍、医患关系和病人心理。书后附医学心理学实践内容部分,目的是培养学生的心理学的实际操作技能和实践能力,加深对理论知识的理解和掌握。

本书适合高职高专临床医学、口腔医学、中医学、药学、康复、检验、影像等专业使用。

图书在版编目(CIP)数据

医学心理学导论/乔瑜,王云,童放主编. —武汉:华中科技大学出版社,2020.8(2024.8 重印)
ISBN 978-7-5680-6525-2

Ⅰ.①医… Ⅱ.①乔… ②王… ③童… Ⅲ.①医学心理学 Ⅳ.①R395

中国版本图书馆 CIP 数据核字(2020)第 149651 号

医学心理学导论   乔 瑜 王 云 童 放 主编
Yixue Xinlixue Daolun

策划编辑:居 颖
责任编辑:张 琴
封面设计:原色设计
责任校对:刘 竣
责任监印:周治超
出版发行:华中科技大学出版社(中国·武汉)   电话:(027)81321913
            武汉市东湖新技术开发区华工科技园   邮编:430223
录   排:华中科技大学惠友文印中心
印   刷:武汉市洪林印务有限公司
开   本:889mm×1194mm 1/16
印   张:11.25
字   数:315 千字
版   次:2024 年 8 月第 1 版第 4 次印刷
定   价:52.00 元

　　《医学心理学导论》的编写和出版是各位同仁多年教学科学理论研究、实践经验的总结。称为"导论"是因为医学心理学已发展为由多个分支构成的博大精深的科学体系,教材的各章只是对各个分支的简单介绍,给学生深入学习指出一个方向。本教材的编写力求适应医学模式的转变,遵循"三基"(基本理论、基本知识、基本技能)、"五性"(思想性、科学性、先进性、启发性、适应性)的原则;力求体现现代先进教育教学理论思想,反映现代社会发展对医学人才素质的要求;根据我国目前医学心理学发展状况和高等职业技术教育的专业实际需要,综合设计课程结构和教学内容。本教材在保留了传统"医学心理学"的基本结构基础上,紧跟时代步伐,注入新的内容和思想观点,使其在众多同类教材中,具有自己的独特价值和风格。

　　本教材的特点是:在注重形象性、实用性和简洁性的同时,一定程度上突出理论性、基础性、综合性、系统性和可选择性,在内容的阐述上,我们博采众家之长,力求做到循序渐进、详略得当、层次清楚、重点突出,适应不同专业教学的取舍,适应不同知识程度、层次和水平学生的学习要求,有利于学生继续进修学习和执业考试;每章开头都有学习目标、导言,内容中有案例导入、相关知识链接,以便学生加深对重点、难点的理解和掌握。

　　全书共分十一章,可分为四部分,第一部分是第一章绪论,主要讲述医学心理学的基本知识、概念、意义和发展历史等,是学习医学心理学的入门篇。第二部分包括第二章、第三章、第四章,主要讲述心理学基础知识、心理学发展史上对医学心理学影响较大的心理学理论学派和个体心理发展的一般规律等,目的是让学生形成较扎实的知识基础、理论体系,以便应对之后各章内容的学习。第三部分是从第五章至第九章,共五章,主要讲述心理、社会因素与疾病、健康的作用及其规律,以及心理学的理论、方法和技术在医学临床诊断、治疗和预防中的应用等。第四部分是第十章和第十一章,主要讲述临床工作中,如何建立良好的医患关系,如何根据病人心理提供高效的临床服务工作。书后附医学心理学实践内容部分,目的是培养学生的心理学的实际操作技能和实践能力,加深对理论知识的理解和掌握。

本教材适用于医科类高职高专各专业,如临床医学、口腔医学、中医学、药学、康复、检验、影像等专业,也可作为执业资格考试和心理咨询师培训的参考用书。

本教材在编写过程中,得到了华中科技大学出版社领导及同仁们的大力支持,他们提出了许多宝贵的修改意见。在此,我们表示诚挚的谢意。

本教材凝结了全体编者及有关人员的共同努力和心血。我们虽然尽了很大努力,几番修改,反复斟酌,力求精益求精、创造精品;但由于时间仓促,更限于编写者的水平,肯定存在不足之处,恳请使用本教材的广大师生及其他读者慷慨赐教,以便修正,使之日臻完善。

编　者

目　录

MULU

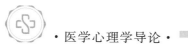

第一章 绪 论

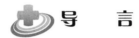
学习目标

1. 掌握：医学心理学的概念、基本理论观点，医学模式的概念。
2. 理解：医学心理学的任务、医学模式转变的动因及时代特征。
3. 了解：医学心理学的主要分支，研究原则和研究方法；医学模式的概念和发展历史。

导 言

古希腊的大思想家、哲学家柏拉图说过：要医治一个人的眼睛就不能不涉及他的头部，要医治他的头部就不能不涉及他的躯体，要医治他的躯体就不能不涉及他的心灵。现代心理学、医学的发展更是以大量严密的科学实验深刻揭示了心理、社会因素与健康和疾病的密切联系，以及对健康和疾病的巨大影响，因此，医学生学习医学心理学具有重要意义。

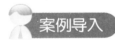
案例导入

病由心生——一位校长的怪病

有一位校长，他头脑冷静，适应能力也很强。然而有一天他头晕目眩，只有躺下才会觉得好一点。每当他试着坐起来的时候，头晕就会加重，甚至呕吐。就这样过了好些天，他的病一直不见好转。他的医生对此束手无策，无论怎样也不能让他好起来。然而有一天，仿佛是着了魔一样，他突然就痊愈了。

过了几天，他去找医生说："我非常肯定，这次的生病完全是由烦恼的情绪引起的。"原来他的一位好朋友请他做贷款担保。"这笔贷款数目太大，我一直很犹豫，因为我很清楚如果他还不起这笔钱，那我的房子和所有存款也就都没有了。但是我不能拒绝他，因为他是我的好朋友，所以我最终还是签字做了担保。"

"过了没多久，我这个朋友就在车祸中受了重伤，在医院里住了好几个月。在这期间，他的生意也一落千丈，四处碰壁。我就是因为担心这件事才头晕目眩的。"

"在我卧床养病的时候，这个朋友来看望我。他告诉我说他已经到银行还清了所有的贷款。从那一刻起，我就一下子康复了。第二天我就去学校上班了。"

分析思考：

1. 校长的病都有哪些方面的表现？

2. 我们猜测一下，校长的病是怎么形成的？

3. 在日常生活中，哪些疾病和校长的病有相似之处？

第一节 概　　述

一、医学心理学的概念及性质

（一）医学心理学的概念

医学心理学（medical psychology）是医学与心理学相结合的一门新兴（交叉）学科，是将心理学的理论和实验技术应用于医学领域，研究人的心理因素与健康和疾病之间的相互关系以及作用规律的科学。它既重视心理、社会因素在健康和疾病中的作用，也关注医学领域中的有关健康和疾病的心理行为问题。

医学与心理学都是以人作为主要的研究对象的科学。医学是研究人的生命活动的本质、研究疾病的发生发展规律以及如何正确地诊断和防治疾病、保持健康和提高健康水平的科学。心理学是研究心理现象以及行为规律的科学。从传统上看，医学研究偏重于人的生理属性方面，而心理学研究偏重于人的精神社会属性方面。然而，人的生理活动同心理活动是相互联系、相互影响的，心理、社会因素对健康和疾病的影响无孔不入，这就使医学与心理学之间结下了不解之缘，二者之间存在着千丝万缕的联系，这正是医学心理学产生发展的内在动因和基础。

这门学科在英国被称为医学心理学（medical psychology），在美国被称为精神医学（psychiatry），两者基本同义，与临床心理学（clinical psychology）近义，但各学科名称所强调的侧重点或研究的历史取向有所不同。我国医学工作者综合了国内外多种与健康和疾病有关的心理和行为科学理论、方法和技术，开创性地提出并形成了这一门具有中国医学教育特色的课程。

（二）医学心理学的性质

显而易见，医学心理学从学科性质来看，既是自然科学，也是社会科学；既是基础理论学科，又是应用学科；既是心理学的分支，又是医学的分支，是心理学和医学相互作用、相互渗透融合而形成的交叉学科。

（三）开设医学心理学课程的主要目的

1. 培养医学生的整体医学观　开设这门学科的首要目的是树立医学生的整体医学观。让学生了解基础心理学原理与知识，知道生理和心理的相互作用规律，心理、社会因素在健康和疾病状态下如何发挥作用。因此，医学生除了具有良好的生物医学知识和技能外，还应补充必要的心理学和社会科学知识，使其医学知识体系更为全面，以此为导向，将对其未来的医学理论思维和医疗实践产生有益的影响。

2. 掌握医学心理学的研究和实践方法　在医学心理学体系中，心理评估和心理治疗与心理咨询都有其自身较为特殊的研究和实践方法，这些方法大多也可以用于临床各科的研究或实践，这对医学的发展有重要的意义。同时，临床各科运用医学心理学方法所取得的成果，也将极大地丰富医学心理学的知识体系。

3. 掌握问题解决的方法及应对方式　人的一生中，总会遇到各种各样的生活事件，包括各种心理冲突、挫折及各种困境，如增龄、婚姻家庭问题、罹患疾病等。医学生不仅应该自己知道如何应对和处理这些问题，而且还应该教育病人和身边的人了解应对这些困境的方法，以帮助他们提高生活质量，促进心身健康，预防疾病的发生。

二、医学心理学的任务及其主要分支

（一）医学心理学的任务

医学心理学的主要任务是研究医学领域中的心理学问题,具体包括以下几方面。

（1）研究人的心理、行为的生物学和社会学基础及其对健康和疾病的意义。

（2）研究人的心身相互作用的规律和机制,以及心理、社会因素对疾病、健康的影响和作用规律。

（3）研究如何将心理学知识和技术应用于诊疗、护理、预防、康复、延长生命和提高生命质量之中。

（4）研究病人心理的特点,以及如何建立一个和谐的医患关系,提高医疗和护理质量。

（5）研究医务工作者应具备的心理素质,以及维护和促进医务工作者心身健康的方法和措施。

（二）医学心理学的主要分支

1. 临床心理学 它主要研究和解决临床心理问题,同时还包括智力和人格等的心理评估、心理诊断、心理治疗以及咨询等具体工作。人们将从事这项工作的人称为心理医生。临床心理学是医学心理学最大的临床分支学科。

2. 护理心理学 它研究护理工作中的心理学问题,研究病人和护理人员的心理特点,应用心理学的理论和技术指导护理工作,强化心理护理、提高护理质量,是医学心理学应用于护理工作中的重要分支学科。

3. 生理心理学和心理生理学 生理心理学是研究心理现象的生理机制,主要研究内容包括神经系统的结构和功能,内分泌系统的作用、本能、动机、情绪、睡眠、学习和记忆等心理和行为活动的生理机制。心理生理学则是研究心理活动和行为引起哪些生理变化及其产生机制。

4. 健康心理学和心理健康 健康心理学是美国心理学家1978年提出的一门分支学科。它是将心理学的知识应用于预防医学,以促进和维护人类健康、预防和治疗疾病、促进康复,并向正常人群进行教育的学科。

心理健康也称心理卫生,是从纵、横两方面研究不同年龄阶段个体的心理特点和不同群体的心理特点,以及维持心理健康的原则和措施。

上述两个学科都是医学心理学在维持健康方面的分支学科。

5. 心身医学 研究心身障碍、心身疾病等发生、发展、诊断、治疗和预防的学科,研究心理、生理和社会因素相互作用对人类健康的影响。

另外还有康复心理学、缺陷心理学、变态心理学（又称为病理心理学）、行为医学等,我们就不再一一介绍。

三、医学心理学研究的原则与方法

（一）医学心理学的研究原则

1. 客观性原则 一切科学研究必须遵循的原则。对于研究人的心理活动来说是指对人的心理活动必须按它本来的面貌加以考察,必须在接近人的生活环境和活动中加以观察,即不附加任何主观的猜测或采用单纯内省思辨的方法,而必须以客观观察为依据,以实事求是为准则,切忌主观臆断。还必须坚持理论与实践相结合,在实践中观察、思考、总结教训、积累经验,才能对人的心理行为获得正确的认识。

2. 发展性原则 医学心理学是一门年轻的学科,人们对心理实质的认识尚不成熟,基础理论薄弱,尚需努力探索,不断发展完善。另外,人的心理活动是处于不断发展变化中的,应摒

3

弃用孤立、静止的观点去观察分析人的心理活动。

3. 系统性原则 人的心理活动是一个多层次、受多因素影响的复杂系统,它与周围的环境构成一个统一的整体。注意多因素之间的相互关系和作用,防止片面性,才能得出正确的结论。

4. 伦理性原则 医学心理学的研究对象主要是人,所以除遵循一般科学的研究原则外,还必须遵循伦理性原则,如被试参加实验时要知情同意,保证被试不受到身心伤害,被试随时可以退出实验。

此外,还有保密性等原则。

知识链接 1-1

（二）医学心理学的研究方法

下面主要介绍几种常用方法。

1. 观察法 心理研究人员在临床工作中有目的、有计划地通过对被观察对象仪表、行为、语言等外部表现的观察,来了解其心理活动的方法。观察法又可进一步分为主观观察和客观观察;自然观察和控制观察。观察法的优点是观察所得资料是直接从生活中得来,更接近生活实际,也可以获取被试不愿意或没有能力报告的信息。缺点是观测所得既可能是规律性的心理活动,也可能是偶然现象,另外还受观察者的知识面、分析能力等主观因素影响。

2. 实验法 有目的地严格控制自变量和影响因变量的所有变量,使用仪器和计算工具进行研究的方法。实验法是心理学研究的主要方法,也被认为是最为科学和严谨的方法。此法优点是指标客观、所测数据精确、科学可信。缺点也很明显,一是人的社会心理活动过于复杂,许多条件难以控制,增加了分析的难度;二是不接近自然生活。

3. 调查法 通过会谈、访问、问卷、活动产品分析(包括病人的作业、日记、信件、绘画等)等获得资料的方法,是社会科学最常用的方法。医学心理学常用调查法来研究人们心理、行为及环境与健康、疾病的关系。调查的对象可以是个体或群体。该法的优点是简便易行,获取的信息量大等。但是其调查结果易受某些因素影响,如被调查者不愿意公开回答或涉及隐私;或理解不够;或提问设题有偏向等都可影响其信息的准确性。

4. 测验法 对人的心理行为进行客观的、标准化的定量测定,从而确定人的心理活动差异的性质和程度的方法。其种类很多,如智力测验、人格测验、临床症状测验等,是医学心理学研究中普遍使用的一种有效定量手段。测验法的优点为样本大、有代表性、精确、定量、无损伤;缺点为病人如不真实反应,易导致错误结果。

综上所述,医学心理学的研究方法,各有优、缺点。这就要求我们必须以科学理论为指导,全面、综合地考虑问题,才能获得正确、客观的认识成果。

四、医学心理学的基本理论观点

（一）心身统一观

一个完整的人应包括心、身两部分,两者相互影响,相互联系,对于外界环境的刺激,心身作为一个统一的整体来反应。因此,在考虑个体的健康和疾病时,应注意心身统一的整体性（图 1-1）。

（二）人与环境统一观

每个人都生活在特定的自然环境和社会环境之中,人与环境是统一的。人作为一个开放的系统,不断地与外界进行物质、能量和信息的交换。显然,个体的心身健康与其生活的自然环境和社会环境是否和谐统一密切相关。家庭安康幸福与否、社会的安宁或动乱、国家的兴衰以及自然环境的污染、森林的破坏、噪声、致癌物质的侵入等,无不直接或间接地对人的心身健康造成重大影响,因此,医学心理学必须把人与环境统一起来,把人的自然属性和社会属性统一起来研究,必须考虑个人、家庭、文化背景、社会经济状况、生活环境等因素对心身的影响(图1-2)。

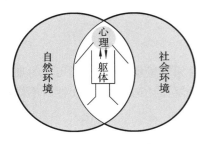
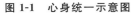

图1-1　心身统一示意图

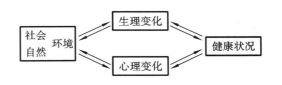

图1-2　躯体、心理、社会因素与健康之间的关系

(三) 认知评价观和应对综合观

认知评价与个人的文化教育、价值观念、行为准则等关系密切。心理、社会因素能否影响健康,除了与刺激的质和量有关外,主要还取决于个人对外界环境的认知评价以及应对方式、社会支持等综合因素。不同的认识态度及不同的应对方式可以引起不同程度和不同性质的心身反应,继而影响健康。

(四) 主动调节和适应观

人不同于动物,人具有主动性和能动性。个体在成长发育过程中,对外界环境主动适应和调节,以保持个体与环境的动态平衡,它是维护健康、抵御疾病的重要因素。

(五) 情绪因素作用的观点

情绪与健康有着十分密切的关系,情绪是各种刺激影响个体的心身变化的决定性环节。良好的情绪是健康的基础,不良的情绪是疾病的原因。

(六) 个性特征作用的观点

面对同样的社会应激,有的人得病,难以适应,有的人则游刃有余,很快渡过难关,这与个性特征有着十分密切的关系。

上述六个观点贯穿于医学心理学各个领域,指导医学心理学各个方面的工作和研究。

第二节　医学模式的演变与医学心理学

一、医学模式的概念与意义

医学模式就是医学的一种起主导作用的指导思想和理论框架,是指某一时代人们从总体上认识健康和疾病以及相互转化的哲学观点,包括对人的认识观、心身观、疾病观、健康观等。

医学模式往往是隐形的,但每一时期都有一种主导的医学模式。某一时期占统治地位的医学模式,反映了一定时期医学研究的对象、方法和范围,规定并影响着医学教育、医学研究和临床工作者的思维、行为方式及工作方法,使整个医学活动带有一定倾向性及习惯化了的风格特征。

作为一位医学工作者,不管自身是否意识到或是否承认,自身的与医学有关的行为都不可避免地受到某一医学模式的影响或支配,从而影响医学工作的结果。例如,一位进行关于应激动物实验研究的医学工作者可能为发现心理应激因素对实验结果的影响,将所观察到的生化变化唯一地归因于某种生物学性质的应激源。另一位医生可能无视病人的情绪因素,只是处理病人的病理生理改变,自然不能获得好的疗效。这两位医学工作者的行为,显然是受制于心身二元论的医学模式。

二、医学模式演变的历史

医学模式不是人们的主观臆断,也不是少数学者头脑中的凭空想象,而是不同历史时期生产力和生产关系、科学技术和哲学思想发展的产物,因此具有鲜明的历史性和时代性。不同历史时期有不同的医学模式,其发展经历了以下几个阶段。

(一)神灵主义医学模式

远古时代,由于生产力水平极为低下,科学技术思想尚未确立,人们认为世间的一切都是由超自然的神灵主宰,把健康和疾病、生与死都归之于无所不在的神灵,疾病乃是神灵的惩罚或者是妖魔鬼怪附身,因此,当时治疗疾病的方法是祈求神灵和巫医、巫术。这种模式随着生产力水平的提高已经失去存在的意义,但在一些偏远地区和某些文化群体中还可见到它的痕迹。

(二)自然哲学医学模式

公元前 3000 年前后,随着生产力的发展和人类对自然认识能力的不断提高,人类开始以自然哲学理论解释健康与疾病。如我国医学以《内经》为标志,形成了完整的理论体系,体现以"天人相应"思想为特色,以"阴阳五行"病理学说为理论的整体医学观,将健康和疾病与外界环境以及心理活动联系起来进行观察和思考。在西方,以希波克拉底的"四体液学说"为代表。这些观点至今仍有一定的指导意义,但毕竟是朴素的唯物论,过于笼统,带有明显的局限性。

(三)机械论医学模式

15 世纪的文艺复兴运动,带来了社会变革。以牛顿机械力学为代表的科学技术的发展推动了产业革命的兴起,使机械生产代替了手工生产。那时起主导和进步作用的哲学思想也与机器分不开,这便是机械唯物主义。在"机械文化"的影响下,盛行着以机械运动解释一切生命活动的观点,把人体看成是由许多零件组成的复杂机器,把血液循环看成由心脏、动静脉组成的机械系统,把肺看成鼓风机,胃当成研磨机。四肢活动是杠杆,饮食是给机器补充燃料,大脑是这架"机器"的操纵盘,医病就是维修机器,保持健康就是保养机器。当时法国医生拉美特利在《人是机器》中写道:人是爬行的机器,是一架自己会发动自己的机器,一架永动机的活生生的模型……体温推动着它,食物支持着它。这就是机械论医学模式。这种模式不仅忽视了人体生命力的复杂生物性,更忽视了人的复杂心理和社会性。

(四)生物医学模式

从 18 世纪下叶到 19 世纪,自然科学领域涌现出一系列重大发现。显微镜的发明,细胞学说的创立,微生物的发现,进化论和能量守恒定律的发现,一些医学基础学科(如生理学、病理学、寄生虫学、药理学、免疫学等)都在蓬勃发展。生物学的长足进步,促使人们开始运用生物-医学的观点认识生命、健康与疾病。关于健康与疾病的认识,人们认为健康是宿主(人体)、环境与病因三者之间的动态平衡,这种平衡被破坏便发生疾病。这种以维持动态平衡的医学观所形成的医学模式,即生物医学模式。

生物医学模式的产生,把医学推向一个崭新的时期,人们利用药物或是实施手术来消除病灶,采用杀菌灭虫、预防接种和抗菌药物等手段,取得了人类第一次卫生革命的胜利。但随着医学科学的发展,逐渐暴露了其片面性,即忽略了人的整体性和社会性的特点。

(五)生物-心理-社会医学模式

随着现代社会的发展,医学科学有了更大的进步,一些由生物因子(细菌、病毒、寄生虫)所致的疾病已被控制,而另一类疾病,如心脑血管疾病、肿瘤、精神病等,已成为人类健康的主要危害。同时,人们还惊讶地发现,曾经为人类健康做出过重大贡献的生物医学模式,在这些疾病面前显得束手无策。因为这类疾病的发生原因主要不是生物学因素,而是社会因素和(或)心理因素所致。于是,出现了综合生理、心理和社会因素对人类健康与疾病影响的医学观,即不仅从个体和局部,而是从人的整体、生态系统综合起来研究健康和疾病,这就是生物-心理-社会医学模式。其产生的标志是 1977 年美国精神病学家和内科学教授恩格尔在《科学》杂志上发表论文《需要一种新的医学模式——对生物医学的挑战》。

三、生物医学模式向生物-心理-社会医学模式转变的动因及时代特征

当前医学模式正处于从生物医学模式向生物-心理-社会医学模式的转变阶段。综合分析,其转变的动因和时代特征如下。

(一)疾病谱顺位的变化

自 20 世纪 50 年代以来,疾病构成比和死亡原因已发生根本性变化,严重危害人们身体健康的疾病已从传染病转移到心血管疾病、恶性肿瘤、脑血管病和意外死亡等非传染病。这些疾病已成为发病率高、死亡率高、致残率高的疾病。研究资料表明,这些疾病并非由特异性因素引起,而是生物、心理、社会等多种因素综合作用的结果,因此在治疗中只靠药物、理疗、手术等手段已经不能满足临床的需要。

(二)不良的生活方式成为影响人类健康的重要因素

据统计,目前人类前十位死因中,与吸烟、酗酒、滥用药物、过量饮食和肥胖、运动不足等行为危险因子有关的约占半数。这些不良生活方式大多数是心理、社会因素造成的行为问题。

(三)社会因素对健康和疾病的作用增强

20 世纪以来,科学技术发生了一系列革命性进步,促进了工业化浪潮和大都市化的形成,改变了人类几千年的传统的生活方式和生活习惯,给自然环境带来了不可承受的重负和严重污染,社会发展和人类生存保障的矛盾日益激化。社会竞争空前激烈、生活节奏加快,给人们的心理造成了巨大的压力,使社会心理因素对健康和疾病的作用空前增强。

(四)人们需求层次的提高

随着社会进步、经济发展和生活水平的提高,人们的需要已从单纯物质经济的满足转向期望心理精神等多方面的追求,人们要求提供改变有害健康行为和习惯的方法、保持心理平衡以及科学指导以实现人的潜能的全面挖掘,获得心理上的舒适和健全,以达到实现延年益寿、生活质量的全面提高和人的全面发展的目标。

(五)人类认识水平的提高

人们意识到,对人们健康和疾病的认识停留在生物机器的水平上,已远远不能满足时代发展的要求,人类需要一个多层次、多角度、深入系统地观察研究医学问题的方法。人们对心理、社会因素造成躯体疾病的中介机制有了较深入的了解和认识,心理活动的操作和调节对维持心身健康的作用日益受到重视。于是,综合生物、心理、社会诸因素的新型医学模式顺理成章地成为当代医学模式。

四、医学心理学在现代医学中占据着重要地位

(一)医学心理学的创立与发展促进了医学模式转变

医学心理学从理论观念上彻底动摇了生物学模式的还原论和二元论的心身观,全面转变了人们的医学观念,为生物-心理-社会医学模式的诞生提供了思想和理论基础。使人们从生

物-心理-社会三维系统的整体观点,全面看待健康和疾病,在疾病的预防、病因、诊断、治疗和康复时能认真考虑到心理、社会因素的作用。健康是三维系统整体健康,疾病往往主要是生活方式不良所致。

(二)医学心理学的创立与发展促进了预防疾病战略的转变

人类疾病过去以传染病为主,预防主要靠环境卫生、个人卫生;现在以慢性非传染病为主,预防则主要靠心理健康和行为卫生,即通过改变不良生活方式、不良行为习惯为健康生活方式、健康行为习惯来预防慢性病。如冠心病的预防要通过改变 A 型行为、高盐饮食行为、致胖行为、吸烟行为、不运动行为等不良行为,同时保持心理乐观而现实。

(三)掌握医学心理学的理论和技术是临床医护工作者的基本业务素质

住院病人和门诊病人中约 1/3 的病人有心理行为问题,需要诊断、治疗和护理。一些有躯体症状,但经各种检查查不出病灶的所谓"亚健康状态",大多为心理疾病或行为疾病,这就需要医务人员运用心理学知识和技能来减轻这些病人的痛苦。

(四)掌握医学心理学的理论和技术有利于改善医患关系

现代医学的核心问题之一是医患关系。这就要求医务人员必须懂得人的心理变化发展的规律,从而建立良好的医患关系,这样才能更好地预防慢性病和处理好临床中的问题。医生和护士如不善于人际交往,不了解病人的心理,不重视心理、行为、社会因素对健康、疾病的影响,处理不好医患关系,则会严重影响医疗质量。

第三节　医学心理学发展简史与展望

德国心理学家艾宾浩斯说过:心理学有一个漫长的过去,但只有一个短期的历史。美国心理学家波林又说:还有一个不太确定的未来。的确,心理学是一门既古老又年轻的科学,同时也是一门发展前景无限的科学。

一、心理学的长期过去

心理学、医学心理学拥有数千载的历史,因为自有人类文明史以来,人们都把心身相互作用及心理与健康、疾病关系的探索视为主要问题。不论我国还是西方对此都有丰富的记载。

美国心理学史家墨菲说:"世界心理学的第一故乡是中国。"我国老子、孔子等先秦诸子已有关于性善与性恶的争论。而在祖国传统医学的宝库中,关于医学心理学的理论非常丰富。《黄帝内经》这部最早的医学巨著中,关于身心关系的论述就有丰富的记载。如《内经》中关于"神志"与脏腑的关系的描述:心藏神,肺藏魄,肝藏意,肾藏志。关于情绪与疾病的关系的描述:喜伤心,怒伤肝,忧伤肺,思伤脾,恐伤肾。关于"以情胜情"的心理治疗法则:悲胜怒,恐胜喜,怒胜思,喜胜忧,思胜恐。可以说近代医学心理学所涉及的内容,在《内经》中均有论述。其中有着不少正确而独特的认识。

在西方,古希腊哲学家亚里士多德著有《灵魂论》《记忆论》《梦论》等,可谓最早的心理学专著。西方医学之父希波克拉底提出的气质分类至今仍被沿用。欧洲文艺复兴后,心理学思想获得了很大发展。如法国哲学家笛卡尔、英国哲学家洛克等人均将人的感觉、意识、本能等问题作为哲学上的主要概念去讨论,都不同程度地扩大了心理学的领域,丰富了心理学的内容。

心理学的历史虽然源远流长,但一直依附于神灵思想和哲学之中,研究的方法都是采用思辨、直觉、类比和经验的方法,并没有形成一门独立的科学,只能称之为哲学的、思辨的心理学。

二、心理学的短暂历史

19世纪下半叶,随着近代自然科学的发展,特别是生理学的发展,西方已有学者不满意对人的心理活动的研究仅停留在哲学思辨水平,而希望它成为一门独立的学科。1879年德国的哲学家、生理学家冯特在莱比锡大学建立了世界上第一个心理实验室。他应用自然科学的研究方法对人的心理和行为进行研究,至此,心理学才真正脱离哲学而成为一门独立的科学。

心理学史家墨菲曾说:在冯特创立他的实验室之前,心理学像个流浪儿,一会儿敲敲生理学的门,一会儿敲敲伦理学的门,一会儿敲敲认识论的门。1879年,他才成为一门实验科学,有了一个安身之处和一个名字。心理学自冯特创建心理实验室至今仅有百余年的历史,从这个意义上讲,心理学是一门年轻的科学,是一门正在发展中的科学。

早在1852年,德国哥廷根大学的教授洛采首先用"医学心理学"命名其著作。在这本书里,他讨论了健康、疾病与病人心理的问题。

1890年美国心理学家卡特尔首先提出"心理测验"的概念,并定出一套标准化的测验方法。

真正将心理学运用于临床实践,并推动医学心理学发展的,应首推冯特的学生,美国心理学家魏特默(L. Witmer)。1896年他首创"临床心理学"的概念,并在宾夕法尼亚大学建立了第一个临床心理门诊,从此把心理学应用于医学临床实践。

20世纪50年代以后,医学心理学得到了更大的发展。西方各国对医学心理学日益重视,使医学心理学的学术地位日益提高,研究和应用领域不断扩大,临床心理学家队伍日益壮大,例如,澳大利亚每4000人中有1人,美国每2000人中有1人从事心理学的工作。他们服务于社区、医院、医学院、精神病院、心理诊所等,从事心理咨询、心理诊断、心理治疗、心理护理;并对吸毒、自杀、车祸、超负荷工作等社会热点问题进行研究和干预。医学心理学的发展不仅丰富了医学和心理学的基础知识,也直接为人类防治疾病做出了贡献。

三、心理学和医学心理学的未来展望

(一)心理学的未来展望

据未来学预测,心理学很可能成为21世纪前沿的带头学科之一。如果说20世纪前50年是物理学、化学的黄金时代,那么从20世纪50年代起到20世纪末就是生物学全盛的时期。到了21世纪,对心理学、神经生理学的研究,很可能成为一个重点,甚至成为一个带头的学科。

这种趋势目前在某些经济发达国家已渐露端倪,其表现为:①大心理学观的形成:心理学的发展呈现出综合化、整体化的研究趋势。②人文主义的趋势:人本主义心理学自20世纪50年代兴起和蓬勃发展,使研究人的高级心理活动,即人特有的尊严、价值、正义、潜能等成为一种时代精神。③研究手段日益现代化:如计算机和脑成像设备等先进研究技术的出现,为精确把握正在进行的心理过程与脑活动的关系提供了可能性,使心理学的研究出现了向深层次、精确和微观方向发展的趋势。④加强应用研究的趋势:心理学的研究越来越面向社会、深入生活,心理学理论和技术已渗透到人类社会的各个领域,形成了众多应用分支学科。

(二)医学心理学的未来展望

医学心理学作为心理学的一个重要分支,随着21世纪的来临,会有一个很好的发展前景。首先,是医学模式转变的需要,要探求疾病的真正原因与全面的康复,医学心理学将作为一个重要的研究与思考的手段。其次,是社会发展的需要。在当前改革与转型的变化时期,人们心理上承受着比过去更大的压力与冲击,人类进入了一个情感重负的时代。医学心理学的理论与技术将为解除人们的心理压力做出应有的贡献,而造福于人类社会。最后,是公民自身素质提高的需要。要迎接 21 世纪的挑战,教育要培养高素质的人才,其中心理素质是其重要的组成部分。这就需要医学心理学的指导。目前,心理学工作者成为学校、社区以及医院等部门工作人员的重要组成部分。例如在医院,临床心理学工作者、社会工作者深入病房、门诊的许多角落开展心理咨询与治疗工作,直接为改善病人心身健康服务。心理护理已成为现代整体护理的核心组成部分。

四、我国医学心理学的现状与发展趋势

(一)我国医学心理学科的现状

20 世纪 70 年代末,在卫生部的指导下,全国各重点院校开始开设医学心理学选修课,通过培训班的形式培养医学心理学师资,并尝试编写讲义和教材。

20 世纪 80 年代,最先得到研究者重视的是临床心理评估方面的研究。早期主要是引进和修订一大批国际上成熟的心理测验,如韦氏智力量表、明尼苏达多项人格测验等,并开始广泛应用。中期研究者开始探索编制具有我国自主知识产权的心理评估量表,如临床记忆量表等。目前,既重视现代测量学理论的指导,也注重吸收认知心理学和实验心理学最新研究成果,研发具有自主知识产权、应用前景广泛的心理评估方法。此外,在 20 世纪 80 年代中期,卫生部将医学心理学纳入医学生必修课程,推动医学心理学学科建设进入快速、规模发展的轨道。至今,各医学院校均设立了医学心理学教研室(所、中心或系),各单位师资 5～10 人不等,从事教学、科研及临床实践工作。同时,在原卫生部教材办公室和全国高等医药教材建设研究会的组织下,针对不同层次医学生的特点,编写了《医学心理学》系列规划教材。

心理治疗和咨询技术研究方面,研究者已相继学习并广泛应用国际上主要学派的心理治疗技术,也开始将具有我国特色的心理治疗技术如道家认知治疗应用于临床。此外,在神经心理、病理心理、心理健康等领域,我国医学心理学工作者也取得了丰硕的研究成果。

中国心理学会 1979 年成立了医学心理学专业委员会,2011 年改名为医学心理学分会。1985 年中国心理卫生协会成立。1987 年,《中国心理卫生杂志》创刊;1992 年,《中国行为医学科学》创刊;1993 年,《中国临床心理学杂志》创刊。目前,全国本领域的专业刊物已有近十种,标志着我国医学心理学科研工作已有良好开端。

在学科应用方面,我国的医学心理学工作已经渗透到基础医学、临床医学和预防医学各个领域,全国医疗、健康保健和相关机构建立了医学心理学咨询门诊,以解决健康领域及临床各科的心理问题。

(二)我国医学心理学科的发展趋势

我国医学心理学科正以生物-心理-社会医学模式为指导思想,贯穿于理论与实践之中。加强医学心理学课程建设,提高医学心理学工作者的专业水平,力争高水平研究成果,提高临床服务能力等,均是我国医学心理学面临的主要挑战。目前,我国医学心理学呈现以下发展趋势。

(1)具有我国自主知识产权的适用临床的心理测量及计算机辅助的心理测验数量将大幅增加。具有某种法律效应的测验管理法规可能产生,从而为我国心理测验的开发和研究提供基本保障。

(2)该学科人数将快速增长,学历层次进一步提高,教育结构会有变化。围绕着医学心理学的国家精品课程建设,课程将进一步规范化,教材将进一步优化,教学质量将进一步提高。

(3)利用我国病理心理学研究对象(包括脑损伤病人)资源优势,在心理障碍和脑损伤的病因和发病机制方面做出国际领先的成果。目前,医学心理学家通过基因、大脑、行为及环境多层面的研究,极有可能阐明常见心理障碍的病因及发病机制,也有可能找到心理应激与生活

方式相关的躯体疾病的相互作用关系。

（4）健康领域工作的医学心理学工作者工作范围扩大，不仅从事促进人们心身健康、减少损害健康的危险因素的研究和实际工作，还将在基础医学、临床学科、预防医学、康复医学和老年医学各个领域发挥巨大作用。

（5）通过对危险人群进行有针对性的、多方位的早期干预，将大幅度降低慢性非传染病、与人类生活方式关系密切的艾滋病、成瘾行为等的发生率。

（三）我国医学心理学工作者的培养

医学心理学是心理学与医学相结合的交叉学科，不仅涉及几乎所有的心理学分支科学，如基础心理学、变态心理学、神经心理学、生理心理学、临床心理学及健康心理学等，也涉及基础医学（如神经生物学、病理生理学）、临床医学（含内、外、妇、儿、耳鼻喉、皮肤、神经精神等）、预防医学和康复医学有关知识和技能，还涉及人类学、社会学、生态学等人文社科领域广泛知识，如语言、交际、习俗、婚姻、家庭、社区、居住、工业化等方面社会文化背景及相关的心理问题。

因此，要成为一名专业的医学心理学工作者，需要在医学、心理学及相关的人文社科领域进行正规的、长期的学习和训练。医学心理学工作者的培养途径和方式很多，其中短期培训与进修班、本科及研究生培养方式最为常见。

课后复习指导

思考题：
1. 什么是医学心理学，本课程的性质是什么？
2. 什么是医学模式？目前医学倡导的医学模式是什么？

论述题：
结合现有的医学模式，谈谈如何将医学心理学的基本观点与本学期其他专业课程的内容结合起来。

要求：课程结束后，写一篇不少于800字的总结。

Note

第二章　心理学基础知识

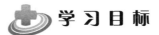

学习目标

1. 掌握:心理的概念、心理实质和结构。
2. 理解:心理活动的具体表现形式。
3. 了解:心理活动形成的生物与社会学基础。

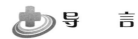

导　言

有人说,16世纪发现了人,18世纪发现了妇女,19世纪发现了儿童,但是人类至今还未发现自己。21世纪之所以被称为"心理学的世纪",其重要原因就在于它是人类真正探索和发现自己的世纪。"心理学基础知识"相当于一般所说的普通心理学。它以研究正常成人的心理活动为对象,阐述心理活动最基本的规律。本章所讲的内容是心理学最基本的概念和知识体系。学习这一章,是学习以后各章的基础。

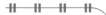

知识链接 2-1

第一节　心理学的研究对象和心理的实质

一、心理学的研究对象

现代心理学是以科学的方法研究人的心理现象及其行为规律的科学,是人类为了认识自己而研究自己的一门科学。它的研究对象主要是人的心理现象,同时也考察人的行为,探讨心理现象与行为之间的关系。

(一) 心理现象

心理现象是心理活动的表现形式。人的心理现象是生命活动过程中复杂的高级运动形式,它主要包括心理过程和人格两部分。

1. 人的心理过程　心理过程是指人的心理活动发生、变化、发展的过程,是人类认识世界和改造世界的过程,是客观现实在人脑中的反映过程。它包括认识过程、情绪和情感过程、意志过程,即知、情、意三方面。认识过程是人脑对客观事物的属性特点、运动规律的反映过程。认识过程是心理过程最主要的内容,它包括感觉、知觉、记忆、想象、思维、注意等。人在认识客观事物时常常会产生满意或不满意、愉快或不愉快等态度体验,人们对客观事物的态度体验称为情绪或情感过程。人不仅能在认识客观事物时对它产生一定的态度体验,还能根据对客观事物的认识,自觉地确定行动目的,拟订计划,克服困难,力图实现目标,这种心理过程,称为意

Note

志过程。

人的认识过程、情绪和情感过程以及意志过程密切联系,统一在心理过程之中。心理过程是人的心理现象的共性部分。

2. 人格 个人先天素质不同,生活条件不同,所受影响和教育不同,所从事的实践活动和经历的不同,构成了人的心理活动的不同特点和差异,这就是人格(个性),即不同的个体在不同的生活环境中所形成的具有一定倾向性和稳定的心理特征的总和。人格主要包括人格倾向性和人格特征,表现在需要、动机、兴趣、信念、世界观等方面的是人格倾向性;表现在能力、气质和性格等方面的是人格特征。

有学者认为,人类特有的自我意识对人格的形成和发展起调节作用,因此,人格结构还应包括自我意识。它由自我认识、自我体验和自我调节三方面构成。

总之,人的心理过程和人格两方面既有区别,又互相影响和制约,构成人的心理活动统一的整体。其结构归纳如下:

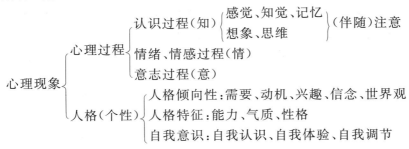

(二) 人的行为

心理现象是一种精神现象,它不同于物理、化学现象,它没有形状,没有大小,没有气味,没有重量,难以直接考察和研究。然而,人的心理与人的行为却有着密切的联系,通过直接考察和研究人的行为,可以了解人的心理。因此,心理学也研究人的行为,并通过对行为的考察研究人的心理。

1. 行为的概念 行为是有机体对所处情境的反应,它是由一系列运动、活动和动作构成的。人的行为可分为两大类:一是本能行为,指机体生下后即具有的先天性行为,如摄食、饮水、睡眠、防御、性、好奇、母性行为等;二是社会行为,指人在社会环境中进行的各种行为,如社会认知、社会态度、组建家庭、人际交往、建立友谊、团体行为等。

2. 行为的结构 人们一般把行为分为刺激与反应两部分。

(1) 刺激:任何行为都是由一定的刺激引发的。所谓刺激是指引起行为的各种情景因素。刺激既可以来自外部环境,如外界的光线、声音、气味、温度、触压,以及他人的语言、动作、表情等;也可以来自机体内部,如机体内脏器官的活动,神经系统的电流变化,内分泌腺的化学成分改变,以及个体头脑中的欲望、思想、观念等。正是这些形形色色的刺激,引发了人们的行为。

(2) 反应:行为是刺激的反应,这种反应有两种基本形式:一种是内在生理性的反应,受到刺激,个体身体内部可能出现腺体分泌、内脏器官运动、神经系统活动变化等生理反应。这种反应人的肉眼一般看不到,但通过专门的仪器却可以加以观察和精确描记。另一种是外在的躯体性反应,如身体的骨骼、肌肉的运动,身体在空间上发生位置改变或某些身体部分发生形状变化等,出现动作、姿态、表情、言语等,这种反应肉眼等相应感官是可以直接观察到的。

(三) 心理与行为的区别和联系

1. 心理与行为的区别 心理与行为是两个不同的概念,这表现在:①心理是一种主观的精神活动,而行为是一种客观的物质活动。②心理是一种内隐的观念形态,行为则是一种外在的躯体运动和生理变化。

2. 心理与行为的联系　心理与行为有密切的联系,表现在如下方面。

（1）心理是刺激与反应的中介:行为虽然由刺激引发,是针对刺激做出的反应,但其中包含着丰富的心理成分。心理在刺激到反应之间居中介位置,并对反应起决定性的作用。这是"行为"与理化反应的质的区别。从这个意义上说,刺激、心理、反应是行为结构的三大基本要素。

（2）心理支配、调控行为:由于心理居于刺激与反应之间,并决定着反映的方式与过程,故心理影响、支配和调控着人的行为。在现实生活中,人的绝大多数行为都是为了满足某种需要而采取的目的性行为。其间人的动机、认知、意志、情感等推动、指导、维持着行为,个体的心理特征决定着行为的方式和活动风格。另外,由于个体的主观心理世界不同,即使针对同一刺激,不同的个体在进行反应时,也会带上自己的特点,甚至做出不同的行为反应。

（3）行为表现与反馈心理:个体总是以自己的行为方式表现或显露自己的心理活动。例如,一个人在数学活动中有出色的行为表现,就表明此人具有较发达的数学能力或抽象思维能力。行为除了表现心理之外,还以自身的效应状况向心理提供反馈信息,使个体通过内部心理活动不断修正行为误差,更加准确、完善地反映客观现实。

对于心理与行为之间的密切联系,我们可以认为,心理与行为之间的联系是一种比较普遍的对应关系。

行为在很大程度上是心理活动的外部动作表现或客观的外部指标,而心理则潜伏在行为内部,支配、调节行为的内部精神活动或观念形态。因此,我们不仅可依据某人的行为去了解他的心理,而且还能从他当前的心理状态和个人心理特点,预测他将会有什么样的行为反应。

由于心理与行为间存在着如此密切的对应关系,所以心理学在研究人的心理现象时,往往首先观察和测量人的客观行为,进而探索和推论人的心理活动,并在揭示和掌握心理活动规律的基础上,去指导和调控人的行为。

二、心理实质

对于人的心理实质这个问题历来存在着两种根本对立的观点。唯心主义认为,心理是人体之外或暂存于人体,不依赖脑而独立存在的虚无缥缈的灵魂。而唯物主义认为,心理是脑的功能,脑是心理活动的器官;人的心理活动是客观现实在人脑中的反映。

（一）心理是脑的功能

1. 从物种进化史来看　人的心理是物质发展到一定阶段的产物。动物发展到一定阶段产生了神经系统以后,才有了心理活动。随着神经系统和脑的逐渐发展,心理活动也越来越丰富,越来越复杂。低等的无脊椎动物只有简单的感觉,进化到脊椎动物才有知觉;从哺乳动物发展到灵长类动物,才有了较高级的思维萌芽,并具有喜、怒、哀、乐的丰富表情。人类的心理是生物进化过程中长期演化的结果。人脑是生物进化最杰出的产物,人脑的形成大约经历了10亿年。人类的社会生活、生产劳动和语言的发展,使大脑皮层功能有了质的飞跃,具有抽象思维能力,达到意识水平的阶段。人的意识是心理发展的最高阶段。

2. 从脑重指数和新皮质层的发展来看

（1）从脑重指数来看:随着动物的进化,脑的重量呈现出极大差异。一般来说,脑的大小与神经元的数量有关,因此也可能和脑的复杂性及其信息的加工能力有关,与智慧有关。有些科学家按照脑重与体重的比例推算出脑重指数。结果是人脑的脑重指数最大,明显超过其他动物,也就是说动物越高级,脑重占整个体重的比例就越大（表 2-1）。但人与人之间能否依据脑重指数来比较智慧的高低,目前对此还有争议。

表 2-1 进化各阶段脑重增加的指数

种别	根据 Hang 的指数	种别	根据 Я. Я. РОГИИСКИЙ 的指数
豚鼠	0.06	低等猿猴	0.13~1.37
兔	0.10	较低等猿猴	0.56~2.22
猕猴	0.43	类人猿	2.03~7.35
黑猩猩	0.52	海豚	6.72
人	1.00	象	9.62
		人	32.0

（2）从新皮质层的发展来看：人类新皮质层发展最快，已成为大脑皮层的主要部分。新皮质层是信息加工整合的所在部位。新皮质层的高度发展，使人类能够位居一切生命之上，并在本质上区别于其他动物（表 2-2）。

表 2-2 各物种新皮质表面积与整个皮质面积的比例关系

种别	新皮质占整个皮质面积的百分比/（%）
人	94.9
黑猩猩	93.0
猿猴	85.0
兔	56.0

3. 从个体发育史来看 从个体发育史来看，心理的发生、发展是以脑的发育为物质基础的。解剖学实验表明，发育正常的成人脑重约为 1400 克，刚出生的婴儿脑重平均为 390 克，约为成人脑重的 1/3，因而心理活动简单，出生 9 个月时脑重约达到 660 克，相当于成人脑重的 1/2，此时的幼儿与父母之间开始建立起语言、情绪、行为等较复杂的心理联系，2 岁半至 3 岁的幼儿脑重约为 1280 克，相当成人脑重的 2/3，此时心理活动发展迅速，行动有了随意性，动作思维进一步发展，开始产生较为复杂的情感体验。12 岁时脑重接近于成人。此时儿童已能做出假设，进行逻辑推理，具有抽象思维能力。由此可见，儿童的心理水平随着脑的发育而提高。

4. 从动物实验以及临床实践观察来看 动物实验证明，切除或破坏脑的一定部位会引起动物的某些正常行为丧失。人脑由于外伤或疾病而遭受破坏时，心理活动会部分或完全丧失。如：语言运动中枢损伤时，病人产生失语症；听觉语言中枢受损时，病人听不懂别人说话的意思等。

总之，人类高度发展的心理活动是以高度发达的大脑为物质基础的；心理是脑的功能，脑是心理活动的器官。

（二）心理活动是客观现实在人脑中的反映

心理活动是脑的功能，并不意味着脑本身可以产生心理活动，脑只是为人产生心理活动提供了物质基础。心理活动来源于外界环境的刺激，是客观现实在人脑中的反映。

1. 客观现实是心理活动的源泉 客观现实是指人们赖以生存的自然环境和进行人际交往并从事实践活动的社会环境。人的心理活动不论是简单还是复杂，其内容都可从客观事物中找到它的源泉。有什么样的客观事物作用于脑，就会产生什么样的心理活动。即使是神话中虚构的形象，其原始材料还是来自客观现实。如孙悟空、猪八戒的形象就是把猴和猪的形象拟人而已。心理活动的多样性是由客观事物的多样性决定的。

2. 社会生活实践是产生人心理活动的基础 对于人来说社会生活实践是人心理活动产生的基础。没有社会实践就没有人的心理。例如,那些从小就脱离了人类社会而由野生动物抚养长大的"狼孩""熊孩""羊孩"等,由于从小就脱离了人类社会,他们虽然有人的生理结构,但却无法形成人的心理。成年后若长期脱离人的社会生活也将使其原有的正常心理失常或丧失。例如,一个在深山过了 14 年野人生活的人回归社会后,语言十分困难,既听不懂也不会说,没有正常人的心理状态。上述事实说明:社会生活实践是人心理产生的基础,脱离了社会生活实践,则不能形成人的心理。

3. 心理是客观现实在人脑中主观的能动的反映 人们因性别、年龄、阅历、经验、文化水平、社会地位等的差异,对同一客观事物的反应不同。人对客观现实的反应不像镜子反映物像那样机械被动,而是通过社会实践活动主动地把客观事物反映到主观上来,又能通过主观改造客观,使之符合人的需要和意愿。因此,人对客观现实的反应具有主观能动性。

(三) 大脑两半球双势理论

美国神经心理学家斯佩里(R. W. Sperry)用手术切断病人的胼胝体以治疗癫痫,发现两侧大脑半球完全分离后的割裂脑人,其左右两半球的心理功能不同,于是提出大脑两半球双势理论。以习惯使用右手(或称右利手)的人为例,左大脑半球具有评议表达、语言知觉、文字书写、阅读、抽象思维、逻辑分析、数学演算、时间综合、行为驱动等功能;右大脑半球则具有音乐欣赏、绘画等具体形象思维,视觉、知觉,空间定向判断、辨认名词、理解简单词汇等功能。这些都体现了大脑功能的不对称性。对这个问题我们应该更多地看到两半球相互补充、相互制约、相互代偿的一面。各种心理功能的完整反应都是两半球协同活动的结果(图 2-1)。斯佩里的研究贡献曾获得 1981 年诺贝尔生理学或医学奖。

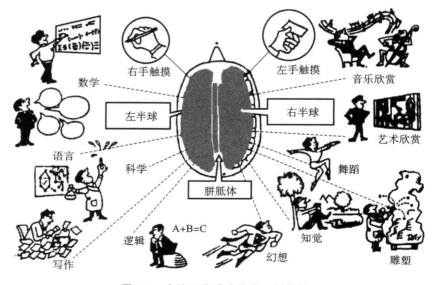

图 2-1 大脑两半球功能的一侧优势

第二节 认识过程

人类通过认识过程能动地反映着客观世界的事物及其关系,从而为人们认识环境与改造环境提供依据。认识过程包括感觉、知觉、记忆、思维、想象、注意等。

一、感觉

（一）感觉的概念

感觉是人脑对当前直接作用于感觉器官的客观事物个别属性的反映。例如，我们能看见苹果的形状、大小、颜色，能摸到它的软硬、光滑或粗糙，品尝到它的香甜味道等，这些都是苹果的个别属性。虽然感觉只反映客观事物的个别属性，但它是产生一切较高级、较复杂的心理现象的基础。

（二）感觉的生理基础

感觉的产生除了外界的刺激作用（如光波、声波、压力等）外，还必须有接受相应刺激的感觉分析器。感觉分析器包括三个组成部分：①外周部分（或感受器）：接受外界刺激，并将刺激能量转换为神经过程。②神经传导部分：把外周部分与大脑中枢部分联系起来的神经通道。③大脑皮层感觉中枢。感觉分析器的三个部分作为整体而共同活动，实现神经系统的感觉功能。

（三）感受性与感觉阈限

感觉器官对刺激物的感觉能力称感受性。感受性是用感觉阈限的大小来衡量的。在有足够的作用时间时，刺激物要有足够的强度，才能产生感觉，这种能引起感觉的最低刺激强度称为感觉阈限。

每一种感觉都有两种类型的感受性和感觉阈限：感觉出最小的刺激量的能力称绝对感受性。刚刚能引起感觉的最小刺激量称为绝对感觉阈限，两者成反比关系。如有人能够看见别人看不见的远处微弱的灯光，那么这个人的绝对感觉阈限比别人小，他的绝对感受性比别人大。把刚刚能引起感觉差异的最小刺激量称差别感觉阈限。能够分辨最小差异量的感觉能力称差别感受性，两者也成反比关系。例如，100克物体重量加至101克的时候我们经常感觉不出重量的改变，而至少增加3克，即103克时才被我们感知稍重一点，则100克物体的差别感觉阈限是3克。

（四）感觉的种类

根据感觉器所在部位不同，一般分为两大类。

1. 外部感觉 接受外部刺激、反映外界客观事物属性的感觉，包括视觉、听觉、嗅觉、味觉、皮肤感觉（触、压、温度及痛觉）。

2. 内部感觉 接受个体内部刺激、反映机体运动和内在器官的状态，包括运动感觉、平衡感觉和内脏感觉（饥、渴等）。

（五）感觉的特性

1. 感觉的适应性 刺激物持续作用于感觉器官，引起感受性改变的现象称适应。例如，由明处进入暗处，开始什么也看不见，过一段时间，才能看清周围情况，这称为暗适应，属于视觉的适应性。大部分感觉都有适应性，而痛觉则很难适应。

2. 相互作用 一种感觉在其他感觉的影响下，感受性发生变化的现象。如吃过甜食后再吃梨，会感觉梨是酸的；如果我们把灰色的纸放在黑色背景下，则显得亮一些，放在白色的背景里显得暗一些；食物的色、香、味可以同时作用于人的视觉、嗅觉、味觉而提高食欲。

3. 联觉现象 一种感觉兼有另一种感觉的心理现象。在各种感觉中，颜色觉很容易产生联觉，如红、橙、黄等色类似太阳和烈火，往往使人产生温暖的感觉，因而被称为暖色；蓝、青、绿等色与蓝天、海水、森林的颜色相似，使人感到凉爽甚至寒冷，被称为冷色。研究表明，不同的颜色能引起不同的心理效应，红色使人兴奋，浅绿色使人轻松等。

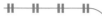
知识链接 2-2

4. 感觉的发展和补偿 人出生之后已具有一定的感觉功能,但感觉功能更主要是在后天的生活经验中得到发展与成熟。由于个人的生活实践不同,人们的各种感觉功能常常表现出很大的差异。如染色专家可以区分 40～60 种灰色色调,盲人有高度灵敏的听觉、触觉和嗅觉来弥补视觉。

5. 感觉后像 作用于感受器的刺激停止后,感觉不会立即消失,仍然会短暂地保留一段时间,这种刺激作用停止后仍暂时保留感觉的现象称为感觉后像。电影、电视剧就是利用了人类视觉后像的特性,使那些间断的画面成为连续不断的动态景象。

二、知觉

(一)知觉的概念

知觉是人脑对当前直接作用于感觉器官的客观事物整体属性的反映。感觉和知觉是两种不同而又不可分割的心理过程。没有感觉对物体个别属性的反映,人们也不可能获得对客观事物整体的反映。例如,我们通过感觉认识到苹果的形状、颜色、硬度、气味、味道等个别属性,才在综合这些个别属性的基础上产生了"苹果"这一整体属性的认识,这就是知觉。

感觉和知觉是认识过程中的两个环节。知觉以感觉为前提,但并不能归纳成为感觉的简单相加,知觉与感觉有着质的区别,感觉的形成主要由刺激物的性质所决定,而知觉除受客观刺激物的性质影响外,还特别受头脑里已有的知识经验的参与和作用,它们对知觉的过程和结果产生巨大影响。

(二)知觉的种类

根据知觉对象所反映的性质可分为三类。

1. 空间知觉 物体空间特性在人脑中的反映,即形状、大小、距离、深度、方位知觉等。

2. 时间知觉 人脑对客观事物的连续性和顺序性的反映,即对事物运动过程中的时间长短和次序先后的知觉。

3. 运动知觉 人脑对物体的空间位置和移动速度的知觉。

(三)知觉的基本特征

1. 选择性 人们根据当前的需要,在众多刺激物中选择少数刺激物作为知觉的对象进行组织加工的过程。被选择的知觉对象清晰突出,未被选择的作为背景则模糊。但它们之间是可以相互转换的。如双关图 2-2 所示:(a)图既可被知觉为黑色背景上的白花瓶,又可被知觉为白色背景上的两个黑色侧面人像;(b)图可被知觉为少女又可被知觉为老妇。

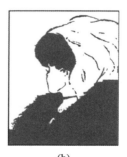

(a)　　　　　　　　　　(b)

图 2-2　知觉的选择性

知觉的选择性受主、客观两方面因素的影响。

(1)客观因素:①知觉对象与背景的差别,差别越大,越容易区分。一般情况下,凡是强度大的、明亮的、轮廓清晰的,易成为知觉对象。②对象的组合,其组合特点影响对知觉对象的辨

Note

认。例如,理发店组合图形的标志较理发店三个字更容易被选择到。③对象运动的状况、刺激性、新颖性都可以影响选择性。

（2）主观因素:凡与人的动机、需要、兴趣、情绪状态、经验有关的事物都会被优先选为知觉对象。对一个物体的知觉往往受到前后相继出现的物体的影响,发生在前面的知觉直接影响到后来的知觉,产生了对后续知觉的准备状态,这种现象叫知觉定势。如图2-3中,处在图形(b)中的是一幅双歧图,既可看成是一张妇女的面孔,也可看成是一位萨克斯管吹奏者。若先看(c)图再看(b)图,则易把(b)图看成是妇女的面孔;若先看(a)图再看(b)图,则易看成是萨克斯管吹奏者。这说明前面的知觉影响到后续知觉。

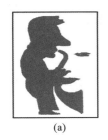 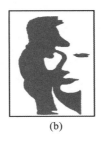 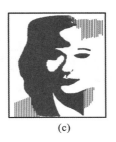

（a）　　　　　（b）　　　　　（c）

图 2-3　知觉定势

2. 整体性　人们在知觉由多种属性的各个部分组成的对象时,能依据以往的经验把它组织成一个整体进行加工整合。整体性还表现在对于知觉过的对象,以后只要知觉到对象的个别属性,就能产生整体映像（图2-4）。

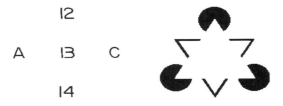

图 2-4　知觉的整体性

3. 理解性　人在感知某对象时,总是用以往获得的知识经验来辨别当时所知觉的对象,并用词语加以概括、赋予说明。例如,有经验的医生能从一般人认为模糊不清的X线胶片上发现病灶（图2-5）。人的知识经验越丰富,对知觉内容的理解就越深刻、越正确。

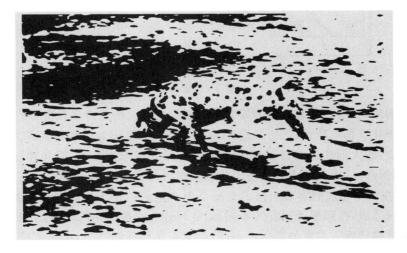

图 2-5　知觉的理解性

4. 恒常性　人们能在一定范围内不随知觉条件的改变而保持对客观事物相对稳定性(图2-6)。恒常性在视知觉中特别明显。例如:看一个人个头高矮,由于距离远近不同,投射在视网膜上的视像大小可以差异很大,但我们总认为他高矮没有变。

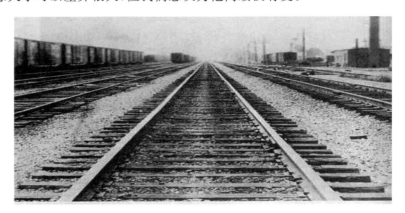

图 2-6　知觉的恒常性

（四）错觉和幻觉

1. 错觉　在特定条件下所产生的对客观事物不正确的、歪曲的知觉。错觉可以发生在视觉方面,也可以发生在其他知觉方面。例如,当你掂量一千克棉花和一千克铁块时,你会感到铁块重,这是形重错觉。当你坐在正在开着的火车上,看车窗外的树木时,会以为树木在移动,这是运动错觉,等等。在众多的错觉中,以视错觉最为普遍,它常发生在对几何图形的认知方面(图2-7)。

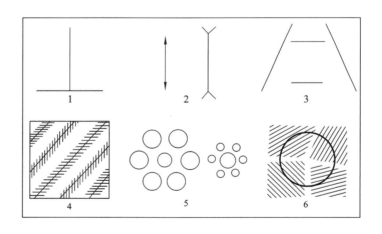

图 2-7　错觉

错觉是由物理的、生理的和心理的等多种因素引起的。研究错觉有重要的实践意义,如将错觉原理应用于建筑物形状设计、服装设计、图案设计、医院病人房间布置等方面往往会引起意外的心理效应,给人们生活带来舒畅和愉悦。有时则要识别错觉,避免错觉。如学习几何时,判断线段和图形时,要提醒人们切勿轻易相信图形的表面知觉。

2. 幻觉　在没有相应的客观刺激的情况下而产生的一种虚幻的知觉体验。幻觉是一种严重的心理过程障碍,按照感受器官的不同,幻觉可分为幻视、幻听、幻嗅、幻味、幻触和内脏幻觉等。幻觉是精神病病人常见的症状之一,但正常人在特殊状态下,如催眠暗示、疲劳或焦虑情绪状态下也可以产生幻觉,但是,出现的时间短,并且是片断的,因此不能被视为病理现象。

三、记忆

（一）记忆的概念

记忆是过去经验在人脑中的反映。人们感知过的事物,体验过的情绪,思考过的问题和做过的动作都会在脑中留下一定的痕迹,在一定的条件诱发下在脑中再现出来。记忆作为一种基本的心理过程,在人的心理发展及人格形成中起着重要作用,是保证人正常生活的前提条件。

（二）记忆的过程

记忆的过程包括识记、保持、再认和回忆,也可理解为对输入信息的编码、储存和提取的过程。

1. 识记 识别和记住事物的过程,或者理解为将信息输入和编码的过程。识记根据目的性和努力程度不同分为无意识记和有意识记。依据识记材料的性质和对材料的理解程度,可分为机械识记和意义识记。一般来说,有意识记优于无意识记,意义识记优于机械识记。平时我们常把机械识记与意义识记结合起来,以互相补充。

2. 保持 把已获得的知识和经验在头脑中进行巩固的过程。保持是一个动态变化的过程,保持的效果不仅取决于对记忆内容的理解程度,同时也受个人兴趣、情绪和不同任务的影响。

3. 再认或回忆 从人脑中提取信息的过程。再认是指对曾经感知过的事物再度感知时觉得熟悉而给予确认。回忆是对经历过的事物重新回想起来。再认或回忆效果的好坏,受多种因素的影响。

其中突出的有二种情况:一是场景依存,即在什么样的环境和情景中学习的知识、经历过的事情,在类似的环境和情景就容易回想起来;二是状态依存,即在什么样的心理和情绪状态下学习的知识、经历过的事情,在类似的心理和情绪状态下就容易回想起来。

（三）记忆的种类

1. 按记忆的内容分类 分为:①形象记忆;②逻辑记忆;③情绪记忆;④运动记忆。记忆任何事物多为两种或多种记忆形式共同参与。

2. 根据对输入信息的加工方式不同和储存时间长短分类 分为三种:①瞬时记忆:又叫感觉记忆。其信息保持时间短,0.25～2 秒,经注意可转入短时记忆。②短时记忆:信息保持时间较短的记忆。其保持时间一般不超过 1 分钟,且信息的储存量有限,一般为(7±2)个记忆单位。③长时记忆:信息保持时间较长的记忆。一般来源于短时记忆的加工和重复。也有印象深刻的信息一次即可转入长时记忆,特别是情绪记忆,其保持 1 分钟以上乃至终生。以上三种记忆类型的关系见图 2-8。

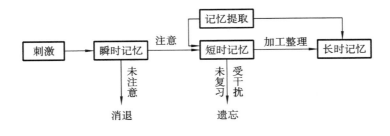

图 2-8 三级信息的加工示意图

（四）遗忘

遗忘是对识记过的事物不能再认或回忆,或表现为错误的再认或回忆。遗忘与保持既对立又联系密切。人们一般把遗忘当成不好的现象,实际上遗忘对我们有着重要的意义。

（1）遗忘具有信息筛选的功能:我们每天接受大量的信息,但只有少数信息有保留价值,遗忘把无保留价值的信息筛选掉,这样既减轻脑的负担又有利于有价值信息的保存和提取。

（2）遗忘是心理健康的保护神:有人说时间是医治心灵创伤的良药,我们都会有一些痛苦的经历,如果一直念念不忘,时间一长就会导致心灵的创伤,或它本身就是心灵创伤的一种症状,遗忘使我们忘掉这些痛苦,避免它对心灵的伤害,以维护心理的安宁健康。

遗忘可分为两种:一种是永久性遗忘,若不经重复学习,则永远不能再认或回忆;另一种是暂时性遗忘,在适当的条件下,记忆可能恢复。

遗忘的原因有两种:一是其他刺激的干扰;二是因为得不到强化。为了防止遗忘,我们必须掌握以下遗忘的规律。

1. 遗忘速度与时间有关 德国心理学家艾宾浩斯(Ebbinghaus)对遗忘现象做了系统的研究。他发现,遗忘的进程是不均衡的,在识记的短时间内,遗忘速度较快,后来逐渐缓慢,稳定在一个水平上,表明遗忘发展的进程是"先快后慢"。证明这条规律的曲线,被称为"艾宾浩斯遗忘曲线"(图2-9)。

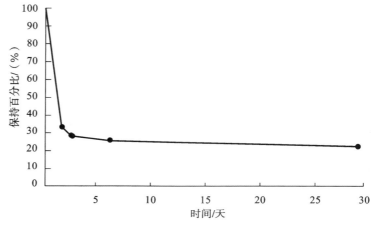

图 2-9 艾宾浩斯遗忘曲线

2. 遗忘因材料数量、性质而异 识记材料的多寡和遗忘的速率成正比,识记材料越多,忘得越快。有意义的诗词、散文比无意义的音节、单词、抽象的数据遗忘较少。

3. 遗忘有选择性 与个人爱好、兴趣和需要有关的材料不易遗忘。如工科的学生对数学、物理定义、公式记忆清晰;爱好医学的学生对人体解剖和生理名词记忆得很牢固。

4. 其他 遗忘与记忆参与者的情绪状态、社会情境及是否主动参与等因素有关。

（五）记忆的培养

根据记忆过程的规律有效地保持识记的材料,结合自己的特点,培养科学的记忆方法,可增强记忆力。

1. 组织有效的复习 根据"先快后慢"的遗忘规律,应在识记后及早复习,强化记忆;合理分配复习时间。研究证明,分散复习比集中复习效果好。可反复阅读与试图回忆相结合;复习时要采用读、听、写、看相结合,并积极用脑思考。

2. 培养学习兴趣 浓厚的兴趣可促进识记材料的保持。

3. 明确记忆目的 记忆目标愈明确,记忆效果愈好。

4. 加强理解 理解是记忆的基础,理解越深,记忆越牢。多想、多琢磨的记忆过程,比不求甚解、死记硬背的效果好。

5. 减少干扰和抑制 避免前摄抑制或倒摄抑制的影响。前摄抑制是指先学习的材料对记忆后学习材料所产生的干扰作用;倒摄抑制是后学习的材料对记忆先学习的材料所产生的干扰作用。为了避免前后学习材料的干扰,繁难相近的科目不要安排在相邻时间学习记忆;睡觉前和早晨起床时进行学习,可以避免前后学习材料之间的干扰,对增强记忆有益。

6. 选择适当的方法 扩大识记材料之间的联系,减少记忆组块,记忆的组块数界定在(7±2)范围内;利用语言的音韵和节律帮助记忆,如可编成顺口溜来记;利用联想法;等等。

7. 合理用脑 加强营养,劳逸结合,加强锻炼,保持健康乐观的情绪等对记忆的培养非常重要。

四、思维

(一) 思维的概念和特征

1. 思维的概念 思维是人借助于语言、表象或动作实现的对客观现实间接的、概括的反映。思维是认识的高级形式。它揭示事物的本质特征和内部联系,并主要表现在概念形成和问题解决的活动中。

2. 思维的特征

(1)间接性:也称为中介性,是指人通过其他事物或已有的经验为媒介来认识客观事物。这恰恰与感知觉的"直接性"相区别。例如,早上起来看见对面房顶湿了,路面上有水,便可推想夜里下过雨,夜里下雨我们并未看见,而是通过房顶和地面潮湿作媒介,结合已有的知识经验推断出来的。

(2)概括性:人脑反映的同一类事物的共同的、本质的特征以及事物内在的联系和规律。这恰恰与感知觉的"具体性"和反映事物的"外部联系"相区别。例如:笔是一个词,它可以概括毛笔、钢笔、圆珠笔等各式各样的笔,各种笔虽然都有各自的外形和特点,但它们共同的本质特征是书写工具。科学的概念、定义、定律、定理都是思维概括的结果。

(3)语言依赖性:思维总是要通过语言(主要是内部语言)的形式来实现对客观事物的反映。思维的活动不可能凭空进行,必须借助一定的物质基础,这种物质基础就是语言。思维过程通过语言进行,思维的结果通过口头或书面语言表现出来,因此,语言是思维的基础和表现形式,可以说没有语言就没有思维。

(二) 思维的类型

根据要解决的问题、探索方向及主动性的不同,思维可有不同的分类。

1. 根据所要解决问题的特点及思维过程中凭借物的不同分类

(1)直观动作思维:以实际动作为支柱的思维。这种思维是以对物体的感知活动以及自身动作密切相联系的。尚未掌握语言的婴儿的思维活动基本上属于这一类,小学生初学算术时,用数手指进行数学计算等也属于这一类。

(2)具体形象思维:主要是凭借事物的具体形象和表象而进行的思维。例如,利用生动的形象或实物来理解字义和解决复杂问题。学龄前儿童游戏活动中的角色扮演、情境设想也属于这一类思维。

(3)抽象逻辑思维:以抽象的概念、判断和推理的形式来解决问题的思维。例如,人们运用符号、定理、公式来演算题目。

成人在进行思维时,上述三种思维往往是相互联系、综合运用的,极少单纯用一种思维。

当然,可以有某一种思维占优势。儿童的思维发展经历着从直观动作思维、具体形象思维到抽象逻辑思维的过程。

2. 根据探索方向的不同分类

(1)聚合思维:把问题提供的各种信息聚合起来得出一个正确的或最好的答案。这是一种有方向、有范围和有条理的思维方式,如归纳推理就属于聚合思维。

(2)发散思维:解决某一问题时,沿着各种不同的方向去进行积极思考,找出两个以上可能的答案、解决方法或结论,如一题多解。发散思维是创造性的主要成分。它有三个特点:流畅性、变通性、独特性。

另外,思维还可以分为直觉思维与分析思维、经验思维与理论思维、常规思维与创造思维、我向思维与客观思维等。

(三)思维的过程

思维的过程是指大脑对反映事物外部现象和特性的感知材料进行加工,以揭露事物内部的本质特征和规律性联系的心理过程。一般通过分析与综合、分类与比较、抽象与概括、具体化与系统化等一系列活动而实现。

1. 分析与综合 分析与综合是思维的基本过程。分析是在头脑中把事物的整体分解为各个部分或各种不同特征的过程,综合是把事物的各个部分或各种属性汇合成一个整体的过程。分析与综合是同一思维过程的两个方面,没有分析就不可能得出正确的结论,没有综合就只能感觉事物的各个部分,而不能成为体系。分析和综合贯穿整个思维过程。

2. 分类与比较 分类是将事物区别归类,比较是确定几种事物的异同点。通过比较才能将事物鉴别分类,分类是比较的前提,比较是分类的基础。

3. 抽象与概括 抽象是将事物的本质属性与非本质属性区别开来的思维过程。概括是把抽象出来的本质特性加以综合,并推广到同类其他事物的思维过程。抽象与概括的过程,实质上是在比较的基础上进行的更高级的分析综合过程。

4. 具体化与系统化 具体化就是在头脑中把抽象出来的概念与一般原理应用到具体事物中去。系统化是把头脑里的知识要素,分门别类地构成一个层次分明的统一的整体系统。系统化在掌握知识的过程中具有十分重要的意义。

(四)解决问题的思维过程

人们的思维是由问题引起的,解决问题的心理过程有认识、情绪、意志活动参与。解决问题的思维可划分为四个阶段。

1. 发现问题 解决问题从发现问题开始,只有善于发现问题又能抓住问题的核心,解决问题才有正确的方向。能否及时、准确地发现问题,与个体的需要、动机、认识水平和知识经验有关。

2. 分析问题 对明确提出的问题,进行其原因、性质的分析,找出问题的关键所在。分析得越透彻,越有利于解决问题。

3. 提出假设 提出解决问题的方案、策略,确定解决问题的原则、方法和途径,这些是解决问题的关键。

4. 检验假设 由于客观事物的复杂性和人的主观因素影响,提出的假设可以通过实践和智力活动来检验。

解决问题的思维过程受许多心理因素的作用和影响,其主要有迁移、定势、功能固着、情绪、动机、个性等。另外还有思维品质(又称智慧品质),也是思维问题的重要内容,它包括思维的广阔性、深刻性、敏捷性、批判性、独立性、灵活性等,因篇幅所限不再详述。

五、想象

（一）想象的概念

想象是个体对已有表象进行加工改造形成新形象的过程。表象是过去感知过的事物在记忆中保留下来的印象，属于形象记忆。想象是在感知的基础上，改造旧表象，创造新形象的心理过程。形象性和创造性是想象活动的基本特点，如《西游记》中的孙悟空、猪八戒的形象就是客观实践中已有的形象经过加工改造而形成的新形象。

（二）想象与思维的联系

想象与思维同属于高级的认识过程，它们都产生于问题的情景，并能预见未来。想象的预见是以具体形象的形式出现的，而思维是以概念的形式出现的。这两种形式密切配合、协同活动。一般认为，若问题的原始材料是已知的，解决问题的方向是基本明确的，解决问题的进程将主要服从于思维规律。如果问题的情景具有很大的不确定性，由情景提供的信息不充分，解决问题的进程将主要依赖于想象。想象可以"跳过"某些思维阶段，构成事物的形象，在此基础上寻找解决问题的途径。例如，早在飞机发明之前，人们就想象能像鸟一样在天空自由地飞翔。

（三）想象的分类

根据产生想象时有无目的性，分为无意想象和有意想象。

1. 无意想象 一种没有预定目的、不自觉的、不由自主的想象。它是当人们的意识减弱时，在某种刺激的作用下不由自主地想象某种事物的过程。例如，人们看到天空飘着白云，想象出各种动物的形象；人们睡眠时做的梦；精神病病人的幻觉；药物如大麻导致的幻觉等，都属于无意想象。

2. 有意想象 根据一定目的自觉进行的想象，有时还需要一定的意志努力。根据想象内容的新颖性和独特性不同，有意想象分为两种：①再造想象：根据词语或图形描绘，在头脑中形成新的形象。②创造想象：不依据现存的描述而独立创造出新形象的过程，具有首创性、独立性、新颖性的特点。它比再造想象复杂而困难，它需要对已有的感性材料进行深入的分析、综合、加工改造，在头脑中进行创造性构思。创造想象是人的创造活动的必要组成部分，如新仪器的设计、文学艺术创造、科学发明都是创造想象。

（四）幻想

幻想是创造想象的一种特殊形式，它是一种与人的愿望相联系并指向未来的想象。幻想可分为科学幻想、理想和空想三种形式。

1. 科学幻想 科学预见的一种形式，是创造想象的准备阶段和发展的推动力，是具有进步意义和实现可能的积极幻想。如一个多世纪以前，人们就做出到太空和海洋遨游等科学幻想，这在现在都已经变成现实。

2. 理想 以现实为依据，符合事物发展规律，并能指导行动，经过努力最终可以实现的积极的幻想。如医学生想成为一名优秀的医生或护士等。

3. 空想 一种完全脱离现实的发展规律，并且毫无实现的可能的幻想。空想往往使人碌碌无为，脱离现实，消磨人意志，使人一事无成。

六、注意

（一）注意的概念

注意是人的心理活动对一定事物的指向和集中。指向是指心理活动有选择性地针对某一对象和范围;集中是指心理活动倾注于被选择的对象的稳定和深入的程度。

注意不是独立的心理过程,而是一种始终伴随于心理活动中的一种积极的心理状态。注意保证人们对事物的清晰认识、有效监控自己的行为,从而达到预定目的,是个体完成各种心理活动的必要条件。

（二）注意的分类

根据有无目的性和意志努力的程度不同,可把注意分为三种。

1. 无意注意　没有预定目的,也不需要意志努力的注意。它不受人的意识控制,主要由周围环境的变化、客观刺激物本身的特点及人本身的需要、兴趣、情绪及健康状态而产生。

2. 有意注意　有预定目的,且需要意志努力而产生的注意,并受人的意识自觉调节和支配。如学生听课、科技人员从事科学研究时,排除干扰,把注意力集中保持在这些活动上就是有意注意。

3. 有意后注意　有预定目的,但不需要意志努力的注意。有意后注意是一种高级类型的注意,它兼有无意注意与有意注意的优秀特征,具有高度的稳定性,是人类从事创造性活动的必要条件。

（三）注意的品质特征

1. 注意的广度　又称注意的范围,指在单位时间内注意到事物的数量。在 1/10 秒的时间内成人能注意到 4～6 个彼此不相联系的字母。注意广度受知觉对象特点和个体的知识经验、活动任务、情绪及兴趣状态等因素的影响。扩大注意广度,可以提高学习和工作效率。

2. 注意的稳定性　注意时间方面的特性,指注意长时间地保持在感受某种事物或从事某种活动上,注意的稳定性取决于事物的性质和主体的状态。同注意稳定性相反的心理状态是注意的分散,也叫分心,它由无关刺激的干扰或由单调刺激长期作用所引起。

3. 注意的分配　在同一时间内进行两种或两种以上活动的能力。如:学习时边听课边记笔记;医生一面倾听病人诉说病情,一面对病人进行观察或体格检查等。注意分配的基本条件是熟练,只有熟练,才可能"一心二用",才能提高工作效率。注意分配能力是可以通过训练提高的。

4. 注意的转移　根据需要主动地把注意力从一个对象转移到另一个对象上,或由一种活动转移到另一种活动上去。一般说,注意转移的快慢和难易,取决于原来注意的紧张度和引起注意转移的新事物的性质。

注意的品质特征,在个体之间存在着差异,这些差异与个体的神经生理特点、人格特征和生活实践都有密切关系;注意的品质特征也可通过实际生活的锻炼得到改善和提高。

第三节　情绪与情感

一、情绪与情感的概述

（一）概念

情绪与情感是指人对客观事物是否符合自己的需要而产生的态度体验。它是客观事物与主体"需要"为中介的关系反映,与生理需要相联系的态度体验是情绪,与社会需要相联系的态度体验是情感。客观事物符合主体的需要,就会引起积极的情绪体验,如满意、自信、喜悦、愉快等;如不符合人们的需要,便会引起消极的情绪体验,如憎恨、悲哀、恐惧、愤怒等。

情绪与情感和认识过程不同,它由三个层面构成,即心理上的主观体验、生理层面上的生理唤醒、表达层面上的外部行为(即表情)。当情绪产生时,这三个层面共同活动,构成一个完整的心理活动过程。

情绪与情感的突出特点是其变化具有两极对立的特性,即态度体验上的肯定与否定,动力性上的增力与减力,激动性上的激动和平静,紧张度上的紧张和轻松,强度上的强和弱。

(二)区别与联系

人们一般把对客观事物态度的体验叫感情。情绪与情感分别反映感情的不同方面。情绪指的是感情反映的过程,也就是脑的活动过程;情感代表的是感情的内容,即感情的体验和感受。情感通过情绪来表现,离开了情绪,情感也就无法表达了,但情绪又受已经形成的情感的制约。心理学主要研究感情反映的发生、发展的过程和规律,因此较多地使用的是情绪这一概念。

二、情绪与情感的分类

(一)情绪的分类

1. 原始情绪　情绪有多种表现形式。根据情绪与需要的关系,可把情绪分为快乐、悲哀、愤怒和恐惧四种原始情绪形式,在这四种原始情绪的基础之上,又重新组合派生出众多的复杂情绪,如厌恶、羞耻、悔恨、嫉妒等。

2. 情绪状态　根据情绪发生的强度、速度、紧张度和持续性,将情绪分为以下三种形式。

(1)心境:微弱而持久的,并具有弥散性的情绪状态,通常叫作心情。心境并不是针对某一事物的特定体验,而是以同样的态度对待所有的事件,使一个人的全部行为和全部生活都染上同样的感情色彩。所谓"喜则见喜,忧则见忧",说的就是心境。影响心境的原因很多,如工作的顺逆、活动的成败、人际关系和地位的变化、身体的健康状况、自然环境中的景色、气温的变化等。积极良好的心境使人精神振奋,从而使人战胜困难;消极不良的心境则使人意志消沉,影响事业的成功,甚至会使人患有严重的心身障碍。

(2)激情:一种强烈而短暂的情绪状态。激情具有激动性和冲动性的特点。常常伴随机体内部的生理变化和明显剧烈的表情动作。如狂喜时手舞足蹈,捧腹大笑;惊恐时浑身颤抖,面如土色;暴怒时横眉竖目,暴跳如雷;绝望时心灰意冷,甚至昏迷。激情产生的原因,多由个体生活中的重大事件引起,也可因相互矛盾的愿望和冲突及过度的压抑、兴奋引起。激情有积极和消极之分。积极的激情能调动人的潜力,产生巨大的动力,如战士爱祖国、爱人民的激情使他们在战场上浴血奋战,视死如归;消极的激情使人的意识范围狭窄,导致理解力和自制力显著下降,不能正确评价自己行动的意义和后果,出现不顾一切的不良行为。

(3)应激:在出乎意料的紧急情况下所引起的高度紧张状态。突发的事件、意外的事故、过重的精神和身体负担都可导致应激状态,而且伴随生理功能的剧烈变化,如心率、血压、体温、肌肉紧张度、代谢水平等。应激状态的时间可长可短,短时的应激通常导致全身总动员,包括交感神经兴奋性增高及高度觉醒,以应对应激。长时的应激,机体往往难以适应,从而导致身体功能紊乱,直至崩溃。应激反应的程度除与刺激物的强度有关外,还受一些其他因素的影响,如先天素质、个性、经验、社会阅历、社会支持以及机体对应激源的认识和评价等。

(二)社会情感的分类

人的情感是由社会需要引起的,它反映了人们的社会关系和社会生活状况,按其性质和内容,可分为三大类。

1. 道德感　根据一定的社会道德标准,评价人的行为、举止、思想、意图时所产生的情感体验。道德感按其内容而言,包括:对自己祖国的自豪感和尊严感,对民族敌人的仇恨感;对社会劳动和公共事物的义务感、责任感;对社会、集体的集体主义感、荣誉感;对同志的友谊感;国际主义情感等。道德感是在社会实践中发生和发展的,不同历史时期、社会、阶级具有不同的道德标准,因而人的道德感具有历史性、社会性、阶级性。

2. 理智感　个人对智力活动的需要和意愿是否满足而产生的情感体验。人的好奇心、求知欲、惊奇感、喜悦感、自信感都是理智感的不同表现形式。理智感是在人们的认识活动中发生和发展的,同时又推动人们认识活动的进行和深入。任何学习活动、科学发明、艺术创作都与理智感分不开。

3. 美感　事物是否符合个人审美需要而产生的个人体验。人们欣赏自然景物时产生的一种美好情感体验是自然美感;对国家的社会制度、生活方式、社会风貌等的欣赏评价时体验的美感是社会美感;在欣赏评价各类艺术作品时产生的美感为艺术美感。美感受个人的审美观、审美能力以及社会、历史、生活条件制约等诸多因素的影响。

三、情绪与情感的功能

(一) 适应功能

情绪是生物进化的产物,在低等动物种系中,几乎无情绪而言,只有一些具有适应性的行为反应模式。当动物神经系统发展到一定阶段时,生理唤醒在头脑中产生相应的感受状态并留下痕迹时,最原始的情绪就出现了。当特定的行为模式、生理唤醒及相应的感受状态出现后,就具备了情绪的适应性,其作用是使机体处于适宜的活动状态。所以,情绪与情感是有机体生存、发展和适应环境的重要手段。有机体能够通过情绪与情感所引起的生理反应启用其身体的能量,使有机体处于适宜的活动状态,便于机体适应变化。同时,情绪与情感还可以通过表情表现出来,以便得到别人的同情和帮助。例如,在危险的情况下,人的情绪反应使有有机体处于高度紧张的状态,身体能量的调动可以让人进行搏斗,也可以呼救。

(二) 动机功能

情绪与情感构成一个基本的动机系统,它可以驱动有机体从事活动,提高人的活动的效率。一般来说,内驱力是激活有机体行动的动力,但是,情绪与情感可以对内驱力提供的信号产生放大和增强的作用,从而能更有力地激发有机体的行动。例如,缺水使血液变浓,引起了有机体对水的生理需要。但是,只是这种心理需要还不足以驱动人的行为活动,如果意识到缺水会给身体带来危害,因而产生了紧迫感和心理上的恐惧,这时,情绪与情感就放大和增强了内驱力提供的信号,从而驱动了人的取水行为,成了人的行为活动的动机。

(三) 组织功能

情绪是独立的心理过程,有自己的发生机制和活动规律。作为脑内的监察系统,情绪对其他心理活动具有组织作用。它包括对活动的促进或瓦解两方面。

情绪与情感对其他心理活动具有组织的作用。积极的情绪与情感对活动起着协调和促进的作用,消极的情绪与情感对活动起着瓦解和破坏的作用。这种作用的大小还和情绪与情感的强度有关,一般来说,中等强度的愉快情绪有利于人的认识活动和操作的效果;痛苦、恐惧这样的负性情绪则降低操作的效果,而且强度越大,效果越差。

情绪的组织功能在对记忆的影响方面也有体现,如识记材料在某种情绪下被记忆,那在同样的情绪状态下,这些材料更容易被回忆出来。另外,情绪的组织功能也表现在对人行为方面的影响。人的行为往往被情绪支配,当人处在积极、乐观的情绪状态时,倾向于注意事物美好的一面,而在消极、悲观状态下则使人产生悲观意识,失去希望和渴求,更容易产生攻击性行为。

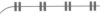

（四）信号功能

情绪与情感具有传递信息、沟通思想的功能。情绪与情感都有外部的表现，即表情。情绪与情感的信号功能是通过表情实现的，微笑表示友好，点头表示同意，等等。表情还和身体的健康状况有关，医生常把表情作为诊断的指标之一。中医的望、闻、问、切的望包括对表情的观察。此外，表情既是思想的信号，又是语言交流的重要补充手段，在信息的交流中起着重要的作用。从发生学上来说，表情交流比语言交流出现得早。

四、情绪与情感对健康的影响

（一）健康情绪与情感的特征

只有人类这种生物才有羞耻感。人在表现自己的情绪、情感的过程中，会有一个怎样表现自己情绪、情感和不应当表现自己的某些情绪、情感的要求和准则。这种要求和准则有赖于已确立的不成文的规则。符合这个标准的就被认为是健康的。反之，就被认为是不健康的。评价情绪、情感是否健康的标准有以下几点。

1. 诱因明确 情绪的发生与发展必须有明确的原因，这是健康情绪的重要标志。无缘无故的喜、无缘无故的怒，以及莫名其妙的悲伤与恐惧等都是不健康的情绪。

2. 反应适度 所谓反应适度，是指刺激强弱与反应强弱成正比，即刺激强就反应强，刺激弱就反应弱，这是健康的情绪。如若不然，弱刺激反应强，强刺激却反应弱，这就是情绪不健康了。

3. 稳定而又灵活 情绪一旦发生，开始反应比较强烈，而后随时间的推移，反应渐渐减弱，这是健康的情绪。如果情绪发生之后，顿时减弱，变化莫测，即为情绪不稳；同时，如果情绪发生之后，减弱过缓，甚至情绪"固着"，则是情绪变化不灵活。这两种情绪都是不健康的。

4. 情绪的自制性 健康的情绪是可以受自我调节和控制的，所以人们可以转移情绪，可以掩饰情绪，也可以把消极情绪转化为积极情绪，还可把积极转化为冷静，等等。情绪不健康者自我调节差，一旦激情暴发，犹如脱缰的野马，不可驾驭；如果是消极情绪，还会酿成不良后果。

5. 情绪的效能 健康的情绪可以使人达到良好的适应水平。其表现为：①情绪的指向性应当是对人对事对自己都是有益的行为和事物。比如说，激情暴发者可能毁物伤人，这不能说是健康情绪，而激情发生时见义勇为，则为健康情绪。②情绪应当产生积极的、增力的行为，提高活动的效率，达到良好的适应，向有益于心身健康的方向发展；相反则是不健康的情绪。

（二）情绪与情感对健康的影响

1. 消极的情绪易致病 人在工作、生活等方面如果受到挫折或遭遇不幸，产生了悲哀、焦虑、恐惧、愤怒等不良情绪时，不仅思想和注意力不集中，工作效率降低，而且态度消极，食欲下降，睡眠不好，引起躯体生理生化变化而影响健康。如果不良情绪产生过于频繁或强度过高或持续时间过长，则会导致身体疾病。现代医学研究证明，临床上常见的高血压、冠心病、癌症、糖尿病、消化性溃疡、哮喘、偏头痛等80多种疾病都与不良情绪有关，并称此类疾病为心身疾病。长期紧张者会患神经衰弱，严重者还可导致抑郁症、焦虑症甚至精神分裂症等。

2. 积极的情绪能治病 高兴、愉快、快乐、满意等情绪不但对人无害，而且有益于人的健康，可以治疗人们的疾病。所谓心理治疗，其中重要的方面就是通过改变人的消极情绪为积极情绪，调动人的心理功能，来达到治疗疾病的目的。情绪经常处于良好状态的人，不但病少，而且往往能够长寿。据调查，长寿老人情绪的主要特点是知足常乐、自甘淡薄、不图名利、胸襟开阔、心情舒畅、自得其乐、助人为乐。

知识链接 2-3

Note

第四节 意　志

一、意志的概念

意志是指人在适应和改造客观世界过程中,基于人的需要而激发起动机以后,自觉地确定目的,并根据目的来支配和调节自己的行动,通过克服困难去实现目的的心理过程。意志是人珍贵的心理品质,它充分体现了人心理活动的主观能动性,可以体现在各项工作和活动中。

二、意志行动的特征

受意志支配和控制的行为称为意志行动。意志行动有三个最基本的特征。

(一)有明确的目的性

表现在行动之前能预见行动的结果,而不是盲目地行事。人类行动的本质就是有目的、有计划、有步骤、有意识的行动,当发现行动偏离目的时,会能动地调控自己的行动,使行动继续指向自己的目的。

(二)与克服困难相联系

意志行动只能在克服困难的过程中体现出来,没有克服困难的行动不是意志行动。意志强弱主要以克服困难的大小为衡量标准,像散步、聊天、娱乐等行动,并没有什么困难需要克服,就不属于意志行动。

(三)以随意运动为基础

随意运动是受人的意识控制和调节的。人只有掌握了必要的随意运动,才有可能顺利完成意志行动。

上述三种基本特征是互相联系的,目的是意志行动的前提,克服困难是意志行动的核心,随意运动是意志行动的基础。

三、意志行动的基本阶段

意志行动包括对行动目的的确立和对行动计划的制订。分析人的意志行动就必然要分析行动目的和行动计划的确立,以及采取行动实现目的这两个部分。

(一)准备阶段

这一阶段包括在思想上权衡行动的动机、确定行动的目的、选择行动的方法并做出行动的决定。但在确立目的的过程中,往往会遇到动机的冲突。解决了动机冲突,确立了目标,接着要制订行动的计划,看怎样一步步达到目标。行动的计划可以是切实可行的,也可能是不周全、不具体的。最重要的是计划是决心要达到目的,还是想走捷径碰运气。

(二)执行阶段

执行所采取的决定的阶段是意志行动的第二阶段,即执行阶段。在这个阶段,既要坚定地执行既定的计划,又要克制那些妨碍达到既定目标的动机和行动。在这一阶段,还要不断审视自己的计划,以便及时修正计划,保证目标的实现。

意志行动的准备阶段和执行阶段是密切联系,相互制约的。如果在准备阶段动机冲突解

Note

决得好,目标明确,对行为的意义认识深刻,行动计划考虑周到,切合实际,执行阶段就会比较顺利,遇到困难和挫折也会更有决心和能力去克服。否则就容易缺乏能力和信心,甚至出现半途而废的结果。在执行决定的过程中,有时会发现原来计划的不周,或者情况发生了变化,需要修改计划,不然也不会顺利达到目的。

四、意志的品质

(一)自觉性

自觉性是指个人行动有明确的目的,并能认识其行动的社会意义,使自己的行动服从于社会要求的品质。具有自觉性的人既不轻易受外界的影响,也不拒绝有益的意见,他们能够独立地、主动地调控自己的行动,排除困难,去实现目的。与自觉性相反的是受暗示性和独断性。

(二)果断性

果断性是指善于明辨是非,不失时机地采取决定和执行决定的品质。它以正确的认识为前提,以深思熟虑和大胆勇敢为基础。它是人的聪明、机智、学识、勇敢的有机结合,具有意志果断性的人往往能捕捉时机,当机立断,及时行动。与其相反的是草率和优柔寡断。

(三)坚韧性

坚韧性是以充沛的精力和坚韧的毅力,当机立断地采取行动和执行决定的品质。经得起长期磨炼是坚韧性的基本特征。具有坚韧性的人善于抵制各种诱因的干扰,不达目的誓不罢休。与其相反的是动摇和顽固。

(四)自制性

自制性是指个人能自觉地、灵活地控制自己的情绪和动机,约束自己的言行的品质。意志的自制性使人们能够克服困难、克服惰性等因素的干扰。与其相反的是任性。

五、意志与认识过程、情绪过程的关系

(一)意志与认识过程的关系

1. 认识过程是意志活动的前提和基础　人对外界客观事物的认识越丰富、越深刻,他的意志活动的目的就越有价值和意义,越有可能提出实现这一目标的策略、方法和手段,并坚持实现这一目的。

2. 意志对认识过程产生巨大的影响　坚强的意志会使人勤奋地学习和工作,在困难和失败面前不退缩,坚定信心,鼓足勇气,勇往直前。可以说,没有意志活动,就不会有深入完全的认识过程。

(二)意志与情绪过程的关系

1. 意志受到情绪过程的影响　人总是在对事物持有一定的态度,抱有某种倾向的情况下进行意志行动。当某种情绪对人的行动有激励和支持作用时,这种情绪就成为意志行动的动力。热情、兴奋、激动、愉快等积极情绪都能增强一个人的意志,相反,冷漠、困惑、忧郁、悲观等会成为意志行动的阻力,甚至动摇和销蚀一个人的意志。

2. 意志对情绪有调节和控制作用　意志坚强的人,能够控制和驾驭自己的情绪,能够化悲痛为力量,把困难转化为动力,把消极情绪转变为积极情绪。相反,意志薄弱的人,不能调节和控制情绪,而成为情绪的俘虏,使行动背离目的,而达不到预定目标。因此,只有锻炼出坚强的意志,才能调控自己的情绪,克服困难,朝预定目标前进。

Note

第五节 人格与人格倾向

一、人格

《红楼梦》中的每个人物各具风采。黛玉的忧郁与聪慧,宝玉的多情与反叛,宝钗的自制与圆滑,湘云的活泼与爽快,凤姐的泼辣与奸诈,探春的刚毅与精干,迎春的懦弱与温顺,袭人的奴性与忠诚……大大小小的人物有血有肉。在生活中,我们也能看到各种各样的人,有人大多时候都愉悦而快乐,有人则总是闷闷不乐、压抑而沮丧;有人责任感很强,有人则得过且过;这些差异的实质就是人格的不同。

(一)人格的概念

人格(personality),也称个性。这个词来源于拉丁文"persona",是指演员在舞台上戴的面具,类似于我国的京剧脸谱。心理学借用这一术语,用来表明每个人在人生舞台上各自扮演的角色及其与他人不同的精神面貌。人格是极为复杂的,至今心理学界还没有一个公认的定义。我国《心理学大词典》对人格下的定义是:人格是指一个人的整个精神面貌,即具有一定倾向性的和比较稳定的各种心理特征的总和。

(二)人格的结构

人格的结构包括人格倾向性、人格心理特征及自我意识三个方面。

1. 人格倾向性 一个人对现实的态度和积极行动的动力系统。主要包括需要、动机、兴趣、理想、信念和世界观。它决定着人对现实的态度,决定着人对认识和活动对象的趋向和选择,是人格中最积极、活跃的部分。人格倾向性受先天因素的影响较少,主要是在后天的社会化过程中形成的。

2. 人格心理特征 一个人经常地、稳定地表现出来的心理特点。人格心理特征主要包括能力、气质和性格。人格心理特征是人的多种心理特点的独特组合,影响着一个人的言行举止,反映出一个人的基本精神面貌,集中体现一个人的心理活动的独特性。

3. 自我意识 自我意识对人格结构中的其他成分的形成和发展起着内在调节作用。它由自我认识、自我体验和自我调节三个方面组成。自我意识是人类独有的,它不是与生俱来的,而是在人的成熟过程和社会实践中逐渐出现的。自我意识对人格的发展起调节作用,它可以唤起人格的发展,使之不断趋于完善,制约外界因素的影响,调节人格发展中的心理行为,即随时监督和控制自我的思想和行动。

(三)人格的特性

1. 人格的独特性 世界上没有两片相同的绿叶,世界上也没有两个人格完全相同的人,"人心不同,各如其面"。在日常生活中,我们随时随地可以观察到每个人的行动都异于他人,每个人各有其不同于他人的能力、爱好、认知方式、情绪表现和价值观等特点。例如,有的人沉默寡言,有的人热情开朗,有的人胆小懦弱,有的人果敢坚毅,有的人智慧超群,有的人愚蠢迟钝。

2. 人格的稳定性 人格的稳定性是指那些经常表现出来的特点,是一贯的行为方式的总和。我们常说"江山易改,本性难移",就是这个道理。一个人出生后,在实践活动中逐渐形成自己的人格。只有比较稳定的、持久的,在个体行为中经常表现出来的心理特点,才能被看成是一个人的人格特征。

人格的稳定性主要表现为两个方面：一是人格的跨时间的持续性，昨天的我是今天的我，也是明天的我；二是人格的跨情境的一致性。例如，一个外倾的学生不仅在学校里善于交际，喜欢交朋友，在校外活动中也同样积极主动；不仅在大学时期如此，毕业后也依旧不变。

3. 人格的整体性 人格是一个统一的整体，它是人的各个心理特性的综合表现。一个人的人格倾向性、人格心理特征和自我意识系统三者密切联系。它们依据一定的内容、秩序和规律组合成一个有机的、动力功能系统。当一个人的人格结构各方面彼此和谐一致时，他便呈现出健康的人格特征，反之，就可能会引发各种心理冲突，甚至导致"人格分裂"。

4. 人格的社会性 人是一个自然的实体，所以人格形成受生物因素的制约，但是人的本质是社会关系的总和，所以人格的形成主要受社会因素的制约。儿童生下来时只是一个生物实体，以后通过一定的社会活动与社会交往，形成一定的社会关系，才逐渐具有社会性，形成不同于动物的人特有的"人格"。生物因素只给人格发展提供可能性，社会因素才使这种可能性转化为现实。社会性是人格的本质。

（四）人格形成的标志

1. 自我意识的确立 个人对自己的形象、能力、家庭、人际、应对、归属形成总的恰当的估价和认识。

2. 社会化的程度 社会化指个体遵守各种规章、制度、纪律、法律等社会规范的过程，社会化的程度指个人的价值观、道德观、行为准则已达到的程度和水平。

二、人格倾向性——需要

（一）需要概述

1. 需要的概念 需要是有机体由缺乏某种生理或心理因素而引起的一种不平衡状态，表现为有机体对某种目标的渴求和欲望。需要是个体从事活动的基本动力，是个体积极性的源泉，是人格倾向系统的基础，动机、兴趣、信念等人格倾向都是建立在需要的基础之上，都是需要的不同表现形式。

2. 需要的特征

（1）对象性：人的任何需要都是指向一定对象的。这种对象既可以是物质性的东西，如食物、住所；也可以是精神的，如审美等。

（2）发展的无限性：需要是不断发展的，当一些需要满足后，又会产生新的需要，永远不会终止。

（3）差异性：人与人之间的需要有相同的方面，也有不同的方面。

（4）社会历史制约性：需要的产生与满足受到人所处的环境条件与社会发展水平的制约。

3. 需要的分类 人类的需要是一个多层次的结构系统。根据不同标准，可将人类需要分为不同类别。较常见的分类有以下两类。

（1）按需要的起源分类：可把需要分为生理性需要与社会性需要。

①生理性需要：主要由机体内部某些生理的不平衡状态所引起，对机体维持生命、延续种族有重要意义。主要包括饮食、呼吸、防御、睡眠、排泄以及运动、休息、性欲等。

②社会性需要：社会生活的要求在人脑中的反映，是人在社会生活中逐渐形成的高级需要。如相互交往，爱与被爱，实现理想，对艺术、道德、知识等的追求。社会性需要对维系人类社会生活、推动社会进步有重要的作用。

（2）按需要的对象分类：可把需要分为物质需要与精神需要。

①物质需要：个体对物质对象的需要，如衣、食、住、行等，物质需要中既有生理性需要，也有社会性需要。

Note

②精神需要:个体对精神文化方面的需要,如认知需要、艺术需要、交往需要等。

（二）需要层次理论

许多心理学家、哲学家对需要进行了研究,提出了不同的理论,其中尤以美国人本主义心理学家马斯洛所提出的需要层次理论最为著名、影响最大（详见第三章第三节中的"马斯洛的需要层次理论"内容）。

三、人格倾向性——动机

（一）动机的概念和特点

1. 动机的概念 动机是指引起和维持个体活动,并使活动朝向某一目标的内部动力。它是以需要为基础,并在外界诱因的作用下产生的。

2. 动机的特点 ①内隐性:动机是一种内部心理过程,具有内隐性的特点。我们不能进行直接的观察,但是,可以通过任务选择、努力程度、对活动的坚持性和言语表达等外部行为间接地推断出来。②复杂性:动机具有复杂性的特点,动机与行为之间的关系是错综复杂的,同一动机可以产生不同行为,同一行为也可以由不同动机所引起。

（二）动机的功能

动机对活动具有三种影响功能:①引发功能:它激发人们开始进行某种活动。②指引功能:它使行动朝预定的目标进行。③激励功能:它对行动起着维持和加强作用,强化活动达到目的。

（三）动机的分类

动机的种类是多样性的,但一般分为生理性动机和社会性动机两类。

1. 生理性动机 起源于生理性需要的动机,如饥、渴、性、睡眠、休息的动机。人的生理性动机要受社会制度、伦理道德等制约,具有社会性。

2. 社会性动机 来源于心理、社会因素,是人在后天生活中习得的,是人类高级心理活动的一种追求,如成就动机、交往动机和社会赞许动机。

另外,动机还可分为原始的动机与习得的动机,有意识的动机与无意识的动机,外在的动机与内在的动机等。

（四）动机冲突

人的需求是各种各样的,在同一时间很可能产生多种动机,几种动机之间相互矛盾,形成动机冲突。

1. 双趋冲突 两件事物对个体有同样的吸引力,但二者不可兼得,主要表现为"鱼和熊掌不可兼得",此类冲突即属双趋冲突。

2. 双避冲突 两件事都有排斥力,都力求避免,但两者必须择取其一,难以决定。典型表现为"前怕狼,后怕虎"。

当个体发现两个目标可能同时具有威胁性,但两难之中必须接受其一时,则形成双避冲突。例如,患病者既不愿吃药,又不愿开刀。

3. 趋避冲突 个体遇到单一目标同时怀有两个动机时,一方面好而趋之,另一方面又恶而避之;使个人的情感与理性之间形成矛盾冲突,导致精神痛苦,即为趋避的心理冲突。例如:嗜酒者不得不戒酒,想找别人帮忙但是又怕遭到拒绝。

4. 双重趋避冲突 这是双避冲突与双趋冲突的复合形式,也可能是两种趋避冲突的复合形式。即两个目标或情境对个体同时有有利和有弊两个方面,面对这种情况,当事人往往陷入左右为难的痛苦取舍中。

单身汉有自由之乐,但也有寂寞之苦;结婚有家庭之乐,但也有家务之累;在挑选工作时,一个机会是物质待遇优厚而社会地位却不高,另一个机会是社会地位高而物质待遇不高,这些都是生活中双重趋避冲突的例子。

四、兴趣

(一)兴趣的概念

兴趣、爱好是重要的社会性动机,兴趣是人积极探究某种事物或从事某种活动的心理倾向。它使人对有兴趣的事物给予优先注意,积极地探索,并且带有情绪色彩和向往的心情。兴趣是在需要的基础上发生和发展的。需要的对象可能成为兴趣的对象。

(二)兴趣的功能

兴趣在人们的实践活动中具有重要的意义。兴趣是推动人们认识事物和从事活动的强大动力,符合兴趣的事物能够大大调动人的积极性,使人愉快地投入这种认识和活动。兴趣有助于人们集中注意力、加深思考、增强记忆等,因此,兴趣能够提高学习和工作的效率。

(三)兴趣的品质

1. 兴趣的倾向性 兴趣所指向的内容。如是指向物质的,还是指向精神的;是指向高尚的,还是指向卑劣的内容。

2. 兴趣的广度 兴趣的范围大小。有人兴趣广泛,有人兴趣狭窄。一般说来,兴趣广泛的人能获得广博的知识。

3. 兴趣的稳定性 兴趣长时间保持在某一或某些对象上。只有具备了稳定性,一个人才可能在兴趣广泛的背景上形成中心兴趣,使兴趣获得深度。

4. 兴趣的效能 兴趣对活动发生作用的大小。凡是对实际活动发生的作用大的兴趣其效能作用也大,对实际活动发生作用小的兴趣其效能作用也小。

第六节 人格心理特征

人格心理特征是人格中稳定性较强的部分,它包括能力、气质和性格三个方面。能力是人格心理特征的综合表现,气质是高级神经活动在行为上的表现,性格则是个人对客观现实的态度,三者之间互相联系,表现在每个人身上就构成了人格特征。

一、能力

(一)能力的概念

能力是指直接影响活动质量和效率,使活动顺利完成的必备的个性心理特征。能力与活动是紧密联系的。一方面,能力在活动中形成和发展并在活动中得到表现。另一方面,从事任何活动都必须有一定的能力作为条件和保证。例如,一名医生要对病人做出准确诊断,除了具有必要的医学知识外,还要具备敏锐的观察力,良好的沟通力与影响力,以及具有一定的医疗器械的操作能力等。

能力是一个逐渐展现和发展的过程,在活动中表现出来的能力称为实际能力,没有表现出来的能力称为心理潜能。由于任何活动都是复杂的和多方面的,它对人的能力、体力及人格其他方面的要求也必然是多方面的,所以,能力是人格特征的综合表现。

（二）能力的分类

能力可分为一般能力和特殊能力两类。

1. 一般能力 从事任何活动都需要的能力，也就是一般所说的智力，如观察力、思维力、注意力、想象力、记忆力等，都属一般能力。它是人共有的最基本的能力。

2. 特殊能力 为某项专门活动所必需的能力。它只在特殊活动领域内发生作用，如画家的色彩鉴别能力、音乐家的乐感等都是特殊能力。

（三）能力的个别差异

人与人之间的能力存在明显的个别差异，这种差异主要表现在以下三个方面。

1. 能力类型的差异 能力是由各种基本因素构成的，由于先天因素和后天环境的影响，各种基本因素的发展水平不一，因而造成了个体间能力类型的差异。现实生活中，在不同职业的人群中常常可以看到能力类型的差异。例如，画家表现出对形象的知觉的能力高于一般人；音乐家对曲调和节奏的感知、记忆能力尤为突出。

2. 能力发展水平的差异 人的能力水平一般用智商（IQ）来衡量。智商这一概念来源于心理测验。心理学家通过大量的测验发现，在全人口中，智力分布呈中间大、两头小的正态分布。绝大多数人都属于中等智力，其智商在 100 左右，只有极少数人的智商属极高或极低范围（图 2-10）。

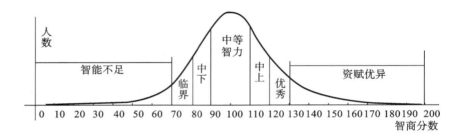

图 2-10 人类智商的理论分布

3. 能力表现早晚的差异 我国古代学者王充曾说过："人才早成，亦有晚就。"有些人在某些方面的优异能力在很早时就表现出来，称作"人才早熟"。我国初唐四杰之一的王勃，6 岁善文辞，10 岁能赋诗，13 岁时就写出了著名的《滕王阁序》。在国外，这种事例也不少。例如，奥地利作曲家莫扎特 5 岁开始作曲，8 岁试写交响乐，11 岁创作大型歌剧。控制论创始人诺贝特·维纳 3 岁能看书，14 岁哈佛大学毕业，19 岁获博士学位。这些都是能力在早期表现的实例。与"少年早慧"相反，有些人的优异才能由于多种原因却表现较晚，这称为"大器晚成"。最有名的是我国著名画家齐白石，40 岁时才表现出绘画才能。达尔文在 50 多岁时写成《物种起源》一书，成了进化论的创始人。

（四）影响能力形成和发展的因素

制约能力形成和发展的因素可概括为两个方面：先天的遗传因素和后天的环境、教育和实践活动等因素。任何能力都是这两种因素相互作用的结果。

1. 先天因素 先天的遗传因素是能力形成和发展的自然前提。很多研究表明，人的智力差异是与遗传有密切联系的。如血缘关系接近的人在智力发展水平上有接近的趋势；同卵双生子智力的相关度高于异卵双生子或同胞兄弟姐妹；亲生父母与子女的智力相关度高于收养父母等。但是遗传素质不等于能力，也不能决定一个人的能力发展，它仅仅提供能力发展的某种可能性，只有通过后天的环境影响、教育和实践活动才能使能力发展的可能性变为现实性。

2. 后天因素 后天因素包括环境、教育和实践活动等各个方面。后天因素是能力形成和发展的关键。儿童心理学研究表明，儿童出生后神经细胞迅速地在适应环境过程中发育成熟，对周围世界的积极探索具有相当惊人的反应和学习能力。美国心理学家布鲁姆（S. Bloom）曾对 1000 名被试从新生儿到成年进行长期追踪研究。他认为，如果以 17 岁的智力为 100，在 4 岁时已达 50%，在 4～8 岁又获得 30%，其余 20% 是在 8～17 岁期间获得的。这说明儿童早期的生活环境和教育对儿童智力发展是极为重要的。

教育在能力的发展中起主导作用。有人对获得诺贝尔奖的科学家成长史的研究发现，这些世界顶尖科学家，绝大多数都受到良好的教育，毕业于世界著名大学，特别是都受到过优秀老师的亲临教诲，57.1% 的诺贝尔奖获得者的老师就是诺贝尔奖获得者。"名师出高徒"，这是人才成长的一个普遍规律。当然，环境和教育虽重要，仍只是能力发展的外部条件，人的能力必须通过主体的积极活动才能发展起来，一些非智力因素，如意志、性格、动机、兴趣等，也是影响能力的形成和发展的重要心理条件。

二、气质

（一）气质的概念

气质是指个体心理活动的稳定的动力特征。所谓动力特征主要是指心理过程的速度、强度、稳定性、灵活性及指向性方面。心理活动和行为的速度主要是指知觉的速度、思维的敏捷性；强度是指人的情绪体验的强弱，意志努力的程度；稳定性是指注意力集中时间的长短，情绪变化的起伏；灵活性是指思维活动的快慢，对问题觉察的快慢及应变能力；指向性是指心理活动倾向于外界环境还是倾向于内心体验。

心理学认为气质主要受先天生物因素的制约，因此具有较大的稳定性。一个人在幼儿的时候，就可表现出他的气质特征，如有的安静、有的爱哭闹等。在以后个体发展过程中，气质也构成了个体人格形成和发展的基础。

（二）气质的类型学说

气质的类型学说中影响较大的是体液学说和高级神经活动类型学说。

1. 气质的体液学说 古希腊医学家希波克拉底提出人体内有四种体液：血液、黏液、黄胆汁和黑胆汁，正是这四种体液"形成了人的气质"。

罗马医生盖伦从希波克拉底的体液学说出发，将人体内的各种体液的混合"比例"称作"气质"，这就是气质概念的来源。盖伦把人的气质分为 13 类。后人又把这种分类简化为四种气质类型，即多血质、黏液质、胆汁质和抑郁质。每一种气质类型的特征都是相应体液占优势的结果，并有特定的心理表现。

用体液来解释气质并不科学，但这种关于气质的四分法比较接近实际生活，因此这四种气质类型的名称被沿用至今。

各类气质的行为特征如下。

（1）胆汁质：心理过程具有迅速而突发的色彩。思维敏捷，但缺乏准确性；直率热情，精力充沛，急躁，自我控制力差。心境变化剧烈，易于冲动，工作特点带有明显的周期性。

（2）多血质：活泼好动，善交际，思维灵活，动作发生迅速，善于适应变化了的生活环境，但对问题理解较肤浅，情感体验不深刻。显得有些粗心、浮躁，注意力和情感都易转移或发生变化。

（3）黏液质：思维灵活性较低，动作反应慢，情绪稳定，情感不易外露，忍耐沉着，自制力强但也易于固执拘谨，注意力较难转移。

（4）抑郁质：行为拘谨，反应速度慢，情绪体验深刻，不易形之于外，高度敏感性，善于觉察

知识链接 2-4

别人不易觉察到的细小事物,行为孤僻迟缓,不喜欢交际。

2. 高级神经活动类型学说 生理学家巴甫洛夫的高级神经活动类型学说,对气质形成的生理机制做了较为科学的解释。

巴甫洛夫通过对条件反射的研究指出,气质的生理基础与大脑皮层的高级神经活动的类型有关。高级神经活动有两个基本过程:兴奋和抑制。兴奋的作用是引起皮质细胞和相应器官的活动;抑制的作用是阻止皮质细胞的兴奋和器官的活动。这两种神经过程的三个主要特性为强度、平衡性和灵活性。

巴甫洛夫根据神经过程三种特性的不同组合提出了高级神经活动类型的概念,并据此划分为四种基本类型:强而不平衡型;强而平衡灵活型;强而平衡不灵活型;弱型。这四种高级神经活动类型,虽然是在动物实验中确定的,但也适用于人类。它们与气质类型具有对应关系。

气质类型与高级神经活动类型及主要表现特征的关系见表 2-3。

表 2-3 气质类型与高级神经活动类型及主要表现特征

气质类型		高级神经活动类型	主要表现特征
胆汁质	兴奋型	强而不平衡型	精力充沛,直率果敢,心境变化激烈,易激动,情绪不稳定,严重外倾
多血质	活泼型	强而平衡灵活型	活泼好动,善交际,乐观,健谈,兴趣多变,情绪稳定,外倾
黏液质	安静型	强而平衡不灵活型	安静,自制力强,情感不外露,固执,拘谨,情绪稳定,内倾
抑郁质	抑制型	弱型	情感体验深刻,高度敏感性,观察精细,行为孤僻、迟缓,不喜欢交际

(三)气质的意义

气质不能决定一个人的能力水平,也不能决定一个人性格发展的方向。气质主要表明一个人心理活动的动力特征,就一个人活动的社会价值来说,气质无优劣之分。

进行气质研究对职业选择有一定意义,因为某些气质特征能为一个人从事某种职业提供有利条件。一般地说,胆汁质和多血质的人较为合适做迅速、灵活的工作,如飞行员、运动员、公安人员等;黏液质和抑郁质的人较为合适做持久、细致的工作,如图书管理员、档案管理员等。

此外,气质与人的心身健康也有一定的关系。孤僻、抑郁、情绪不稳定、易冲动等特征都不利于心身健康,而且是某些疾病的易感因素。

三、性格

(一)性格的概念

性格是指一个人在客观现实中形成的稳定态度和习惯化了的行为方式。

人的性格是在实践活动中形成和发展起来的,并在活动中得以表现。性格能反映一个人的生活经历,能体现一个人的本质属性,是人与人相区别的主要心理特征。因此,性格是人格的核心。个体在与客观世界相互作用过程中,会形成对客观现实的各种态度,如诚实或虚伪、勤劳或懒惰、谦虚或傲慢等。这些态度一旦巩固下来,就构成个体一定的态度体系,并以一定的形式表现在人体的行为之中,构成个体所特有的行为方式。人对现实的态度和与之相应的行为方式的独特组合,就构成了一个人区别于他人的独特性格。

(二)性格的基本结构特征

性格的基本结构特征主要表现在四个方面。

1. 性格的态度特征 主要是指个人表现在对现实态度方面的特征,即表现在对社会、对集体、对他人、对自己的态度。性格的态度特征是性格的核心,因为,直接表现出了一个人对事物所特有的、比较恒常的心理倾向,同时它也决定了性格的其他特征。

2. 性格的智力特征 主要是指人在认识过程中表现出来的个别差异的性格特征。

3. 性格的情绪特征 人在情绪活动时在强度、稳定性、持续性和主导心境等方面表现出来的性格特征。

4. 性格的意志特征 人在对自己行为的自觉调节方式和水平方面的性格特征。

上述特征在每一个人身上都以一定的方式表现出来,构成个体特有的行为方式,构成个人区别于他人的独特性格。

（三）性格与气质的关系

从各自的特点看,两者既有区别也有联系。

1. 区别 气质主要受先天的高级神经活动的影响,更多地体现了人格的生物属性,而性格受后天生活环境的影响较大,更多地体现了人格的社会文化属性;气质表现的范围较窄,主要局限于神经活动的动力特点方面,而性格表现的范围较广,几乎包含了人的全部心理活动特点,体现在性格基本结构特征的四个方面;气质的可塑性小,不易变化,而性格可塑性大,易培养;气质无优劣之分,而性格却有好坏之别。

2. 联系 在一定程度上,气质可影响性格的表现方式,而性格又可掩盖和改造气质;相同的气质类型的人可形成不同的性格特征,而不同气质类型的人也可形成相同的性格。因此,两者彼此制约,相互影响,关系密切。

（四）性格的分类

由于性格本身的复杂性,以及研究者划分性格类型所依据的理论体系和实践需要的不同,性格分类的学说比较多,观点也各有不同。下面介绍主要的几种性格分类学说。

1. 功能优势学说 把人的性格划分为理智型、情绪型和意志型。理智型的人,通常以理智来评价周围发生的一切,以理智来支配和控制自己的行动。情绪型的人,一般不善于思考,言行举止容易受情绪所左右,但情绪体验深刻。意志型的人,行为目标一般比较明确,主动积极。

2. 内外倾向学说 把性格分为外向型和内向型两大类。外向型的人,心理活动倾向于外部世界,关心外部事物,活泼、开朗、爱社交、情感外露、当机立断、不拘小节,独立性强,容易适应环境的变化;内向型的人,心理活动倾向于内部世界,好沉思、善内省、孤僻、交际面窄、反应缓慢,较难适应环境的变化。

3. 独立顺从学说 将人的性格分顺从型和独立型。前者是指独立性差,容易受暗示,他们更多地利用外在的社会参照来确定自己的态度和行为;后者是指个人有较大的独立性,并且不易受暗示。

（五）影响性格形成和发展的因素

影响性格形成和发展的因素是多方面的,主要介绍以下几个方面。

1. 生理因素 性格作为一种心理现象,它以一定的生理素质为前提,没有这个前提,性格就无从产生。大脑的结构和功能、内分泌腺的活动以及其他一些生理因素对性格的形成和发展都有一定的影响。另外,人的生理特长或生理缺陷也会对性格产生影响。例如,一些人因有某种生理特长变得骄傲自大,一些人因有某种生理缺陷而形成勤奋和坚毅的性格。

2. 环境因素 包括家庭、学校和社会环境。

（1）家庭:对儿童性格的影响主要表现在父母的养育态度和家庭气氛上。心理学家广泛研究了父母教养孩子的态度与孩子性格形成的关系(表2-4)。家庭气氛特别是父母的关系,对儿童性格的形成有重要影响。一般地说,相互尊重、相互理解、相互支持的和睦家庭气氛,对儿童的性格有积极的影响;相反,父母间的争吵、隔阂,甚至关系破裂,都会对儿童的性格带来消极的影响。

表 2-4　父母教养孩子的态度与孩子性格形成的关系

父母的态度	孩子的性格
支配	消极、缺乏主动性、依赖、顺从
干涉	幼稚、胆小、神经质、被动
娇宠	任性、幼稚、神经质、温和
拒绝	反抗、暴乱、自高自大、冷淡
不关心	攻击、情绪不安定、冷酷、自立
专制	反抗、情绪不安定、依赖
民主	合作、独立、温顺、善社交

（2）学校环境：对学生性格的形成和发展具有重要意义。

①教师作为"人类灵魂的工程师"，根据教育目的，通过各种教育方法，在进行全方位的教育的同时也塑造着每个学生的性格。学生通过系统地学习科学知识，形成科学的世界观，而世界观在性格结构中占有重要位置。

②教师对学生性格的发展起着榜样作用。教师的一言一行都会潜移默化地影响着学生性格的发展。

③学校的校风、班风以及个人在集体中的地位，都会在一定程度上影响学生性格的发展。

（3）社会环境：对青少年性格形成和发展的影响是不可低估的，例如，社会风气可通过种种渠道潜移默化地影响青少年的爱好、道德评价和行为习惯，特别是电视、电影、文学艺术等宣传作品，若其内容健康向上，会促进青少年良好性格的形成。否则会污染青少年的心灵，使其形成不良的性格。

3. 社会实践　人们在实践活动中一般总是根据职业的要求，巩固或改变着自己的性格特征，并且又会形成许多新的性格特征。如：医务人员耐心细致、沉着冷静、富有同情心；文艺工作者活泼开朗、富于想象、感情丰富；科学家严谨、求实、独立思考等。

4. 自我调节　尽管性格是在人与环境相互作用的实践活动中形成的，但是已经形成的性格也会在以后的性格发展中，在人的自我调节系统的作用下发生变化。因此可以这样认为，每个人随时随地都在塑造着自己的性格。

课后复习指导

思考题

1. 心理的实质是什么？
2. 性格的形成有哪些影响因素？
3. 气质类型的分类标准和表现包括哪些？
4. 注意的品质特征包含哪些内容？
5. 解决问题的思维包含哪些步骤？
6. 情绪与情感是怎样分类的？
7. 意志行动的特征和意志的品质包含哪些内容？

第三章 医学心理学理论学派

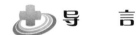
学习目标

1. 掌握：精神分析理论、行为主义理论和人本主义理论的基本观点。
2. 熟悉：埃利斯的 ABC 理论和 ABCDE 理论模型。
3. 了解：坎农的心理生理理论作用机制。

导　言

　　人的心理是世界上最复杂的现象之一，具有多面性、多维性和多层次性；心理学又是一门年轻的科学。所以，历史上的心理学创始人和著名心理学家，由于时代和历史文化的差异性，他们往往从不同的方面、维度和层次研究探讨心理现象，这样就形成了不同的，甚至相互对立的心理学理论学派，形成了心理学发展史上百家争鸣、精彩纷呈的繁荣景象。学习了解这些不同心理学理论学派的基本思想体系和理论观点，既是我们学习理解心理学的基础，也是我们打开心理学大门的"金钥匙"。

　　心理学发展史上的理论学派众多，但我们只介绍与医学心理学联系比较密切的几个学派，包括精神分析理论、行为主义理论、心理生理学理论、人本主义理论和认知心理学理论五个学派。

第一节　精神分析理论

　　精神分析理论（psychoanalysis）也称心理动力理论，由奥地利的精神病学家弗洛伊德于 19世纪末创立，被称为最有影响力的心理学三大学派之一。本节介绍弗洛伊德经典精神分析的五大理论，包括潜意识学说、人格结构学说、性动力学说、释梦学说和心理防御机制。

一、精神分析理论的内容

（一）潜意识学说

　　弗洛伊德将人的心理结构分为三个层次：潜意识、前意识和意识。他把人的整个心理结构比作一座冰山，露在海平面上的小小山尖是人的意识，潜藏在海平面下的巨大部分是潜意识，而在海平面时隐时现的部分是人的前意识，所以该学说又被称为"冰山理论"，其中潜意识是精神分析理论的基石（图 3-1）。

　　1. 潜意识　不能被人感知到的那一部分心理活动，在人的心理结构的深层，由本能的欲

知识链接 3-1

Note

41

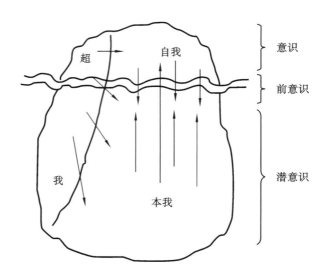

图 3-1　冰山理论

望和冲动所组成,是精神分析学说的一个重要概念。

潜意识有两种含义:一是指人们对自己的一些行为的真正原因和动机不能意识到。另一个是指人们在清醒的意识下潜藏于人的心理结构深层的心理活动。弗洛伊德更重视后者。作为后一种含义的潜意识,包含了各种为人类社会伦理道德、宗教法律所不能容许的原始的、动物性的本能冲动以及与各种本能有关的欲望。

精神分析理论的核心是潜意识的矛盾冲突假说。弗洛伊德认为人们的大多数行为是一种心理动机发生冲突的结果。对于这种潜在的心理活动人们虽然意识不到,但它们具有强大的能量,是人活动的内驱力。

2. 前意识　人们当前并未注意到,但经他人提醒或集中注意力能够回忆起来的心理活动,即潜意识中可被召回的部分。它处于潜意识和意识的过渡领域,随时可上升到意识水平,也就是说潜意识的欲望只有经过前意识的审查、认可,才能进入意识。

其是意识和潜意识之间的"警戒",充当"检查员"的作用。

3. 意识　人们可以直接感知到的心理部分,是一个人心理结构的表层,是有限的外显部分。如人们能注意到的清晰的感知觉、情绪、意志、思维等活动。其特征是服从"现实原则",是理性的,它受现实可能性制约。正常人的思维和行为属意识系统。其主要功能在于从心理结构中把那些来源于潜意识的本能欲望与冲突排除出去。

正常情况下,潜意识、前意识和意识之间保持着动态平衡。

（二）人格结构学说

在潜意识学说的基础上,弗洛伊德晚年又提出了人格结构学说。他把人格分为本我、自我和超我三个部分。每一部分都有相应的心理反应内容和功能,三个部分始终处于冲突与协调的矛盾运动之中。

1. 本我（id）　又称生物我或原我,是人格中最原始、最本能而又最有活力的部分,代表人的本能和欲望,是人格的基本结构。它属于潜意识的,不为个体所觉知的结构部分。包括人类性的内驱力和被压抑的习惯倾向。本我是储藏心理能量的地方,是一种没有组织的能量储存库。其活动受"快乐原则"支配,不看条件、不问时机、不计后果。目的是争取最大的快乐和避免最小的痛苦。当个体的本我长期得不到满足,随着能量积蓄的增加,心理就会产生紧张。弗洛伊德认为婴儿的人格结构完全属于本我。随着年龄的增长,本我逐渐被自我所替代。

2. 自我（ego） 又称现实我，是人类意识的部分。在人格中代表理性和审慎，并对本我和外界之间的关系进行调节。由于本我不能直接与客观现实相接触，个体与现实的作用主要通过自我来实现。自我的活动受"现实原则"支配，既要最大限度地满足本我的欲望，又要客观真实地反映现实，斟酌利害关系。所以，自我是人格的执行部门。

3. 超我（superego） 又称道德我，是在自我的基础上发展起来的，是道德化的自我。它代表良心和道德力量，是人在长期社会过程中，将社会规范、道德标准、价值观念、信念和理想内化而成的最文明的人格部分，即内化成自身的良心、良知、理性。超我的突出特点是追求完美。其主要作用是按照"至善或道德原则"指导自我、监督和控制本我，使之符合社会规范，使个体朝理想努力，力求达到人格健全。它是人格的指挥中心和监管者。

总之，在人格发展的过程中，本我、自我、超我三者之间相互联系构成了复杂的人格动力结构系统，一个健康的人格是本我、自我、超我三者均衡、协调发展，保持动态平衡。其中，三者中自我尤为重要，自我在本我、外界现实和超我之间起中介调节作用。自我一方面要处理好本我的需求；另一方面，其自身的行为还要符合超我的要求，同时避免与外界现实发生冲突。如果本我和超我有一方占优势，支配另一方的发展，就会导致心理异常。如果三者关系完全失调，精神就会出现崩溃，导致严重的精神疾病。

（三）性动力学说

弗洛伊德是泛性论者。他认为在整个心理活动中起着重大作用的是性的本能和欲望。他把性的本能和欲望所具有的心理能量叫作"力比多"（libido，性力），作为一种性本能，力比多除生殖活动的性本能外，还直接或间接与一切快感有关。它既是自然状态下的性欲，又是心理的欲望或对性欲关系的渴求，是身心两个方面的本能及其能量的表示。根据力比多的能量发展，弗洛伊德将心理发展分为五个阶段。

1. 口腔期 从出生至 1.5 岁。此期嘴和口腔黏膜构成了满足欲望以及进行交流的最重要身体部位。心理的性指的是口腔、肛门、肌肉、生殖器和皮肤等部位的躯体感觉，在不同的发展阶段，快感集中在不同的部位。在对婴儿的观察中发现，婴儿有强烈的交流欲望，母亲通过喂奶和照顾等躯体性接触和情感交流，建立起安全的母子关系，形成幼儿最初的信赖感、安全感。只有在经历了与母亲之间固定的、安全的紧密相连的体验，个体化过程才能顺利发展。

2. 肛门期 1.5 至 3 岁。婴儿从 2 周岁开始，肛门也成为一个快感集中的区域。同时，肛门和膀胱括约肌的使用也是对权力和意愿的一种躯体表达方式。在此期间，父母开始培养孩子的定时、定点大小便的习惯，孩子则根据自身的快感需求决定，是保留还是排泄。另外，婴儿通过与父母的斗争，发展了灵活性、独立性和自主性，形成了一些心理特点。肛门期留下问题的人，在成年时表现的人格特点是洁癖、刻板、施虐和受虐、过分注意细节、嗜好收集和储藏、强迫、权力欲强等。

3. 性器期 3 至 5 岁。继口腔黏膜及肛门之后，儿童开始表现出对生殖器刺激的兴趣。相对于青春期的性冲动，此时躯体的性冲动称为"婴儿的性"。弗洛伊德认为这一阶段会出现一个重要的事件——俄狄浦斯情结，即恋母（父）情结。由于该情结的存在，此期，男孩会幻想父亲要阉割他，产生阉割焦虑；女孩则害怕母亲看她的乳房，嫉妒她的身材。为了解决这种冲突，男孩只好认同父亲，女孩只好认同母亲，将父母形象内化发展成成熟的超我，并在心理上进入潜伏期阶段。

4. 潜伏期（青春前期） 5 至 12 岁。此期，儿童的性心理活动进入一段安静的时期，儿童对动物、运动、自然界的好奇心，学校的学习及与同学和小伙伴的交往等活动日益增加。

5. 生殖期（两性期） 青春期至成年，在此期间躯体和性发育成熟，与原始家庭客体产生心理、社会性分离，建立家庭外的亲密客体关系，个性已初步形成，认知功能继续得以发展，这些心理功能与文化和社会价值观进行同化和适应。

弗洛伊德认为,以上心理发展的过程如不能顺利进行,停滞在某一发展阶段即发生固着,或在个体受到挫折后从心理发展高级阶段倒退到某一低级的发展阶段(即产生了退行),就可能导致心理的异常,成为各种心理疾病的根源。

(四)释梦学说

弗洛伊德通过自我分析,发现梦是通向潜意识的一条迂回道路。通过对梦境的解释,可以发现神经症病人最终被压抑的欲望。1899 年,他发表了《梦的解析》一书,认为可以将梦作为由某种病态意念追溯至昔日回忆间的桥梁……将梦本身当作一种症状,利用梦的解释来追溯梦者的病源,而加以治疗。提出可以将梦的解释作为治疗神经症的一种方法。

弗洛伊德认为,梦是愿望的满足。人在睡眠时心理检查监督机制松懈,潜意识中的本能冲动或那些在白天出现但由于环境限制未能得到满足的欲望,改头换面后,以化装的方式,趁机闯入意识而成梦。在梦的状态下,心理检查机制仍能发挥相当的作用,本能欲望只能采取象征的、曲折隐晦的手法求得自我表现,以逃避检查。愈是为社会道德标准所不允许的欲望,其化装的程度愈大。因此,梦的内容并不是被压抑的欲望的本来面目,还需要分析和解释,才能找到真正的根源。弗洛伊德把梦分为两个层次:显梦和隐梦。说出来的梦即为显梦,是梦的伪装形式;梦的背后隐含的意义,由联想而得的,即为隐梦,梦的真正含义只有经过分析才能得到。他认为释梦是通往潜意识的重要途径。通过分析梦境,予以解释,最终可以挖掘出做梦者被压抑在潜意识中的愿望和动机。

(五)心理防御机制

心理防御机制(defense mechanism)是精神分析理论的一个基本概念,弗洛伊德认为人在遇到挫折与冲突时,产生的焦虑会引发潜意识的心理保护机制。心理防御机制的运用可使个体不知不觉地解除烦恼,减轻内心的不安和痛苦,保持精神活动平衡与稳定(详见第五章第三节心理防御机制)。

尽管弗洛伊德提出的精神分析理论具有划时代的意义,他第一次对人类的无意识的心理现象做了系统的探讨,强调了自我在人格结构中的核心作用,对梦境的解释开创了心理学释梦的先河,强调了潜意识的心理冲突是造成心理障碍的主要根源,但是他的精神分析理论体系仍然存在致命的缺陷,他忽视了人的意识在心理活动中的重要调节作用,夸大了梦中事件与现实的必然联系,其个案不具随机性且多数为回顾性研究,不符合科学研究的要求,因此,对于弗洛伊德所代表的古典精神分析理论的学习应去其糟粕,取其精华。

二、现代精神分析的发展

弗洛伊德的精神分析理论从创立之初到其后的传承中,一直存在着理论观点和治疗技术上的不断重组。弗洛伊德之后的精神分析在近现代的发展中形成了几个分支,弗洛伊德的经典理论和其后的发展一般被统称为"心理动力学理论"(psychodynamics)。其中,他的女儿安娜·弗洛伊德和哈特曼、埃里克森等人强调自我的功能,形成了精神分析的自我心理学(ego psychology)。因第二次世界大战移居到美国的精神分析学家霍妮、弗洛姆和沙利文等,用文化因素、社会条件和人际关系等取代了性本能和攻击本能在精神分析理论中的地位,形成了新精神分析(new-psychoanalysis)理论。

新精神分析学派对精神分析的主要观点做了修正。第一,弗洛伊德强调快乐原则是主宰人类行为的原则,新精神分析学派不强调本能行为是决定性因素,而强调文化社会因素对人格发展及神经症状的影响,如安全和满足的需要是主宰人类行为的指导原则;第二,他们把自我看作是人格的更独立的部分,给予自我更重要的地位和自主权,他们认为自我不论在功能和起源都不依赖本我,它是负责智力发展和社会发展的一种理性的指导系统;第三,强调童年经验和家庭环境对人格发展和精神病病因学的重大作用。

现代精神分析中比较有影响的是客体关系理论(object-relations theory)和自体心理学(self psychology)理论,主要代表人物有梅兰妮·克莱茵、玛格丽特·马勒、奥托·科恩伯格和海因茨·科胡特等。他们用了许多传统的精神分析概念或术语,但对客体关系和自体特别重视,并将研究的重心从俄狄浦斯转到俄狄浦斯前期(3岁以前)的心理发展冲突上。

第二节 行为主义理论

行为主义理论由美国的心理学家华生(1878—1958)创立于20世纪20年代,行为主义学派被认为是继精神分析理论之后的心理学史上的第二思潮。行为主义理论兴盛于美国,影响遍及全世界,20世纪20年代至50年代,各国心理学界行为主义盛行。因此,学习和研究行为主义理论对把握世界心理学的走向有着重要意义。

一、华生的行为主义理论观点

(1)华生坚持心理学的学科性质为"一门纯粹的自然科学",而且必须成为一门纯生物学或纯生理学的自然科学。否则,它就根本没有存在的价值。

(2)华生认为,心理学的研究对象不是心理或意识,而是人和动物的行为。意识是主观的东西,谁也看不见、摸不到,更不能放到试管里去化验,是根本不存在的东西。决不能成为科学的研究对象。他认为科学的心理学要建立在可以客观观察的事物上面。人和动物的行为是可以客观观察的,因而行为才是心理学研究的对象。心理学是研究行为的科学,它要探讨一种心理使有机体发生了什么,在什么环境下产生了什么行为。

(3)关于什么是行为,华生认为,行为是有机体应对环境的全部活动。他把行为和引起行为的环境影响分析为两个最简单的共同要素,即刺激S和反应R,也就是S-R公式。刺激是指引起有机体行为的外部和内部的变化,而反应则是指构成行为最基本成分的肌肉收缩和腺体分泌。无论引发行为的原因多么复杂,最后都可以归结为物理化学性质的变化。

(4)华生认为,研究心理学的目的就是确定刺激与反应之间联系的规律,预测行为和控制行为。华生的这些思想,在心理学界掀起了一场影响深远的行为主义运动。

华生认为,如果人和动物有什么与生俱来的行为,只是由于与生俱来的身体结构,即身体结构决定了对特定刺激做出某种反应。至于较复杂的行为,华生认为完全来自后天的学习,尤其是早期训练。华生说:给我一打健全的婴儿,放在我的行为主义实验室里,我保证随机选出任何一个,不问他的才能、倾向本能和他的父母的职业及种族如何,我都可以把他训练成为我所选定的任何类型的特殊人物,如医生、律师、大商人,或者乞丐、娼妓和盗贼。

华生的这种思想观点,对反对种族歧视,重视环境和教育的作用是有积极意义的。但是完全否认遗传和本能,主张环境决定论和教育万能论是错误的。华生的行为主义理论把人和动物看作是相同或相似的自然实体。人与动物行为的区别仅在复杂程度的不同,人不过是一只会说话的大白鼠或鸽子。行为主义者主要以猫、狗、白鼠或鸽子等动物为其研究对象,然后把动物实验得到的结果和规律推广扩展来解释人类的一切行为。他们只看到人与动物的连续性,而没有看到人与动物的本质差别,完全把人的心理和行为动物学化或生物学化,陷入了生物主义的泥沼。

Note

二、巴甫洛夫的经典条件反射理论

经典条件反射理论是巴甫洛夫高级神经活动类型学说的核心内容。

巴甫洛夫指出,反射活动是神经系统活动的基本形式,反射包括条件反射与非条件反射(又称无条件反射)两类,二者最根本的区别在于:前者是后天形成的,需要特定的条件;后者是先天固有的,是长期生物进化过程中形成的。如:狗看到食物会引起唾液分泌,这种不需训练、先天具有的反射为非条件反射;给狗以铃声刺激不会引起唾液分泌,但如果每次在狗进食前都给予铃声刺激,多次结合以后,当铃声一出现,狗就会分泌唾液,这时铃声就成为进食的"信号"了,这种对"信号"的反应便是条件反射。

巴甫洛夫认为,条件反射是一种具有普遍意义的大脑活动方式,是中枢神经系统内形成"暂时性神经联系"的过程,是高等动物和人类对环境刺激的一种适应性反应。形成条件反射的基本条件是强化,即无关刺激与非条件刺激在时间上反复结合,使无关刺激变成条件刺激,即可形成条件反射。条件反射建立以后如果不予强化,则已建立的条件反射就会消退。条件反射形成初期,除条件刺激本身外,那些与条件刺激相近似的刺激也或多或少地引起条件刺激的效应,称为条件反射的泛化。学习和记忆就是条件反射的建立和巩固过程,是对条件刺激产生泛化、分化和消退的过程,条件反射是一种典型的联合型学习记忆模式。

知识链接 3-2

可以说巴甫洛夫条件反射学说是行为主义的基石。巴甫洛夫摒弃了心灵的思辨,反对内省主义,把客观的研究方法作为自然科学试金石的思想,与华生行为主义的基本信条完全一致。虽然巴甫洛夫否认自己是行为主义者,巴甫洛夫的理论也确实与行为主义有着质的区别,但西方学者通常仍然把巴甫洛夫看作行为主义心理学派的先驱和鼻祖。

三、斯金纳的操作性条件反射理论

操作性条件反射又称为工具性条件反射,它是行为主义理论的另一位著名代表人物斯金纳(B. F. Skinner)提出的。他设计了一个著名的问题箱——"斯金纳箱",用它对操作行为进行了大量研究。在一个经典实验中,他将一只饿鼠放入箱内,鼠在一个偶然的时机跳到控制食物呈现的杠杆上,于是得到了一粒食丸。鼠吃了这粒食丸后不久又开始探索,每当它跳到杠杆上,都能得到一粒食丸。在食物的强化下,鼠很快学会通过压杆来获得食物。这就形成饿鼠按杠杆取得食物的条件反射,斯金纳称此为操作性反射。它同巴甫洛夫经典条件反射的区别在于:他是从反应到刺激的过程,较能发挥动物的主动作用,使他在实验环境的操作活动中形成条件反射。因他是以有机体的行为作用获得奖赏和逃避惩罚的手段或工具,故又称为工具条件作用(或工具性条件反射)。他认为,人的行为主要是由操作性条件反射所构成的。

显然,操作性条件反射的核心内容是强化理论,即在特定情景中,有机体预期行为出现后立即强化,再出现再强化,那么其预期行为再出现的概率就会增加,形成特定情景中的特定行为,这就是学习过程。学习过程就是反复强化的过程。人的许多正常或不良生活习惯和行为都是通过强化而形成的。

斯金纳发展了巴甫洛夫的研究,并从对操作性条件反射的研究中总结出学习的规律,进一步丰富了行为主义的学习理论和研究方法。

四、班杜拉的社会学习理论

班杜拉的社会学习理论也称为"观察学习""模仿理论",班杜拉被称为温和的或认知的行为主义者。班杜拉认为人的行为是内部过程和外部影响交互作用的产物,他强调认知过程的重要性,强调自我调节的作用,在肯定直接经验学习的同时,更突出观察学习的重要意义。认为人的行为是通过观察学习获得的,即观察他人行为和模仿他人的榜样形成的。在这一社会学习的过程中,有决定性影响的是环境,如社会文化关系及榜样等客观条件。人们只要能控制这种条件,就可促使儿童的社会行为向着预期的方向发展。

班杜拉的理论是在他的一系列引人入胜的实验材料基础上形成的。在20世纪50年代末到20世纪60年代初期,班杜拉进行了他的广为流传的名为"充气娃娃"的系列实验。在实验中,让儿童观看一个成人拳打脚踢一个有弹性的塑料娃娃,边打边叫:"揍它鼻子!""把它打倒!""扔到外面去!"班杜拉采取真人真打、电视录像和图片呈示三种实验方式。结果表明,当儿童独自和充气娃娃留在一起时,他们就会模仿成人的行动,甚至模仿叫着"揍它鼻子!""把它打倒!""扔到外面去!"与无示范的控制组儿童相比,他们表现出二倍多的攻击性行为;而且,在直接观察成人示范行为和观看电视录像的儿童之间的行为表现无显著差异。

班杜拉的社会学习理论对心理学理论和教育教学都产生了很大影响。但是,毕竟班杜拉基本上是一个环境决定论者,仍然存在低估甚至忽视发展变量重要性的问题。

第三节　人本主义理论

人本主义理论是20世纪50年代至60年代在美国兴起的一个心理学派,其代表人物是美国心理学家马斯洛(1908—1970)和罗杰斯(1902—1987)。人本主义自称是心理学上的第三大势力,意思是希望能够与已存在的两大势力——精神分析和行为主义相抗衡。主要包括马斯洛的需要层次理论和罗杰斯的自我形成理论。

一、马斯洛的需要层次理论

马斯洛认为,人的需要是所有行为的根本动力,而各种需要之间有先后顺序和高低层次之分,每一层次需要的满足,将决定个体人格发展的境界和程度,所以他提出"需要层次论",把人的需要分为5个层次,即生理的需要、安全的需要、归属与爱的需要、尊重的需要和自我实现的需要。具体内容如图3-2所示。

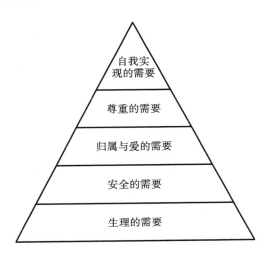

图3-2　需要层次理论

1. 生理的需要　维持个体生存和种系发展的一种基本需要,是人类需要中最基本、最强烈的一种需要,诸如人对食物、空气、温度、性欲等的需要。生理需要是唯一能够完全满足甚至过分满足的需要,生理需要具有重复性。它具有自我保存和种族延续的意义,在人类各种基本需要中占有最强的优势。

2. 安全的需要 生理的需要得到满足或者基本满足后,就会出现安全的需要。安全的需要是对生命财产的安全、秩序、稳定以及免遭痛苦、威胁或疾病的需要。比如:人人都希望工作、收入稳定,避免受到疾病、职业的危害,希望摆脱严厉的监督和避免不公正的待遇等。安全的需要和生理的需要都属于较低水平的需要。安全的需要得到满足后,个体才会感到有安全感。

3. 归属与爱的需要 在生理的需要和安全的需要基本得到满足后,归属与爱的需要变成激发行为的动力。归属的需要是指个体需要参加和依附于某个团体、组织或个人。爱的需要包括给予爱和接受爱,如结交朋友、追求爱情的需要等。如果爱的需要得不到满足,人就会感到孤独和空虚。有时,成人善于掩饰,在孤芳自赏、愤世嫉俗的假象背后,往往隐藏着强烈的希望得到别人爱戴和赞许的需要。

4. 尊重的需要 当归属与爱的需要基本得到满足时,便产生尊重的需要。这一类需要包括两个方面:一是渴望名誉或声望,即希望受别人的尊重、赏识、认可等;二是渴望有成就、有实力和对周围有施加影响的能力等。这种需要若得到满足,会使人产生自尊、自信、有价值感,否则会引起自卑感和失落感。

5. 自我实现的需要 追求自我理想的实现,使个人潜能和才赋得以充分发挥,也就是人的价值的完满实现,这是最高形式的需要。实现了这种需要,个体才能进入心理的自由状态,产生深刻的幸福感,马斯洛称之为"顶峰体验"。达到人的自我实现关键在于改善人的"自知"或自我意识,使人认识到自我的内在潜能或价值,人本主义心理学就是促进人的自我实现。

二、罗杰斯的自我形成理论

1. 自我概念与价值条件 刚出生的婴儿并没有自我的概念,随着他与他人、环境的相互作用,他开始慢慢地把自己与非自己区分开来。当最初的自我概念形成之后,人的自我实现趋向开始激活,在自我实现这一股动力的驱动下,儿童在环境中进行各种尝试活动并产生出大量的经验。通过机体自动的估价过程,有些经验会使他感到满足、愉快,有些即相反,满足愉快的经验会使儿童寻求保持、再现,不满足、不愉快的经验会使儿童尽力回避。在孩子寻求积极的经验中,有一种是受他人的关怀而产生的体验;还有一种是受到他人尊重而产生的体验,但他人的尊重和关怀是有条件的,这些条件体现着父母和社会的价值观,罗杰斯称之为"价值条件"。

儿童不断通过自己的行为体验到这些价值条件,会不自觉地将这些本属于父母或他人的价值观念内化,变成自我结构的一部分,渐渐地儿童被迫放弃按自身机体估价过程去评价经验,而改用内化了的社会的价值规范去评价经验,这样儿童的自我和经验之间就发生了异化。

当经验与自我之间发生冲突时,个体就会预感到自我受到威胁,因而产生焦虑、烦躁等自我失调的表现。这种自我失调乃是人类适应不良的根源。只有找回属于自己的情感和行为模式,才能充分发挥个人的潜能,成为一个健康完善的人。

2. 来访者中心疗法 这是罗杰斯创立的一种人本主义心理治疗方法。其治疗目标是将原本不属于自己的经内化而成的自我部分去除掉,找回属于他自己的思想情感和行为模式,用罗杰斯的话说即"变回自己""从面具后面走出来"。他们特别反对精神病病人和治疗师之间的那种冷冰冰的关系,尤其是治疗师那种居高临下的态度。他主张治疗过程中,应以来访者为中心,来访者如同来拜访老朋友而非看病。在朋友式的交流中,治疗师无条件地积极关注来访者的需要和情感,也将自己的感受和想法向来访者无条件地说明,达到一种真诚的"共情",这样,在人为地创造一种绝对的无条件的积极尊重气氛下,来访者才能够修复其被歪曲与受损伤的自我实现潜力,重新走上自我实现、自我完善的道路,成为一个健康的人(详见第八章心理咨询与治疗)。

第四节　认知心理学理论

认知心理学不同于传统的心理学理论学派,它的理论不是由某人独创,而是在多因素影响下逐渐形成的,它反映了现代心理学取消门户之见,从实用的角度出发,取各家之长。有人说认知心理学是现代心理学的一种新思潮和新的研究取向。认知心理学起源于 20 世纪 50 年代末期,20 世纪 60 年代得到迅速发展。1967 年,美国心理学家奈瑟尔的专著《认知心理学》一书的出版,被认为是认知心理学自成体系且立足于心理学界的标志。20 世纪 70 年代,认知心理学成为美国和整个西方心理学的主流,现在几乎遍及世界各国心理学研究的一切领域。

一、认知心理学的概念

认知心理学有广义和狭义之分。广义认知心理学是指凡是以人或动物的认知或认识过程为研究对象者。它包括皮亚杰的构造主义认知心理学、心理主义认知心理学和信息加工心理学。狭义认知心理学则专指信息加工心理学。它是用信息加工的观点和术语说明人的认知历程的科学。它将人脑与电脑进行类比,把人脑看作是类似于电脑的信息加工系统。将电脑作为人的心理模型,企图对人的心理和电脑的操作做出某种统一的解释,发现一般的信息加工原理。

二、认知心理学的基本观点

认知心理学反对行为主义只重视研究外部行为而忽视意识,再次把意识作为心理学的研究对象,指出意识在刺激(S)和反应(R)之间是最现实、最灵活的中介因素,提出了 S—O—R 公式。这一公式中 S 不再简单地指外部刺激,而扩大为整个现实世界中可以起刺激作用的成分,如事件、情景、人际关系以及自己的行为等。外界的各种信息通过感官传递到脑,并与脑中原来储藏的经验、个人的人格结构结合,使脑对这些信息做出判断、评价和解释,得出结论,从而产生各种观念。正是这种观念决定着行为和情绪反应(即公式中的 R)。认知心理学特别强调认知历程的内部心理机制,即信息是如何输入、表征、编码、储存、检索和输出的,这是现代认知心理学的实质和核心,也是信息加工心理学最根本的目的和任务。

三、情绪的 ABC 理论

情绪的 ABC 理论是 20 世纪 50 年代由美国心理学家埃利斯(A. Ellis)提出的。在 ABC 理论模式中,A 是指诱发性事件;B 是指个体在遇到诱发事件之后相应而生的信念,即他对这一事件的看法、解释和评价;C 是指特定情景下,个体的情绪和行为反应。通常人们认为,人的情绪和行为反应是直接诱发性事件 A 引起的,即 A 引起了 C。ABC 理论指出,诱发性事件 A 只是引起情绪和行为反应的间接原因,而人们对诱发性事件所持的信念、看法、解释和评价即 B,是引起人的情绪及行为反应的更直接的原因。人们的情绪和行为反应与人们对事物的想法、看法有关。在这些想法和看法背后,有着人们对一类事物的共同看法,这就是信念。合理的信念会引起人们对事物的适当的、适度的情绪和行为反应;而不合理的信念则相反,会导致不适当的情绪和行为反应。当人们坚持某些不合理的信念,长期处于不良的情绪状态之中时,最终将会导致情绪障碍的产生。

因为情绪是由人的思维、信念所引起的,所以埃利斯认为每个人都要对自己的情绪负责。当人们陷入情绪困扰时,是他们自己使自己感到不快的,是他们自己选择了这样的情绪取向。

不过有一点要强调的是,合理情绪疗法并非一般性地反对人们具有负性的情绪。比如一件事失败了,感到懊恼,有受挫感是适当的情绪反应。而抑郁不堪,一蹶不振则是不适当的情绪反应。例如:两个同事一起上街,碰到他们的总经理,但对方没有与他们招呼,径直过去了。这两个同事中的一个认为:"他可能正在想别的事情,没有注意到我们。即使是看到我们而没理睬,也可能有什么特殊的原因。"而另一个却可能有不同的想法:"是不是上次顶撞了老总一句,他就故意不理我了,下一步可能就要故意找我的岔子了。"两种不同的想法就会导致两种不同的情绪和行为反应。前者可能觉得无所谓;而后者可能忧心忡忡,以致无法平静下来干好自己的工作。从这个简单的例子中可以看出,前者在合理情绪疗法中称之为合理的信念,而后者则被称之为不合理的信念。

合理情绪疗法的核心是通过改变来访者的想法和观念(B),来改变、控制其情绪和行为反应(C),其中所使用的方法是对不合理信念加以驳斥或辩论(D),使之转变为合理的观念,最终达到新的情绪和行为反应的治疗效果(E)。由此,埃利斯的 ABC 理论发展了治疗情绪障碍的 ABCDE 模型。

认知心理学的兴起,迅速改变着心理学的面貌,重新恢复了意识在西方心理学中的地位。认知心理学派将心理过程看作信息加工过程,采取用电脑进行模拟、类比和验证的新的研究技术手段,使心理过程的研究发生了明显的变化。认知心理学给许多心理学分支以巨大的影响,特别是在普通心理学和实验心理学研究中,扩大了心理过程的研究范围,派生了种种复杂的心理学理论,如社会认知心理学、认知生理心理学等。

第五节　心理生理学理论

心理生理学认为,心理因素会通过生理活动作为中介机制,对人类的健康和疾病发生产生一定作用。心理生理学研究主要涉及心理活动的生理学基础和心身作用的生理学机制两大方面。心理生理学派主要代表人物和理论有坎农等人的情绪生理理论、塞里的应激学说、巴甫洛夫等人的高级神经活动类型学说和皮层内脏相关学说、沃尔夫的心理生理研究等。塞里的应激学说与沃尔夫的研究将在本书第五章心理应激与第六章心身疾病中详述,以下主要介绍坎农等人的情绪生理理论和巴甫洛夫等人的高级神经活动类型学说和皮层内脏相关学说。

一、坎农等人的情绪生理理论

美国心理学家坎农(1871—1945)于 20 世纪 20 年代在总结当时生物学实验研究成果的基础上,提出了情绪的丘脑假说。该理论认为情绪的控制中枢在丘脑,丘脑一方面传送情绪冲动至大脑皮层产生情绪体验,另一方面通过植物神经系统影响外周心血管活动和内脏功能,故长期不良的情绪反应可导致躯体疾病的发生。情绪的丘脑假说虽然在现在看来有许多局限,但当时的确对心身关系的研究起到了非常重要的推动作用。后来,麦克林提出了情绪的边缘系统学说,认为大脑边缘皮层、海马、丘脑和下丘脑等结构在情绪体验和表现中具有重要作用。1937 年,帕帕兹提出情绪回路说,所谓情绪回路,即情绪过程是经丘脑前核、扣带回皮质、海马、穹隆,再重新回到乳头体的神经生理反应过程。这个回路的主要结构是边缘系统。

坎农等人的情绪生理理论都强调中枢神经系统在情绪产生和调节中的重要作用,这一观点直接推动了心理行为神经机制的研究,不少人开始用损毁和电刺激等方法在中枢神经系统寻找问题的关键。瑞士生理学家 Hess W(1931)利用电刺激方法研究动物的情绪反应,发现在情绪回路中,下丘脑是情绪表达的重要中枢。他发现用微弱的电流刺激猫的下丘脑特定部

Note

位可引发出恐惧、发怒等情绪反应和攻击行为。Hess W 的研究带动了寻找"情绪中枢"的热潮,已证明下丘脑存在"性中枢""摄食中枢""饱食中枢""兴奋中枢"等。这些"情绪中枢"的发现为中枢控制情绪的假设提供了丰富的证据。美国心理学家奥尔兹通过实验发现在下丘脑和边缘系统中存在一个"愉快中枢"。实验者在老鼠的下丘脑背部埋藏电极,为了获得对"愉快中枢"的持续刺激,动物会不吃不喝持续不断地按压杠杆(按压杠杆可以接通电路,对脑组织产生刺激)。按压杠杆的频率每小时可达 5000 多次,并能连续按压 15~20 h,直到筋疲力尽、昏昏欲睡为止。

情绪回路的兴奋是怎样传递的呢?神经生化的研究进一步发现,这主要依赖于神经介质。大量研究表明,儿茶酚胺(CA)与情绪关系密切。有人在不同情绪状态下测定被试尿中儿茶酚胺的排出量,要求被试看四个不同类型的电影,发现看风景片时尿中肾上腺素(E)和去甲肾上腺素(NE)的排出量均降低;看攻击性影片和喜剧片时肾上腺素排出量增加,去甲肾上腺素无变化;看恐怖片时肾上腺素和去甲肾上腺素排出量均增加。这一实验结果表明,CA 的排出和情绪活动有关。在应激情况下,通过下丘脑-垂体-肾上腺轴活动增强,产生一系列交感神经兴奋症状,如心跳加快、血压升高、血糖升高、呼吸加快、瞳孔扩大、出汗、手抖等症状。同时大脑皮层接受了这种神经生理活动的反馈,引发焦虑与恐惧等情绪体验。

另外,乙酰胆碱和 5-羟色胺与副交感神经系统活动调节有关,参与调整情绪回路中有关松弛与喜悦部分的功能。如果乙酰胆碱与 5-羟色胺产生适度,则将引起舒适、满足的情绪体验,如果 5-羟色胺产生不足,则导致情感障碍和睡眠障碍。任何可能改变中枢神经兴奋性的因素,都能影响情绪回路系统中神经冲动的能量,导致相应的情绪变化。

有人认为性激素与情绪有关,一生中有三个忧郁期似乎与激素改变有关,即经期忧郁、产后忧郁和更年期忧郁,当然这是一个有争议的问题。

二、巴甫洛夫等人的高级神经活动类型学说和皮层内脏相关学说

知识链接 3-3

高级神经活动系指动物和人的中枢神经系统高级部分的活动,即大脑两半球全部高级复杂的活动。它保障有机体与外界的联系,使有机体完善地适应外界环境。著名生理学家巴甫洛夫通过实验研究,创立了举世闻名的以条件反射学说为基础的高级神经活动类型学说。巴甫洛夫把意识和行为看作"反射",即机体对作用于感受器的外界刺激,通过中枢神经系统所发生的规律性反应。巴甫洛夫在后期的研究工作中,与其杰出的学生贝柯夫一起共同创立皮层内脏相关学说。他们进行了大量科学实验研究,证明生物体各种内脏器官(如心脏、肝、胃等)都能形成条件反射。大脑皮层与内脏器官之间有密切的神经性联系,大脑皮层可以调节内脏活动。他们阐明了在整体中大脑皮层的主导作用和皮层与内脏经常发生相互作用的科学机制,为心身相关原理提供了重要的理论依据。

三、心理生理学说的理论和实践意义

心理生理学说认为,心理、社会的紧张刺激以及个体的易感因素,如遗传、易病素质、人格特点及躯体病理生化改变等,均可作为刺激作用于机体,通过以认知评价为核心的中介机制,产生相应的情绪体验,引起神经、内分泌、免疫系统的调节变化,影响个体的生理功能改变,引起心身疾病或促进机体的康复。

心理生理学派提出的心身疾病致病机制学说及诊断、治疗的方法,对广泛应用于防治各种心身疾病具有重要的实践意义。

以上介绍了五种心理学理论,没有哪种理论是十全十美的。要想全面理解人的心理,最好是把这些理论结合起来。斯坦福大学教授金巴多曾做过一个生动的比喻。他说,如果我们把人比作一部汽车,那么特质理论描述了它的所有零件,心理动力理论(精神分析理论)为它添加

Note

发动机和燃料,行为主义理论提供了车轮、指示信号和其他操作仪器,人本主义理论把人请到了驾驶座上,这个人意欲驶向一个独特的目标,并从到达目标和旅途本身中获取快乐,认知心理学理论则为旅行加上种种注释,使所计划、组织的旅行方式符合人为实现目标所选择的心理地图。

 课后复习指导

思考题:

1. 精神分析学派的五大理论分别是什么?

2. 阐述各行为主义学派的代表人物和理论观点。

3. ABC 理论的要点有哪些?

Note

第四章 心理卫生

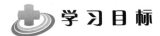
学习目标

1. 掌握:各年龄阶段心理卫生的内涵。
2. 理解:各年龄阶段心理发展特点。
3. 了解:心理发展概念、特点及个体心理发展阶段的划分。

导　言

曾担任过世界卫生组织总干事的马勒博士说过:有了健康并不等于有了一切,但没有了健康就等于没有一切。健康是人生快乐、幸福、成功的基础和前提,而健康的一半是心理健康。对于生活在现代社会的人来说,心理健康的重要性在一定意义上甚至超过躯体健康。因为一方面随着科学技术进步,经济水平、医疗条件的发展和改善,躯体疾病得到有效控制和逐渐减少,而另一方面现代社会的迅猛发展、生活节奏的加快、竞争的激烈,使人们的心理压力日益加重,心理疾病日益增多。预防心理疾病、维护心理健康的意义日益重要。我国杰出的心理学家潘菽教授曾指出:我们因注重身体的健康,故研究生理卫生;我们若要使得心理得到健全的发展,则必须注重心理卫生。

第一节　心理卫生概述

一、心理卫生的概念

所谓心理卫生又称精神卫生或健康心理。它是以人的心理健康为对象,研究人类心理健康形成、发展和变化的规律以及维护和增进心理健康的原则和方法的一门科学。心理卫生的着眼点是健康人群,是全社会公民的心理健康,研究范围可分为纵向和横向两个方面,纵向就是个体心理卫生,是研究个体从胚胎期到出生,再到成熟,一直到死亡的整个生命过程中、不同年龄阶段的心理发展特点以及维护和增进心理健康的原则及措施;横向就是群体心理卫生,是研究不同社会群体下的特定人群存在的心理特点和相应的心理保健原则及措施。

二、心理卫生的特点

1. 对象的广泛性　心理卫生主要的工作对象是健康人群,为了更好地提高全社会人口的心理健康水平,涉及全体社会成员。

 Note

2. 内容的广涵盖性　社会各种行业、各种群体和各个阶段,都大量涉及心理卫生问题。

3. 途径的多样性　心理卫生的实施可以通过多种途径,如宣传教育、咨询服务、医疗门诊、社区活动等。

4. 目标的长远性　心理卫生的最终目标是完善人的心理素质,促进人的全面发展,提高社会的文明程度,具有长远性,不能用一时一刻的数量来简单地反映。

三、心理卫生的工作原则

1. 适应与改变相结合的原则　"物竞天择,适者生存",人的一生实际上就是一个不断适应的过程。适应更是一种挑战,一种改变。每一次改变和挑战,都意味着一种脱胎换骨般的磨砺,改变和挑战的胜利,表明个体实现了一种"适应"。

2. 个体与团体相结合的原则　每个个体的心理卫生的问题都是具有明确个人特点的,需要心理卫生工作者通过有针对性的工作帮助其更好地解决,同时,个体的明确的心理卫生问题往往又是与其工作和生活中的团体的环境或者人际互动分不开的,有了一定团体氛围,个体的问题也会更好地得到解决,这就要求心理卫生工作者在解决实际问题时,要考虑全面。

3. 理论与实践相结合的原则　一方面,实践只有在科学理论的指导下,才能达到实现全社会心理健康的终极目标;另一方面,理论只有同实践相结合,才能得到检验和发展,才能更好地服务于与时俱进的社会中的每个人。

4. 利用系统化思维的原则　系统化思维就是运用系统观点,全面整体地认识心理卫生的发生、发展规律。只有系统化思维,才能抓住整体,抓住关键,才能不失原则地采取灵活有效的方法去解决心理卫生问题。

第二节　心 理 发 展

一、心理发展的概念

心理发展的含义有广义和狭义之分。

从广义而言,心理发展包含心理的种系发展(比较心理学研究的内容)、心理的种族发展(民族心理学研究的内容)和个体心理发展。

从狭义而言,心理发展仅指个体心理发展。即指个体从胚胎期,到出生,再到成熟,一直到死亡的整个生命过程中,心理所发生的积极的有次序的变化过程。一般而言,说到心理发展就是指狭义的个体心理发展。

二、心理发展的特点

心理发展是有客观规律的,它是通过量变而达到质变的过程;是从简单到复杂、由低级到高级、新质否定旧质的过程;是矛盾着的对立面、既统一又斗争的过程。个体心理发展表现出一些普遍性的特点,概括起来有以下几点。

1. 顺序性和阶段性　在个体的一生中,整个身体所有的系统、组织、器官的结构和功能,有一个生长、成熟、衰退的变化过程。个体生理上的成长,沿着由头至尾、由躯干至四肢的方向进行。个体的形态与身体各部分比例的改变有力地表明了这一点(图4-1)。个体心理功能的发展也有顺序性,如儿童记忆是从机械记忆发展到意义记忆,注意是从无意注意发展到有意注意,思维是由动作思维、形象思维发展到抽象逻辑思维。在个体身心发展的过程中,不同年龄阶段表现出不同的特征,体现了个体发展的阶段性。

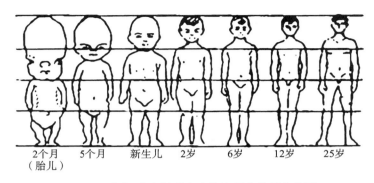

图 4-1　胎儿、儿童及成人身体各部分比例变化图

2. 不平衡性　儿童身心发展的不平衡性表现在两个方面。第一,表现为身心同一方面的发展,在不同年龄阶段的发展是不平衡的,如儿童的身高和体重的发展就呈现两个高峰期,即出生后的第一年和青春发育期。第二,表现为身心不同的方面的发展不平衡性,有的在较早的年龄阶段就已达到较高的发展水平,有的则要到较晚的年龄阶段才能达到较为成熟的水平,如感知觉在人类的幼儿阶段就已达到较高水平,思维则在青少年期才能达到较成熟的水平。

3. 稳定性和可变性　发展的稳定性是指一定的社会和教育条件下,儿童心理发展的阶段和顺序,以及每个阶段的发展速度与年龄特点大体是相同的。发展的可变性是指随着社会条件和教育条件的变化,儿童心理发展的阶段和顺序也会出现一些变化。

4. 个体差异性　发展既有共同规律,又表现出个体差异。发展的个体差异性首先表现在身心同一方面发展的速度和水平,如儿童身高增长有早有晚,智力发育有快有慢等。身心发展的个体差异还表现在发展的优势领域有所不同,如有的儿童偏重形象思维,有的偏重抽象逻辑思维等。此外,在个性心理特征方面也存在个体差异,如人的性格有内、外倾之别。

5. 心理早期发展的特点　在个体发展各个阶段中,早期是心理发展速度最快且最为关键的时期。心理发展的关键期是指心理和行为发生和发展最为重要的时期,尤其是在出生后的前 4 年。正常情况下,个体在 4 岁以前生理、心理、行为等各方面的进步之快、变化之多是任何时期都不能比拟的。早期发展的质量和水平,将会影响到成年行为乃至终生。若这一时期失去相应的环境,则以后即使再弥补亦不能再出现该种心理活动和行为。

三、个体心理发展阶段的划分

心理学界根据个体心理发展阶段的不同,存在的心理卫生问题也不同,要完成的发展任务亦不同的特点,将个体心理一生的发展大致划分为九个阶段(表 4-1)。

表 4-1　心理发展的阶段划分

阶段	年龄段	发展任务
胎儿期	受孕至出生	生理发展
乳儿期	0～1 岁	感知觉、基本情感
婴儿期	1～3 岁	动作、语言、社会依附
幼儿期	3～6 岁	口头语言、性别分化、游戏
儿童期	6～12 岁	书面语言、社会发展
少年期	12～15 岁	认知发展、自我同一性
青年期	15～35 岁	社会适应,发展亲密关系

知识链接 4-1

知识链接 4-2

续表

阶段	年龄段	发展任务
中年期	35～60 岁	平衡事业与家庭的关系
老年期	60 岁至死亡	自我的圆满

第三节　个体发育不同阶段的心理卫生

一、优生与孕期心理卫生

一个人心理是否健康,前提条件是看他的先天素质。生来大脑发育不全,他无论如何也成不了心理健康的人,如一个染色体畸变(如 21-三体综合征(先天愚型))的人,无论如何也成不了人格健全的人;在胎儿期和产程中大脑就受到损伤的人,出生后心理上很难健康。所以,优生是后天心理健康的基础,心理卫生工作必须从这里开始抓起。

(一)优生的必要前提条件

1. 树立正确的恋爱观和婚姻观　男女青年通过自由恋爱,把感情建立在纯真的爱情基础上,为个人获得幸福,和为后代具有健康心理提供了可能性。大量事实说明,错误的恋爱观和婚姻观,以及包办的婚姻,使很多夫妻不和,甚至家庭破裂,因而损害了孩子的心理健康。

2. 遵守优生方面的法律　我国已在婚姻法等有关法律中规定禁止近亲结婚,禁止未经治愈的麻风病人或其他在医学上认为不应该结婚的疾病病人结婚等。

3. 实行婚前检查　婚前检查是优生的重要内容,主要是对男女双方在结婚登记之前进行询问、身体检查,包括实验室和其他各种理化检查,以便及时发现不能结婚、生育的疾病,或生殖器官畸形等,供当事人婚育决策时参考。

4. 选择最佳生育年龄和受孕时机　为胎儿各方面的发育创造人为的"天时、地利"条件。近些年的研究证明,妇女最佳受孕年龄是 25～29 岁。如果不满 20 岁就结婚生子,由于自身尚未发育成熟,所以容易影响后代的心身健康;如果超过 35 岁以后受孕,可使子代先天愚型和畸形儿的发生率增高。

5. 开展产前诊断　在妊娠期间,用各种方法了解胎儿的情况,预测胎儿是否正常或有某些遗传病,以决定胎儿的保留与否。

(二)孕期心理卫生

科学研究证明,胎儿在母体的 280 多天中,母亲的身体和心理状况的优劣对子代的身心的发展产生难以估量的影响,孕期营养不良,会增加胎儿终生患精神疾病的风险,因此怀孕母亲的健康状况、情绪状态、习惯嗜好等对胎儿的健康,乃至个体一生的健康都会有影响。因此人们必须高度重视。

1. 孕妇营养要全面合理　心理学研究发现,母亲怀孕期间的营养状况的好坏与子代的智力的高低密切相关。人们对新生儿的体重与智力的发展状况的相关跟踪研究发现,新生儿的体重与智力发展水平呈高度正相关,体重偏重的新生儿十几年后 70% 顺利地从小学升入初中,体重偏轻的新生儿却只有 40% 从小学升入初中。研究证明孕妇营养不良,食物中蛋白质、维生素、钙、磷及其他微量元素的缺乏会影响胎儿脑的发育,使婴儿易患克汀病、身材矮小及智力低下等;而营养过剩或者不平衡也会影响胎儿的发育,如孕妇过多地进食动物肝脏,体内维生素 A 含量过高,可能会影响胎儿大脑和心脏发育。所以,母亲怀孕期间一定要以科学的营养学理论为指导,全面合理地加强营养。这不但对子代的身体发展有重要影响,而且对子代的心理和智力发展也有重要影响。

2. 孕妇的情绪要乐观稳定 有的学者认为,母亲情绪的变化会影响内分泌和血液成分,从而影响到胎儿。积极情绪可能使血液里增加有利于健康的化学物质,而消极的情绪会使血液中增加有害于神经系统和其他组织的有害物质。孕妇的情绪如果长期处于紧张、焦虑或抑郁之中,则孩子长大后常会情绪不稳定。孕妇如果经常心境不佳,会使胎儿脑血管收缩,减少脑的供血量,从而影响脑的发育,过度的紧张、恐惧甚至可以造成胎儿大脑发育的畸形,并常导致早产、流产、产程延长或难产。所以孕妇可运用散步、看书、做体操、听音乐、写妊娠日记、和自己说话、多与快乐的人交往等方式来调节自己的情绪,消除焦虑,解除紧张,形成良好的心态。

3. 孕妇应避免接触有害物质 避免有害环境,如大气、饮水、电磁辐射以及其他化学物理因素等对胎儿的危害和影响;避免烟、酒、药物、感染等有毒有害物质。父母吸烟、酗酒很有可能导致胎儿畸形、智力低下或痴呆。因为酒精进入血液能损害胎儿生殖细胞,造成胎儿发育异常或笨拙低能。吸烟不仅吸入多种有害于胎儿发育的化学毒物,还会造成体内一氧化碳血红蛋白增多,血氧含量降低,影响胎儿发育,尤其是怀孕前三四个月。因为怀孕前 3 个月是胎儿发育的决定性阶段,胚胎各器官都在这一时期内发育。

4. 孕妇要加强保健,减少疾病 妊娠前 2～3 个月,孕妇易感染风疹、腮腺炎、流行性感冒等病毒,有时孕妇虽只有些感冒症状,却可导致胎儿发育畸形,常见的有先天性白内障、小头、先天性心脏病、聋哑、脑积水、小眼球等。因此,孕妇应加强保健,最好在怀孕前半年内就开始坚持锻炼身体、增强抵抗力,尽量减少疾病的发生。

（三）胎教

胚胎学、儿科学、儿童心理学等学科的发展,证实了胎儿不仅可以通过母亲间接地,而且可以直接接受外界的刺激和影响。所谓胎教,就是有目的、有计划地为胎儿的生长发育实施最佳措施。

关于胎教的奥秘有待于探索。目前两种方法实有成效:一是对胎儿进行抚摸训练,激起胎儿的活动积极性。二是音乐胎教,现代科学证明,欣赏高雅优美的音乐,不仅可以使孕妇产生愉悦、宁静的心境,还可促进胎儿大脑的发育。

二、婴儿期心理卫生

婴儿期是指儿童从出生至 3 岁这段时期,也称幼儿前期,是儿童身心各方面都有极为显著的发展的时期。身体方面,出生时婴儿身高 50 cm 左右,一年后就增长到 75 cm 左右,是身体增长的"第一高峰"。心理方面也非常明显,是多种心理品质及心理能力形成和发展的"关键期"。

（一）婴儿期心理发展特点

婴儿期心理发展特点表现在以下几方面。

1. 认知 婴儿期是认知能力发展最快的时期。新生儿由于刚来到世上,其心理发展水平还很低,但大量研究证实,3 个月的婴儿就已具备了比较明显的问题解决能力。

2. 婴儿期是口头言语发展的关键期 从"哭叫""唧唧咕咕"发展到能发出简单的词、句,掌握基本句型。随着言语的发展,婴儿的自我意识也开始发展。

3. 情绪 情绪发展从泛化的愉快和不愉快,逐渐分化成比较复杂的情绪。出生后 3 个月末可出现欲求、喜悦、厌恶、愤怒、惊骇、烦闷 6 种情绪反应。5 个月时有害怕、惧怕等情绪。

1.5岁左右时,婴儿逐渐产生羞愧、自豪、骄傲、内疚、同情等高级复杂的社会性情感。

4. 婴儿的动作发展非常迅速 研究发现,动作发生的时间可追溯到婴儿期,刚满2个月的婴儿便可利用头和臂的旋转,使身体弯曲离开刺激。3年时间就从刚出生的最初的无条件反射行为,逐渐学会了随意地独立地行走,也学会了许多复杂的手的动作,如学会用笔画图、穿衣服、拿匙吃饭等。

(二)婴儿期心理卫生注意事项

婴儿期个体生理发育和心理发展极快,必须注重多方面的培养、训练和教育等。

1. 母乳喂养 有人把物质营养、信息刺激和母爱称为婴儿期的三大营养。营养学研究发现,母乳是新生儿的最佳营养物。一方面,母乳中营养充足,温度适宜,适合婴儿消化吸收,而且母乳中含有多种抗体,可增加婴儿的免疫力;另一方面,母乳喂养可使婴儿获得感情上的满足,此时切忌在情绪激动的情况下喂奶,以免影响婴儿心身健康。

2. 满足婴儿的安全和情感需要 婴儿对安全和情感的需要与吃奶等生理的需要同等重要。父母要为婴儿提供一个安全舒适的环境,避免给婴儿惊吓和恐怖的刺激。情感方面,母亲对婴儿要从以下三方面做起:一是反应性,对孩子发出的信号积极应答;二是情绪性,要经常通过与婴儿交谈、拥抱、爱抚和亲吻积极地表达情感;三是社会性刺激,多进行社会性互动,诸如通过相互模仿行为、丰富环境、调整自己的行动以适应婴儿的行为节律。

婴儿期也是建立母子关系的关键时期。如果婴儿长期得不到母爱,即所谓"情感剥夺",将会影响婴儿心理的健康发展。因此,帮助婴儿建立依恋关系、减少分离焦虑是婴儿期心理卫生的重要内容。

3. 对婴儿要做好三方面的训练和培养 主要包含运动技能训练、口头言语训练和良好习惯的培养,使婴儿从小形成良好的运动能力和言语听说能力,使婴儿从小就养成良好的睡眠、进食和卫生等行为习惯。要及时矫正婴儿的不良行为,如吮指、咬指甲、拒食、口吃等。

三、幼儿期心理卫生

幼儿期是指儿童从3岁到六七岁这一时期,又称学龄前期。

(一)幼儿期心理发展特点

幼儿期心理发展特点表现在以下几个方面。

1. 自我意识进一步发展 幼儿在言语中开始使用"我"这个代名词,意味着自我意识迅速发展。幼儿还常常在活动或游戏时自言自语,这是外部言语向内部言语转化的过渡言语,对思维的进一步发展起推动作用。

2. 第一反抗期 幼儿期内抑制迅速发展,能调节自己的行为,出现了独立的愿望,逐渐拉开与母亲的距离,对父母的帮助、指示、阻止总是用"不"来反抗,这就是"第一反抗期",大约在3岁出现,但自我控制能力较差。

3. 情绪不稳定 此阶段的情绪以易变性和冲动性为特征,幼儿有时会莫名其妙地产生恐惧、快乐等多种情绪,或者无缘无故地发脾气。

4. 社会需要迅速发展 因幼儿期更多地接触社会,幼儿的社会情感也得到发展,他们有同情心,也有了初步的友谊感、道德感和理智感。

(二)幼儿期心理卫生注意事项

幼儿期心理卫生应从以下几方面着手。

1. 父母要以身作则和关心孩子 父母一定要以身作则、互敬互爱、对人生和社会有正确认识、言行一致、积极进取、勤奋、热情等;要关心、爱护孩子,使他感到和睦家庭的温暖,这些都能促进孩子的健康发展。

知识链接 4-3

知识链接 4-4

2. 组织多种形式的游戏 游戏是幼儿的主导活动,是促进儿童心身发展的基本方式,儿童在游戏中可以锻炼身体,磨炼意志,满足情感需求和精神寄托,发展智力、认知、社会能力及个性,这些都是学习小学的文化知识所不能替代的。要切忌学前教育"小学化"。

3. 培养良好的生活习惯 培养其独立性,养成自己的事情自己做的习惯;正确指导孩子,让孩子摆正在家庭和社会中的地位,养成乐于助人的好习惯和会单独处理一些简单的人际关系等。幼儿期是人一生中个性形成的关键期,个性形成的基础是习惯,这时一些不良的环境因素或父母的教育失误,都可能影响孩子个性发展或造成一生的不幸。

4. 正确对待和处理幼儿的不良行为 正确对待和处理幼儿的口吃和遗尿等不良行为,正确对待孩子的过失和错误。

四、童年期心理卫生

童年期是指六七岁至十一二岁,也称为学龄初期。这一时期,儿童开始接受正规教育,开始承担一定的社会义务,他们的社会地位、交往范围、生活环境都发生了巨大的变化,促使儿童的心理产生质的飞跃。

(一) 童年期心理发展特点

童年期心理发展特点主要表现在以下几方面。

1. 认识过程进一步发展 各种感觉的感受性不断提高,知觉的分析与综合水平也开始发展。有意注意迅速发展,并能自觉集中注意力,注意的稳定性逐渐增强,注意的范围也逐渐扩大,注意的转移也更加灵活协调。

2. 语言发展迅速 书面语言在这一时期需要进行大量的正规训练,这些训练不仅促进口头语言的继续发展,而且促进了儿童思维的发展。

3. 情感表现仍比较外露 易激动,但已开始学会控制自己的情绪。

(二) 童年期心理卫生注意事项

童年期心理卫生应做到以下方面。

1. 学会学习 童年期儿童的活动由幼儿期游戏为主导转变为以学习为主导,因此家长和老师应做好儿童入学的心理准备,使其学会学习,主要包括学习态度、学习习惯和学习方法三方面。

2. 培养儿童各种认知能力 这一时期应注意培养儿童初步的观察能力、语言表达能力、写作能力,促进具体形象思维向抽象思维过渡,让他们学会思考等。

3. 培养儿童良好的习惯和品行 如良好的学习习惯、集体意识,学会做事有始有终,学会替别人着想,不打扰别人。培养儿童对家庭的责任心,帮着做一些力所能及的家务劳动。进行"情商"培养。

4. 及时纠正不良行为 如逃学、说谎、偷窃等,如表 4-2 所示。

表 4-2 受欢迎的儿童、被拒斥的儿童和被忽视的儿童的行为特征

受欢迎的儿童	被拒斥的儿童	被忽视的儿童
积极、快乐的性情	许多破坏行为	害羞
外表吸引人	好争论和反社会的行为	攻击少,对他人攻击表现退缩
有许多双向交往	极度活跃	反社会行为少
高水平的合作游戏	说话过多	不敢自我表现
愿意分享	反复试图社会接近	许多单独活动

续表

受欢迎的儿童	被拒斥的儿童	被忽视的儿童
能坚持交往	合作游戏少,不愿分享	逃避双向交往,花较多时间和群体在一起
被看作好领导	许多单独活动	
无明显攻击性	不适当的行为	

五、青少年期心理卫生

(一)少年期心理卫生

少年期是指从十一二岁至十四五岁,又称为青春期,正处初中阶段。少年期是个体身体发育的鼎盛时期,被称为身体发育的"第二高峰"。初中生的生理发育十分迅速,生理上神经系统进一步完善,身高、体重加速增长,性生理也开始发育,出现"第二性征"。初中生在2～3年就能完成身体各方面的生长发育任务并达到成熟水平,但其心理的发展却跟不上身体发展,由此造成初中生身心发展的种种特殊矛盾和表现,此期是他们心理发展的最动荡时期。

1. 少年期心理发展特点

(1)生理变化对心理活动的冲击:

①初中生由于身体外形的变化,产生了成人感,心理上也希望能尽快进入成人世界,扮演一个全新的社会角色,获得一种全新的社会评价,但在这种新的追求中,很难如意,因而感到种种困惑。②由于性的成熟,对异性产生了好奇和兴趣,滋生了对性的渴望,但又不能公开表现这种愿望和情绪,因而体会到一种强烈的冲击和压抑。

(2)成人感与幼稚性的矛盾:少年期是个体从儿童向成人的过渡时期,呈现了半幼稚、半成熟性。表现为渴望独立与现实依赖的矛盾,心理闭锁与求得理解的矛盾,心理断乳与精神寄托之间的矛盾,性成熟与心理幼稚的矛盾,勇敢和怯懦、高傲和自卑、否定童年又眷恋童年等心理状态的并存。

(3)自我意识高涨:少年期的发展历程,使他们从面向母亲到面向家庭、幼儿园和学校,不断地向外界环境展开。青春期"疾风暴雨"式的变化,让少年产生惶惑的感受,使他们自觉不自觉地将自己的思想从外向客观世界抽出一部分来指向主观世界,使思想意识再次进入自我,从而导致自我意识发展的第二飞跃。其特点表现为,强烈关注自己的外貌和风度,深切重视自己的能力和学习成绩,强烈关心自己的个性成长,有很强的自尊心。

(4)第二反抗期的出现:反抗心理是少年儿童普遍存在的一种心理特征,它表现为对一切外在强加的力量和父母的控制予以排斥的意识和行为倾向。其具体表现:①为独立意识受阻而抗争;②为社会地位平等的欲求不满而抗争;③观念上的碰撞。反抗的形式即可表现为外显行为上的激烈对抗,也可表现为隐藏内心的冷漠相对。所以,少年期又称为心理发展的"危机期"。

2. 少年期心理卫生注意事项

(1)成人一定要认识理解少年期多重矛盾的焦点及意义。

首先,成人一定要认识少年期的生理发育使其产生心理上的成人感,但现实中他们仍然是少年儿童,心理发展并未成熟。他们对自己的认识超前,而父母仍把他们视为未发展成熟的儿童,未能认识到其"成人感",父母对他们的认识滞后,这种认识上的差距就成为双方矛盾的焦点。其次,父母和老师要认识到逆反是心理发展过程中的正常现象,是发展性现象。它出现在人生发展里程中具有"里程碑"意义的转折期。逆反期阶段能否较为顺利地度过,能否减轻挫折和危机,对他们后期的发展至关重要。因此父母、教师和有关者如何帮助和理解他们是既困

Note

难又复杂的事情,但必须面对这一挑战。

(2)家长和教师应以全面和发展的眼光看待少年们。

少年期虽然他们对客观事物的认识还不全面,对成人还有依赖感,大脑皮层兴奋与抑制功能发展尚不稳定,情绪波动较大,行为较随意,但是他们的自我意识、认识水平、求知欲望、学习和社交能力都较儿童时期有了很大的提高。因此,要尊重他们的自尊心和"成人感",合理满足他们的要求和权利,在行为、情绪、社会、道德观念及其评价上适当给予他们"自治权",使其在宽松和谐的环境中,保持轻松愉悦的心理状态。

(3)家长和教师要与少年们进行平等交流。

对于少年的好奇心和逆反心理,不能简单地禁止或粗暴地压制,应予以耐心的解释、合理的疏导。父母和教师应以平等的态度和他们交朋友,进行心理上沟通,及时地指导他们合理、正确地疏导、排解负性情绪,使他们能向你敞开心扉,倾吐心声。这样就能将少年的心理保健融合于亲密、友爱、温馨的师生和亲子关系中。

(4)成人要正确认识和对待少年期生理、心理发育中出现的问题。

对于少年期出现的生理、心理发育中出现的问题,成人一定要正确认识和对待,消除心理上的代沟的同时,并能给予科学指导。如:性功能成熟导致的月经初潮、遗精、手淫、异性倾慕、早恋等性生理和性心理问题;认知、思维、情绪、记忆和意志能力等心理活动正常发育的问题等。成人要注意引导初中生的学习兴趣,规范其道德行为,培养其良好的生活习惯。当然,如果条件允许,寻求专业心理医生定期提供的心理保健服务,是保障少年期学生心理健康的上策。

(二)青年期心理卫生

青年期可分为青年初期(十四五岁至 18 岁)、青年中期(18～23 岁)和青年后期(23～35 岁)。这是人生之中最美好、最具有朝气、生命力也最旺盛的阶段。

1.青年期心理发展特点

(1)认知发展:大脑神经结构发育完善,认识能力提高,智力发展达到高峰,求知欲旺盛,思想活跃,逻辑思维能力加强,能进行各种精细操作。

(2)情绪发展:青年期的情感体验进入最丰富的时期,情感的内容也越发深刻且带有明显的倾向性。青年人伴随着不断接受新鲜事物,情绪表现出强烈但不稳定的特征,有时表现出明显的两极性,容易受环境变化的影响。随着年龄的增长,其自我控制能力不断提高。

(3)意志发展:随着知识经验的增加,行为的果断性增强,动机斗争过程逐渐内隐、快捷,动机的深刻性和目的性水平提高,自制力和坚持性有所增强。个体的意志力得到了充分的发展,表现为主动性和自觉性增强,遇到问题愿意主动钻研,不希望依赖外力。

(4)社会性发展:

①人格相对稳定:自我意识进一步增强,意志增强,作为社会成员的人格特征也不断完善,人生观、世界观逐步形成,兴趣、性格趋于稳定。

②亲密感的建立:埃里克森认为青年期的主要任务是建立亲密感,恋爱和婚姻是其中心任务,但这不是亲密感的全部,还包括父母、朋友的感情。这三重关系是青年人面对人生挑战的保护层。

③职业的适应:青年人要在家庭和社会中承担更多的义务和责任。为了谋生和实现人生价值开始步入职业生涯,18～25 岁的青年人在自己的性格、兴趣、价值观和社会需要之间寻找契合点,25 岁之后,逐渐选定自己的人生目标并为之奋斗。

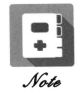

2. 青年期心理卫生注意事项

（1）促进学习适应，做好入学教育。

随着我国高等教育和职业教育的发展，青年人大多进行职业学习，但大学的学习环境、学习方式都有别于中学教育，因此大学的学习适应也是青年期的主要内容。学校和教师要重视大学生或高职生的入学教育，为学生介绍学习经验，促进他们尽快适应。

（2）增强择业自主性，促进职业生涯顺利发展。

工作不仅是谋生的基础，还是人生幸福的来源之一。青年人要在自我分析和外部环境分析的基础上，结合家庭因素、教育水平、性格等，设定人生目标，制订职业生涯规划。

（3）学习人际交往技巧，适应社会变化。

青年人的生活环境从学校扩展到社会，交往范围扩大，面临的人际关系也越来越复杂。培养人际交往能力，有助于社会适应。

（4）正确处理恋爱婚姻问题，关注性心理健康。

青年期的个体性生理、性心理不断完善、成熟，性意识不断发展，但恋爱观、婚姻观、性道德尚未成熟。因此，社会应加强青年人的恋爱观、婚姻观、性伦理道德方面的教育和指导。要引导和帮助青年人正确处理和异性的关系，对性意识、性冲动有科学的认识和端正的态度，既不放纵，也不压抑。端正恋爱观、婚姻观，学习解决婚姻、恋爱问题的技巧。

六、中老年期心理卫生

（一）中年期心理卫生

中年，一般指 35～59 岁。在人的一生中，这个阶段个体的知识积累最丰富，经验最成熟，工作能力最强，精力最充沛。它是人生的成熟期、收获期，也是从青年迈向老年的过渡期。在这个时期，个体表现出特定的、矛盾而又复杂的心理和生理特点。

1. 中年期心理发展特点

（1）生理上逐渐衰退：在经历了生长、发育、成熟几个阶段，当人进入中年以后，人体的各个系统、器官和组织的生理结构开始出现老化，生理功能逐渐走向衰退。由于组织器官功能开始衰退，罹患各种疾病的可能性也日益增长。

（2）心理能力不断增长：中年时期的个体，知识的积累和思维能力及智力发展都达到最佳时期，同时是容易出成果和获得事业上成功的主要阶段。据统计，从 1500 年至 1960 年间，全世界 1249 名杰出科学家获得的 1228 项重大科研成果中，科学发明最佳年龄段处于 25 岁至 45 岁之间，最高峰期为 37 岁。

（3）性格稳定：中年人性格基本定型，性格和气质更加鲜明，情绪稳定，意志坚强，处理问题时的思想、情感和行为都有自己性格特征的烙印，大多数中年人还有很强的进取心和责任心。

（4）具有紧张性的特点：中年人是社会的中坚，面临着社会、事业、家庭、生活等各方面的问题，具体表现为超负荷的心理压力、强烈的心理冲突、错综复杂的人际关系。如果处理不当，都会造成心理上较大的压力，导致心理上的紧张状态。

（5）更年期的心理特点：更年期是中年走向老年的过渡时期，女性在 50 岁左右，男性在 60 岁左右。生理上的改变极易引起心理上变化。一般女性反应较明显，可出现神经系统功能紊乱，严重时可造成更年期综合征。

2. 中年期心理卫生注意事项

（1）正视现实，量力而行。

中年人对自己的体力和能力要有正确的认识和估计，不要超负荷地工作，避免过强的劳动而造成的疲劳;学会科学用脑,注意劳逸结合,戒除不良的生活卫生习惯,积极主动调节好心身平衡。

(2)保持良好的人际关系。

正确处理好家庭问题,协调好上下级和同事关系;正确认识和对待自己的经济地位、工作环境和生活变迁等。

(3)修身养性,陶冶性情。

生命在于运动,中年人要加强体育锻炼,开展适当的文体活动,掌握身心放松技巧。这样不仅可以使身心松弛,消除疲劳,还可以丰富精神生活,开阔视野,陶冶情操,增进心理健康,有助于工作效率的提高。

(4)建立可行的社会保障制度和监测体系。

中年是各种心身疾病和精神疾病的高发年龄段,需要社会医疗保健部门、社会保险机构及心理咨询机构联合起来,建立新型的管理监控体系。中年人应定期体检,发现问题及时诊治,同时也要加强自我心理保健。

(5)注重更年期心理卫生。

了解掌握一定心理健康知识,注意体验自我的心理状态,加强自我心理保健。

(二)老年期心理卫生

1. 老年期心理发展特点

(1)生理功能改变引发的心理变化:步入老年,由于组织器官退行性变化,引发了生理功能,尤其是大脑功能的衰退,导致整个机体调节功能减退,由此引发老年人心理状态的特殊性改变。老年人在认知水平、思维能力、信息处理上均表现出不同程度的退化或障碍,这些改变导致老年人心理状况不稳定、极易情绪化等心理问题,多表现为性情孤僻、固执、任性、自尊心过强、不易合作、多疑等症状。

(2)社会角色的改变对心理状态的影响:衰老是一个心理社会过程。老年人在衰老的过程中承受着巨大的压力,这些压力来自角色的改变和重要的"丧失"。他们多感到生活单调、乏味,常有焦虑、不安等情绪表现;社会地位、经济收入的转变,给某些老人带来较大的心理落差,使其产生极强的失落感;子女长大成人,离家独立,"空巢"现象存在,使他们感到在家庭中的地位减弱,由此产生寂寞、孤独等心理。

2. 老年期心理卫生注意事项

(1)减缓心理压力:

①正确认识衰老与老年期。机体衰老是自然规律,老年人应正视这个事实,注意调整自己的心态,适应个体的生理和心理变化,从事力所能及的工作和活动。培养新的志趣追求,克服心理上的"衰老"、无所事事、担心疾病和死亡的消极心态。

②修身养性,保持愉快的心境。应心胸豁达,宽容大度,性情温和,善于控制自己的情绪,尽量减少消极情绪的产生和蔓延,及时地进行心理调适,注意保持乐观的心情。

③重建新的人际关系。老年人退休后,人际交流的对象发生了新的变化,应注意尽可能地扩大自身的社会活动范围,在新的生活圈中结交新的朋友。

④发挥社会支持系统的功能。关心今天的老人,就是关心明天的自己。政府、单位、邻里、家庭、亲友都应对老年人多加关爱,把关心下一代和关心上一代看的同等重要,形成敬老尊老的良好社会风尚,提供更多的方便满足老年人的社会需要,使老年人更好地安度晚年。

(2)崇尚健康的生活方式:

①适当锻炼。适当的运动可改善一部分生理功能,老年人应该选择合适自身的运动方式,坚持适当的锻炼,力求保持心身健康。

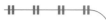

②合理营养。营养是老年人健康生活方式的重要组成部分,应注意合理膳食,营养搭配。

③劳逸结合。量力而行,劳逸有度,建立良好的生活规律,保持足够的睡眠,增强机体自身免疫力,尽量减少疾病的发生。

🏥 课后复习指导

思考题:

1. 婴儿期和幼儿期的心理特征有哪些?

2. 如何帮助婴幼儿期的孩子顺利成长?

3. 青少年的心理发展有什么规律?家长和老师应该如何做好引导?

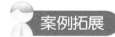

徐力弑母案

2000 年 1 月 17 日中午,放学回家的浙江省金华市第四中学高二学生徐力吃过中饭后,因不满其母对他的严格管束,趁正在卧室织毛衣的母亲不备之机,用铁榔头向她头部猛击,导致母亲死亡。这一事件震惊全国,引起了全社会对这一问题的关注和重视,徐力弑母案引发了人们对于青少年心理健康及教育问题的深刻思考。

分析思考:

1. 你如何看待徐力的行为?

2. 如何预防青少年的冲动行为?

Note

第五章　心　理　应　激

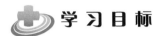

学习目标

1. 掌握：心理应激的概念和应激的反应。
2. 理解：心理应激的中介因素。
3. 了解：应激源的概念及分类，挫折及心理防御机制的内涵。

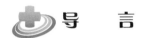

导　　言

塞里的思考和发现

应激概念是由加拿大生理学家塞里(Selye)第一个系统使用的，用来说明机体受到威胁时所发生的调节反应。1926年，当塞里还是一个大学二年级医学生的时候，他观察到许多病人的情况各不相同。但是，不管病人情况如何，不同病人表现的很多症状和体征都非常相似。例如，晚期癌症、大出血、感染的病人，都可以出现食欲、体力、精力减退，体重减轻，面部出现病容。于是，他提出了这样一个问题：为什么各种不同的疾病会产生类似的临床表现？

后来，塞里成为一名年轻医生，再次碰到这类问题。当时他从牛的卵巢里提取了一种新的激素，当他把提取物注入鼠体内进行观察时，发现了三种变化：①肾上腺皮质增生；②胸腺、脾脏、淋巴结以及其他淋巴组织都缩小；③上消化道出现深度溃疡和出血。这三种变化的程度与提取物的量成正比。此后他又发现各种冷、热刺激，感染及有毒物质都可以引起这些变化。这使他回忆起学生时代提出的那个问题，他发现这些实验不过是复制了疾病的共同变化。这个发现成了后来他的整个应激概念发展的基础，这三种变化成为应激研究的客观指标。

第一节　概　　述

一、应激与心理应激的理论与概念

应激(stress)概念的使用和心理应激(psychological stress)理论的发展经历了较长的历程。根据现代应激理论，可将应激定义为：应激是个体面临或觉察到环境变化对机体有威胁或挑战时做出的适应性和应对性反应的过程。

1936年，塞里将"应激"这个词引入生物学和医学领域，第一个将外界刺激（应激源）和疾病与健康联系起来。但塞里的研究仅限于生物医学方面，其观察指标局限在对器官水平的观察,继塞里之后人们对应激的认识不断修正、补充、深化和扩展。心理学家认识到多种心理、社会因素在应激中发挥作用,比如个人的认知评价和应对方式。近百年来,不同学者形成了不同的应激理论。在此主要介绍心理应激的系统理论和心理应激的过程理论。

（一）心理应激的系统理论

通过进行大量的有关应激因素之间相互关系的实证研究,研究者提出"心理应激的系统理论"。他们认为,心理应激的有关因素间不是单向的从因到果或从刺激到反应的过程,而是多因素相互作用的系统。例如,病人可以对应激刺激做出不同的认知评价,从而采用不同的应对方式和使用不同的社会支持,导致不同的应激反应。反过来,心理应激反应又影响社会支持、认知评价、应对方式。其基本特征（法则）包括:①心理应激是由多因素组成的系统;②各因素互相影响、互为因果;③各因素之间的动态平衡或失衡导致机体健康或疾病;④人格因素起核心作用;⑤认知因素在平衡和失衡中起关键作用。

"心理应激的系统理论"将心理应激定义为:个体的生活事件、认知评价、应对方式、社会支持、人格特征和心身反应等生物、心理、社会多因素组成相互作用的动态平衡系统,当由于某种原因导致系统失衡时,此原因即为心理应激。该理论对临床个体心理咨询（治疗）、压力管理有重要意义（图 5-1）。

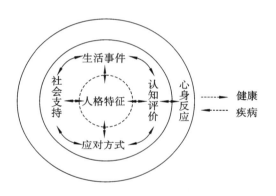

图 5-1 心理应激的系统理论

（二）心理应激的过程理论

国内学者姜乾金等根据 20 世纪 70—80 年代国内外有关应激的研究成果,提出"心理应激的过程理论",倾向于将心理应激看作是由应激源（又称生活事件）到应激反应的多因素作用过程。该理论强调:①心理应激是机体对环境威胁和挑战的一种适应过程;②心理应激的原因是生活事件,应激的结果是适应或适应不良,由心理生理反应表现出来;③该过程受个体的认知等多种内外因素的制约。该理论将心理应激定义为:个体在应激源的作用下,通过认知、应对、社会支持系统和个性特征等中间多因素的影响,最终以生理心理反应表现出来的作用过程。该理论符合人们通常的因果逻辑和思维习惯,易于理解,也便于对某些疾病发生的病因做出解释（图 5-2）。

二、心理应激的特征

应激在性质上具有如下特点。

1. 超负荷 一种是指当一个刺激变得十分强烈以致个体不再能对其适应时,就成为超负荷刺激,这个刺激就会引起应激反应。另一种超负荷是指工作负担过大,表现为两种形式:一种形式是在很短的时间内要求完成很多的工作;另一种形式是不限时间,但作业标准过高以致不能完全。

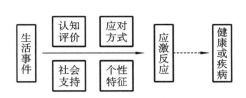

图 5-2 心理应激的过程理论

2．冲突 一个刺激物同时引起两种或两种以上的反应倾向时，使人难以做出取舍。有许多不同类型的冲突情境（例如双趋冲突、双避冲突和趋避冲突），这些情境的冲突性质是它们引起应激反应的根本原因。

3．不可控制 生活中事件的产生、发展不可预料、不可控制、不以我们的意志行为为转移。大多数人的行为能控制生活事件，即使这些事件是令人不愉快的。因此，不可控制的刺激是特别充满紧张性的。在这类刺激的影响下，个体会发生强烈的应激反应，甚至造成"习得性无助"。

三、心理应激与健康

（一）心理应激对健康的积极影响

1．心理应激是个体成长和发展的必要条件 个体的成长发育主要取决于先天遗传和后天环境两个主要方面。心理应激可以被看作一种环境因素。研究表明，个体的早期特别是青少年时期，适度的心理应激经历可以提高个体后来在生活中的应对与适应能力。如青少年处于艰苦的家庭条件与生存环境之中，能锤炼出他们坚强的意志与毅力，使他们在以后的各种艰难困苦面前应对自如，社会适应能力大大增强。所以有位哲人说过，痛苦和逆境是最好的老师。这样的实例是很多的。心理治疗的临床经验也从反面证实了这种情况：缺乏心理应激的青少年（如被父母过度保护），适应环境的能力较差，在离开家庭走向社会的过程中，往往容易发生环境适应障碍和人际关系问题。

2．心理应激是维持正常功能活动的必要条件 人的生理、心理和社会功能都需要刺激的存在。一只刚出生的猫被蒙上眼睛两个月之后，由于失去了光线的刺激，它便终生失明。经常参加紧张的球赛，运动员的骨骼肌、心、肺功能，神经反射功能，以及大脑分析、判断、决策功能均得到增强；同样，紧张的学习、工作使人变得聪明、机灵、熟练，大大增强了个体的生存、适应能力。心理学的许多实验研究证明，人在被剥夺感情或处于缺乏刺激的单调状态超过一定时间限度后，会出现幻觉、错觉和智力功能障碍等身心功能损害。流水线上的工人从事单调和缺少变化的工作，容易发生注意力不集中、情绪不稳定的现象。

3．适当应激使个体处在一定的张力准备状态 应激唤醒动机，利于机体在遇到突发的应激时迅速动员自身潜能。

（二）心理应激对健康的消极影响

当心理应激过强或持续的时间过长超过人的适应能力时就会损害人的健康，因此，心理应激与疾病的发生发展都有密切的关系。Pelietier 于 20 世纪 70 年代就提出：现代人类疾病一半以上与应激有关。目前人类的疾病谱及死亡顺位的变化也证实了他的结论。

1．应激耗损机体的能量 国外有学者在研究中发现，每次应激都会在实验动物身上留下持久的痕迹，若用尽了原先所保存的适应力，将不能再得到恢复。正如痕迹性的刺激给人造成的创伤和痛苦，经休整可以恢复元气，但绝不能完全消除。长年累月的应激，可使机体的器官磨损，导致体内器官不可挽回的器质性损伤，使机体代偿失调，干扰脑功能的化学变化，损害思维、情感及皮层的整合能力,加重机体老化。

2．应激加重和激化已有的精神和躯体疾病 已患有各种疾病的个体,抵抗应激的心理、生理功能较弱,心理应激造成的心理、生理反应,很容易加重原有疾病或导致旧病复发。Paykel 的研究发现,门诊神经症病人的心理应激程度与疾病的严重程度呈线性关系。躯体疾病的例子则更为常见,如高血压病人在工作压力增大时病情加重;冠心病病人在争执或激烈辩论时应激发生心肌梗死;病情已得到控制的哮喘患儿,在母亲离开后哮喘继续发作等。

3．应激使机体抗病能力下降,引起或诱发新的精神和躯体疾病 人是心、身的统一体。严重的心理应激引起个体过度的心理和生理反应,造成内环境的紊乱,各器官、系统的协调失常,稳态被破坏,从而使机体的抗病能力下降,处于对疾病的易感状态。体内那些比较脆弱的器官和系统便极易首先受累而发病。临床上的应激性胃溃疡就是典型的例子。生活中,那些因亲人突然亡故而痛不欲生者,常常一病不起。

四、心理应激的意义

心理应激的理论为医学心理学研究提供了框架和思路,在应激与疾病的发病机制、健康促进领域具有理论与实际指导意义。

1．在医学认识论方面 心理应激理论特别是心理应激的系统理论,使我们认识到个体实际上是生活在应激多因素的动态平衡中,心理应激多因素作用过程与健康的关系与心理、社会因素与疾病和健康的关系一致。与疾病密切相关的不良行为方式如吸烟、多食、酗酒、药物滥用、少运动及对社会压力不良反应等均可在心理应激理论的框架下进行研究。随着工业化、现代化和竞争日趋激烈、人际关系复杂,人们感受到的生活压力增大,心理应激程度不断增强,由此引起的生理和心理反应,形成症状和体征,正成为当代人们身体不适和精神痛苦的根源。这种从整体上对健康和疾病的认识,有助于我们的健康工作决策,也有助于医学模式的转变。

2．在病因方面(精神病理学) 心理应激的过程理论有助于清晰理解心理疾病和心身疾病的发生发展过程。例如近些年来,国内外许多研究中,将心身疾病的变异情况(如情绪反应、心身症状)作为应激作用的结果或应激反应来看待,而将各种相关的心理和社会因素(如生活事件、认知因素、社会支持、个性特点等),以及某些生物因素,作为应激有关因素进行多因素分析研究,取得了较好的研究成果。

3．在治疗方面 根据心理应激理论可以设法消除或降低各种应激因素的负面影响,促进个体系统因素之间良性循环,实现新的平衡,达到治疗的目的。干预的策略包括了应激理论的多个环节,如:①回避或控制生活事件;②改善社会支持;③改变认知评价;④应对方式指导;⑤松弛训练;⑥阻断应激启动通路等。

4．在预防医学方面和健康促进领域 应激理论有助于认识生活事件,指导个体合理调整应激各有关因素的动态平衡,促进个体在不同内外环境中保持适应(心理卫生)。如应对指导训练、社会支持系统的建立、人格健全的促进等都是可用的心理保健措施。

除此之外,应激理论的基本法则还可应用于临床个体心理咨询(治疗)过程,应用于压力管理、应激相关疾病和家庭婚姻咨询与治疗。

心理应激理论不但能帮助我们认识心理、社会因素在疾病发生发展过程的作用规律,还能指导我们降低心理、社会因素的负面影响,促进心理、社会因素平衡,维护个体和群体的心理健康。

第二节 应 激 过 程

一、应激源

应激源(stressor)是指能够引起个体应激反应的各种内外刺激因素,目前关于应激源的分类,心理学家尚未统一意见,下面介绍几种分类观点。

(一) 按应激源性质分类

布朗斯坦(1981)将人类常见的应激源分为四类。

1. 躯体性应激源 直接作用于躯体的刺激因素。如高温、低温、噪声、电击、毒物等理化因素和病原微生物与疾病等生物因素。过去认为这些刺激物只能引起生理反应,现在认为这些刺激物在引起生理反应的同时,也常常改变人的情绪,导致心理反应。

2. 心理性应激源 来自人们头脑中的紧张性信息,这是最多见的应激来源。心理性应激源的显著特点是,它直接来自人们的头脑,但也常常是外界刺激物作用的结果。在心理性应激源中,心理冲突和挫折是最为常见的两种表现形式。

3. 社会性应激源 那些造成人生活风格上的变化,并要求对其适应和应对的社会生活情境和事件。社会大环境的变迁与动荡,如战争、民族纷争、政权更迭、政局动荡、社会失控、暴力泛滥等,常影响着每个社会成员;日常生活中发生的种种变故,如考试、就业、亲人的病故等;日常生活琐事,如每天挤车上、下班,频繁接待生人,处理各种家庭事务等。

4. 文化性应激源 观念、信仰、生活方式、语言、习俗等方面的变动给人带来的刺激。最为常见的是"文化性迁移",当个体从一个环境迁移到另一个环境,从一个时期进入另一个时期,从一种状态转入另一种状态时,个体将面临一种生疏的生活方式、习惯和风俗,他需要改变原来的生活方式,以顺应新的情况。如:从边远农村迁入闹市,或从城市迁入乡村遇到的生活方式等方面的变迁;从一国迁入他国的语言障碍、生活方式的变化;从一个创新宽松的工作单位到一个守旧刻板的工作单位;从一种社会制度进入另一种社会制度;不同价值观与宗教信仰的冲突等。

(二) 国内常用的一种分类方法

按照目前人类社会生活的情况,应激源可以概括为以下四类。

1. 生活事件 生活事件指日常生活方面发生的重要改变,如考试、就业、结婚或离婚、亲人患病或死亡等。

为检测生活事件对个体的心理刺激强度,1967 年美国学者霍尔姆斯(Holmes)和雷赫(Rahe)通过对 5000 多人进行社会调查和实验所获得的资料编制了《社会再适应评定量表》(SRRS),将 43 项不同类型的生活事件按其对人的影响程度以"生活变化单位"(life change units,LCU)为指标予以量化。利用此表曾查得 LCU 的升高与多种疾病明显相关,并可预测来年健康或患病的可能性。霍尔姆斯早期通过研究发现,LCU 一年累计超过 300,次年患病的可能性达 86%;若在 150~300 之间,次年患病的可能性达 50%;若为 150 以下者,次年基本健康。

国内学者纷纷编制生活事件量表,便于进行生活事件的性质、种类、发生频率、持续时间等因素的调查,结果显示生活事件量表得分与健康和疾病具有中等相关性。

2. 生活琐事 生活琐事指带来烦恼的小事件。单一看生活琐事对心理的影响,不如前述生活事件的影响大,但它们远比生活事件的发生频率高,如不断地受到他人骚扰、频繁接待陌生人、物品放错地方、担心经济收入和支出(纳税、医药费、保险费、学费等)、责任太多,或缺少时间照顾家庭等,一段时期内生活琐事的烦恼累积起来,就可造成生活变化,产生应激问题。

3. 职业性应激源 职业性人群是现代社会组成中的主要部分,职业性应激源是指劳动环境中影响劳动者心理、生理稳态的各种因素的总和。分为两大类:一是职业内在的应激源,如劳动条件、工作环境、工作负荷等;二是有关政策与执行情况造成的应激源,如组织的结构与气氛、职业性人际关系、个体在组织中的地位等。

4. 环境性应激源 凡是自然和社会环境中的重大或突然的变故,使个体的心理、生理稳态受到破坏者均可归入环境性应激源。

(三) 按事件对个体的影响分类

按生活事件对当事人的影响性质,可分为正性和负性生活事件,是以当事人的体验作为判断依据。以这种分类方式测量的生活事件得分与疾病、健康的相关明显。

1. 正性生活事件 个人认为对自己有积极作用的事件。日常生活中,如晋升、立功、受奖、升级等,具有明显积极意义。但也有在一般人看来是喜庆的事情,而在某些当事人身上却出现消极的反应,如某些当事人因结婚引起心理障碍,导致结婚成为负性事件。

2. 负性生活事件 个人认为对自己有消极作用的事件。这些事件都会让人感到不愉快,甚至痛苦、悲哀,如患急重病、亲人死亡等。研究证明,负性生活事件比正性生活事件与心身健康相关性更高。因为负性生活事件对人具有威胁性,不可预料、不可控制的负性生活事件对人的威胁更大,它们会造成持久的消极情绪体验,进而导致一系列生理生化及免疫系统的改变,从而导致机体出现病感或疾病。

上述三种分类方法难免有重叠,但由于出发点不同,有利于我们对应激源的理解,有利于对应激的处理和预防。

二、心理应激的中介因素

心理应激的中介机制是指机体将应激源(输入信息)转化为应激反应(输出信息)的加工、处理过程。心理应激只有通过中介因素对应激源做出加工、处理,方能确定应激反应的有无和强烈程度,进而产生对健康和疾病的影响。心理应激的中介因素主要包括以下四个方面。

(一) 认知评价

个体对应激源的认知评价直接影响个体的应对活动和心身反应,许多环境因素本来是中性的、无关紧要的,它们之所以引起一些人的应激反应,是由于这些人将其视为"至关重要的""必须慎重应对的""威胁性的"。正如塞里所指出的:问题不在于发生了什么,而在于你如何对待它。

个体对生活事件的认知评价包括两个过程。一是初级评价:个体在某件事发生时,立即通过认知活动判断是否与自己有利害关系,一旦认为有利害关系,个体会对事件的性质(是否可以改变)、属性(如是丧失、威胁还是挑战)等进行判断。二是次级评价:个体对自己处理该生活事件的能力做出评估,同时进行相应的应对活动。如果次级评价的事件是可以改变的,采用的往往是针对问题的应对;如果是不可改变的,则往往采取针对情绪的应对(图5-3)。可见,认知评价在生活事件到应激反应的过程中起重要中介作用。

认知评价本身也受到各种应激有关因素的影响,如个性特征间接影响个体对事件的认知,社会支持在一定程度上可以改变个体的认知,生活事件本身的属性也对认知评价有影响,故应综合考虑其他应激因素的作用。

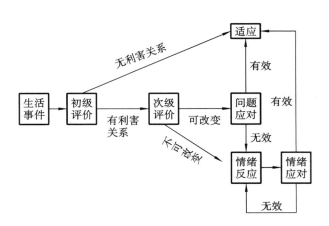

图 5-3　认知、应对与应激过程

（二）个性特征

个性特征与其他应激因素之间均存在相关性。因此,心理应激系统理论将个性(人格)特征看作应激系统中的核心因素。

个性特征可以影响个体对生活事件的感知,有时候甚至可以决定生活事件的形成。有研究表明,个性特征与生活事件量表得分有关,尤其是负性事件的判断方面。个性特征直接影响主观社会支持和社会支持的利用度水平,间接影响客观社会支持的形成。人与人之间的支持是相互作用的过程,一个人在支持别人的同时,也为将来获得别人对自己的支持打下基础,不好交往、个性孤僻、万事不求人的人是很难充分利用社会支持的。个性特征也决定人们对应激源的反应方式,如外倾的人在应激条件下往往表现发怒、狂欢、痛哭等强烈的外在表现,而内倾的人在应激条件下多表现抑郁、克制、冷静的内倾反应状态。

态度、行为准则和价值观等个性(人格)倾向性,以及能力、性格等个性(人格)心理特征,都可以不同程度影响个体在应激过程中的初级评价和次级评价。性格太脆弱或者事业心太强的人就容易判断自己的失败,有的人非理性认知偏差表现明显,是个体对各种生活事件发生评价上的偏差,可以导致较多的身心症状。

（三）应对方式

应对(coping)又称应付,是个体对生活事件以及因生活事件而出现的自身不稳定状态所采取的认知和行为措施。值得一提的是,心理防御机制与应对比较接近。两者的理论基础不同,心理防御机制是精神分析理论的概念,是潜意识的;应对是应激理论的概念,主要是意识和行为的。两者之间又存在一定联系,两者都是心理的自我保护措施,目前应对量表中也包含了许多心理防御机制的条目,如合理化、压抑等。

应对方式是影响应激结果的重要中间变量。应对方式对生活事件给机体带来的影响具有举足轻重的作用。恰当的应对有利于解决生活事件,减轻事件对个体的影响,测量一个人的应对方式与水平,有助于了解其抗应激的能力。应对可分为两大类:一是针对问题的应对(problem-focused coping);二是针对情绪的应对(emotion-focused coping)。

个体选择什么样的应对方式与其认知水平、性格特征、经验经历、性别年龄及对社会支持的信念等诸多因素有关。例如生活中某些人习惯于幽默,而有些人习惯于回避(借酒消愁)。又如癌症病人为了应对疾病和治疗等这种严重生活事件,往往采用多种应对策略,癌症的转归、预后、康复等也就明显受到病人各种应对策略的影响。

（四）社会支持系统

社会支持是指与个体有关的家庭、亲友、同事、某个团体或组织甚至全社会所给予的精神与物质上的帮助和支持。它具有减轻应激的作用,是应激过程中个体的"可利用的外部资源"。社会支持可以分为客观支持和主观支持。客观支持指一个人与社会所发生的实际的或客观的联系程度,如物质上的直接援助和社会网络。社会网络是指稳定的(如家庭、朋友、同事等)或不稳定的(如非正式团体、暂时性的交往等)社会联系的大小和获得程度。主观支持是指个体体验到的被尊重、被理解、被支持和满意的程度。研究表明,个体感知到的支持程度与社会支持的效果是一致的。

动物实验表明:在实验室导致的应激情景下,若有同窝动物或动物母亲的存在,或有实验人员安抚时,可以减少小白鼠的胃溃疡、地鼠的高血压、山羊的实验性神经症和兔的动脉粥样硬化性心脏病的形成。在人类,与世隔绝的老人比与社会有密切联系的老人的死亡率高。孕妇分娩时有丈夫在场则产程明显顺利,孕妇并发症相对较少,恢复较快。可见,社会支持对健康的积极作用是肯定的。

三、应激反应

应激反应包括生理反应与心理反应,二者密切联系,作为一个整体而出现。

(一) 应激的心理反应

1. 认识反应　轻度的应激状态有助于增强感知,活跃思维,提高认识能力,以适应和应对外界环境变化;但中度以上的应激则对认识产生不良影响。如感知过敏或歪曲,思维和言语的迟钝或混乱,注意的强化与分散,自知力下降,自我评价能力降低等。认识活动障碍的原因:一种是强烈的焦虑情绪和冲动行为破坏了人心理上的内稳态,另一种原因是与不能恰当使用自我防御有关,妨碍或歪曲了对应激源的认识。这些负面认知反应使人陷入灾难中,难以自拔。常见的认知反应如下。

(1) 偏执(paranoia):个体在生活事件后出现偏激、认识狭窄、钻牛角尖,平时非常理智的人变得固执、蛮不讲理。也可以表现为过分地关注自己,注意自身感受、想法等内部世界,而非外部世界。

(2) 灾难化(catastrophizing):个体经历应激事件后,对事件的潜在消极后果过分思虑,引发了惴惴不安的情绪和行为障碍。

(3) 反复沉思(rumination):不由自主对应激事件反复思考,阻碍了升华、宽恕等适应性应对策略的出现,这种反复思考常带有强迫症状的性质。

(4) 闪回(flashback)与闯入(intrusive)性思维:经历严重的灾难性事件后,头脑中常不由自主地闪回灾难发生时的情景,活生生的,好像放电影一样;或者脑海中突然闯入一些灾难性思维内容或痛苦情景,表现为挥之不去。此为创伤后应激障碍的重要症状。

另外,某些认知反应可以是防御机制的一部分,如否认、投射等,还有某些个体会出现选择性遗忘的症状。

2. 情绪反应　主要表现为焦虑、恐惧、愤怒、抑郁等。

(1) 焦虑(anxiety):预料要发生某种不良后果时的一种紧张不安,是心理应激条件下最普遍的一种心理反应。主要是状态焦虑(state anxiety)和特质焦虑(trait anxiety)。这里指的是状态焦虑,是由应激源引发的。特质焦虑指无明确原因的焦虑,与焦虑性人格有关。适度的焦虑可以唤起人们对应激的警觉状态,有利于人的认识能力充分施展。过强过久的焦虑会妨碍人的智能的发挥,不利于对应激源进行应对。

(2) 恐惧(fear):一种企图摆脱或逃避已经明确的、有特定危险的、会受到伤害或生命受威胁时的情绪状态。轻度的恐惧具有一定的积极意义,因为适度的危机感有助于促进积极的应对行为,过度或持久的恐惧会对人产生严重不利影响。

(3) 愤怒(anger):多出现于一个人在追求某一目标的道路上遇到障碍、受到挫折的情境。

由于有目的的活动受阻,自尊心受到伤害,为了排除障碍、恢复自尊,常可激起愤怒。愤怒时的一系列生理变化均具有攻击性意义,有助于克服障碍。但过度愤怒则可丧失理智,失去自控而导致不良后果。

(4)抑郁(depression):诸如悲观、失望、绝望和失助等一组消极低沉的情绪。表现为愉快感丧失、自我感觉不良、对日常生活的兴趣缺乏、常有自责倾向、自我评价降低,多伴有睡眠和食欲障碍。研究表明,灾难性的生活事件(如亲人丧亡)易导致抑郁反应;失恋、被诬陷、失业等也可形成抑郁。严重的抑郁者可萌生消极轻生念头,故对有抑郁情绪的人应当深入了解有无消极厌世观念,严密观察与抑郁有关的心理生理症状,防止意外发生。

3. 行为反应 应激状态下机体的行为常见表现如下。

(1)应激状态下积极的行为反应:包括问题解决策略和情绪缓解策略。前者发挥主观能动性改变不利环境,后者改变自身情绪反应强度。

①问题解决策略:寻求社会支持,可以带来资源和心理能量;获得解决问题的信息,可以全面了解应激源,正确认识压力,寻求解决问题的方法,获得更多的选择;制订解决问题需要的计划,可以为应对应激提供步骤和策略;面对问题,找到切入点,如果直面问题,直面应激源,可以主动适应甚至改变境遇。

②情绪缓解策略:宣泄情绪,书写或向他人表达自己的情绪;改变认知,发现并改变不合理信念,或者寻找哪些是可以改变的,接受那些不可以改变的,改变对事物的期待和看法;行为放松训练,可以通过放松训练、瑜伽、正念训练、冥想等放松身心,缓解情绪波动;回避问题,避开引起痛苦回忆的环境、人、事等。

(2)应激状态下消极的行为反应:

①逃避与回避:逃避(escape)是指已经接触到应激源后而采取的远离应激源的行动;回避(avoidance)是指知道应激源将要出现,在未接触应激源之前就采取行动远离应激源(如拖延、离家出走、闭门不出、离校、辞职等)。两者的目的都是摆脱应激,排除烦恼。

②退化与依赖(regression):退化是指当人受到挫折或遭遇应激时,放弃成年人应对方式而使用幼儿时期的方式应对环境变化满足自己的欲望。退化行为主要是为了获得别人的同情、支持和照顾,以减轻心理上的压力和痛苦。退化行为必然会伴随产生依赖(dependence)心理和行为,即事事处处依靠别人关心照顾,而不是自己去努力完成本应自己去做的事情。退化与依赖多见于病情危重经抢救脱险后的病人以及慢性病病人。

③敌对与攻击:其共同的心理基础是愤怒。敌对(hostility)是内心有攻击的欲望而表现出来的不友好、谩骂、憎恨或羞辱别人。攻击(attack)是在应激刺激下个体以进攻方式做出反应,攻击对象可以是人或物,可以针对别人也可以针对自己。例如,临床上某些病人不肯服药或拒绝接受治疗,甚至表现为自损自伤行为,包括自己拔掉引流管、输液管等。

④无助与自怜:无助(helplessness)是一种无能为力、无所适从、听天由命、被动挨打的行为状态,通常是在经过反复应对不能奏效,对应激情景无法控制时产生,其心理基础包含了一定的抑郁成分。无助使人不能主动摆脱不利的情景,从而对个体造成伤害性影响,故必须加以引导和矫正。自怜(self-pity)即自己可怜自己,对自己怜悯惋惜,其心理基础包含对自身的焦虑和消极评价等成分。自怜多见于独居或对外界环境缺乏兴趣者,当他们遭遇应激时常独自哀叹、缺乏安全感和自尊心。倾听他们的申诉并提供适当的社会支持可改善其自怜行为。

⑤物质滥用:某些人在心理冲突或应激情况下,会以习惯性地饮酒、吸烟或服用某些药物的行为方式,来转换自己对应激的行为反应方式。尽管这些物质滥用对身体没有益处,但这些不良行为能达到暂时麻痹自己,摆脱自我烦恼和困境的目的。

(二)应激的生理反应

应激源作用于机体,大脑皮层在对其进行认知评价后,是如何将这些"观念性"的心理、社

知识链接 5-1

会因素（信息）转换为机体的行为及生理反应的呢,目前这方面的研究显示:心理应激的生理反应建立在以中枢神经系统为核心的解剖学基础之上,包括内分泌、免疫系统等,最终可涉及全身各个系统和器官,甚至毛发。其中下丘脑、垂体和肾上腺系统起着重要作用。

1. 中枢神经系统的作用 各种心理、社会因素作为信息（刺激）传入,首先被大脑皮层觉察并认知评价而产生一定的情绪,而情绪对机体的生理功能产生影响。如果反应强烈而持久,就可能引起相应的病理改变。

情绪是大脑皮层和皮层下中枢（边缘系、下丘脑、脑干网状系）协调活动的产物,即情绪不但受大脑皮层调节,且直接与边缘系和下丘脑有关。情绪的直接中枢在边缘系,而边缘系与下丘脑有广泛的神经联系。

2. 神经内分泌的作用 情绪活动与神经内分泌有密切联系。应激源作用于人体时,中枢神经系统对应激信息接受、整合,传递至下丘脑。下丘脑通过兴奋交感神经-肾上腺髓质机制和兴奋垂体-肾上腺皮质机制,广泛影响体内各系统的功能,以利于机体进一步全面动员,从而更有效地适应外部刺激。长期持续的不良情绪体验和心理矛盾是通过两条途径来产生各种躯体反应的,其中下丘脑起了重要作用。

（1）大脑边缘系-下丘脑-植物神经通路:交感-肾上腺髓质系统的效应作用。情绪的直接中枢在边缘系,而边缘系与下丘脑有广泛的神经联系。长期的不良情绪可使下丘脑兴奋交感神经-肾上腺髓质,引起大量儿茶酚胺（肾上腺素、去甲肾上腺素）释放,以增加心脑、骨骼肌的血液供应,使外周血管收缩,血压升高以及呼吸加速等。

（2）大脑边缘系-下丘脑-垂体前叶-肾上腺皮质通路:下丘脑可分泌多种神经激素,如分泌的促肾上腺皮质激素释放因子（CRF）作为一种化学信息兴奋垂体前叶-肾上腺皮质,使垂体前叶分泌促肾上腺皮质激素（ACTH）,进而促进肾上腺皮质激素特别是糖皮质激素（氢化可的松）的合成与分泌,以利于机体产生相应的生理、行为变化。通过神经内分泌机制,心理、社会因素引起的情绪反应经上述两条途径转变为躯体的生理反应。

（3）免疫系统的作用:近代免疫学研究已证实,免疫功能受中枢神经系统特别是下丘脑调节。紧张刺激或情绪可通过下丘脑及由它控制分泌的激素影响免疫功能,如产生胸腺退化,影响 T 细胞成熟,使细胞免疫功能降低;皮质类固醇的增高对巨噬细胞有抑制作用,降低吞噬功能,使病原体迅速扩散,影响 B 细胞产生抗体,降低抵抗力而致病（图 5-4）。

知识链接 5-2

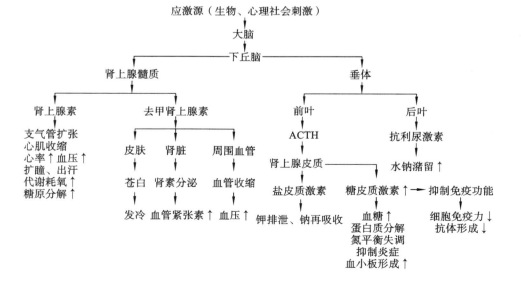

图 5-4 应激反应中的生理变化

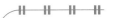

第三节 心理防御机制

挫折、危机及危机干预是与心理应激密切联系的心理现象,也是心理应激的重要内容和表现形式,所以我们一定要了解和掌握。挫折是心理应激密切联系的现象,也是心理应激的重要内容和表现形式。心理防御机制与应激的应对有密切关系。

一、挫折

(一)挫折的概念

挫折是指个体在为实现动机而从事有目的的活动时,遇到不可克服的障碍而产生的紧张状态和相应的消极情绪反应。"挫折"一词,意即失利。心理学使用"挫折"一词,常表示两种含义:一是致使个体活动受限的对象、情境等,称为挫折源、挫折情境等;二是指个体活动受阻时个体的情绪状态,称为挫折感。

(二)挫折产生的原因

挫折产生的原因大致可以分为客观因素和主观因素两种。

1. 客观因素 包括自然环境和社会环境以及遗传等因素造成的躯体缺陷等因素对人所造成的困难和限制,使人的动机不能实现,引起挫折的产生。

自然环境如天灾、环境污染、意外事故、衰老与病痛;社会环境中的政治动荡、物价波动,遭受道德、宗教、风俗等社会规范限制等;躯体方面如个人的容貌、身材的高低或身体的某种缺陷等。

2. 主观因素 主要是指个体条件的限制,包括躯体和心理两方面,如身体健康状况、心理方面(如个人的认识评价能力、人格特点、情绪)等。这些因素常常限制个体动机的实现,都可以造成挫折。

(三)影响挫折的因素

在人们的日常生活中,挫折总是不可避免的。但挫折是一种主观感受,每个人对挫折的感受程度有很大的差异。在现实中,对某人造成挫折的情境,对另一个体并不一定成为挫折;对某人是重大挫折的情境,对他人可能只是有轻微的挫折感。影响这种状况产生的因素主要如下。

1. 抱负水平 个体对自己所要达到的目标规定的标准。抱负水平过高,目标达不到,则容易产生和加强挫折感;抱负水平低,目标容易实现,则较少或无挫折感。

2. 挫折耐受力 个体对挫折情境的应对和适应能力。个体的耐受力强,能承受挫折的打击,个体产生的挫折感相对就弱。个体对挫折的耐受力主要与两方面因素有关:一是个人以往的生活经验。一般认为,生活阅历丰富,历尽艰辛的人比初涉社会、生活一帆风顺的人更能忍受挫折;受过良好教育、主观判断和评价较为科学的人比无知或不切实际的人更能忍受挫折。二是遗传与生理状况。高级神经活动类型属于强、平衡、灵活的人比弱型的人耐受力要强;身强力壮的人比体弱多病的人更能忍受挫折。

3. 个性心理特征 能力、气质和性格等心理特征的高低、强弱、好坏是影响挫折的重要因素。

Note

二、心理防御机制

（一）心理防御机制的概念

所谓心理防御机制是指个体处在挫折与冲突的紧张情境时，通过潜意识活动所产生的一种解脱烦恼、减轻内心不安和痛苦，以恢复情绪平衡与稳定的适应性心理反应。它是人们为了应对心理压力或挫折而使用的一种策略。这种心理上的策略，几乎每个人都在不知不觉地运用。它可以暂时减轻人们由于心理压力或挫折而引起的紧张不安、焦虑和痛苦。

心理防御机制是弗洛伊德最早（1894 年）提出来的，是构成其人格理论的重要概念之一。弗洛伊德把人格分为本我、自我和超我三个部分，其中自我至关重要，自我在本我、外界现实和超我之间起中介调节作用。自我一方面要处理好本我的需求，另一方面，其自身的行为还要符合超我的要求，同时避免与外界现实发生冲突。为了保护自我（ego），自我便发展形成了潜意识的心理保护机制；由于这种心理保护机制是自我的功能，故又称作"自我防御机制"（ego defense mechanism）。

（二）心理防御机制的作用

人的心理防御机制有积极与消极两方面的作用。积极作用表现为对偏激或攻击行为有缓解作用；能暂时消除内心的痛苦和不安，使个体心理上得到满足或减轻某些挫折感。消极作用往往有一种自我欺骗的性质，常常只起到使人逃避现实的作用，有时还会使问题复杂化，提高心理冲突的程度。

若使用不当或过多依赖，甚至会表现出某种心理异常。了解防御机制，有助于我们认识人的潜意识动机和适应现实的方法，也有助于了解病人症状的实质和心理病理机制，从而为心理治疗或干预指明方向。

（三）心理防御机制的分类

精神分析理论的心理防御机制理论目前已逐渐被多派心理学家所接受，成为广义的应对策略的一部分。根据防御机制在个体心理发展中出现的先后与心理障碍的关系，心理防御机制可分为四种类型。

1."精神病性"防御机制 又称为"自爱"或"自恋"的防御机制，在婴儿期就开始被使用。因为婴儿期尚不能区分自我与客观现实间的界线，常通过轻易地否定、曲解"事实"来保护自己，正常成人偶尔会暂时使用。精神病病人则常常极端地使用，故得名。它包括否认、曲解、投射等。

2.幼稚的防御机制 也称不成熟的防御机制，出现于婴幼儿期，成人中多见于较轻的精神病病人，包括退行、幻想、内向投射等。

3.神经症性防御机制 在少年期得到充分利用，因为这时少年能分辨自己的欲望和现实的要求、规范，但需要处理内心的矛盾、冲突，故常使用压抑、隔离、转移、反向、抵消、补偿、合理化等防御机制。因在成人中常被神经症病人使用，故而得名。

4.成熟的防御机制 个体成熟之后才能表现出来。这种防御方法不但有效，能解除现实的困难，满足自己的欲望，也能被社会所接受。包括理智化、幽默、升华等。

（四）常见的心理防御机制

1."精神病性"防御机制

（1）否认：一种比较原始而简单的心理防御机制。它把已经发生但又不能接受的不愉快的事件加以否定，认为根本没有发生过，以逃避心理上的痛苦。例如，癌症病人和濒死病人在其心理反应中，往往都经历一个否认疾病或死亡的阶段，这种"掩耳盗铃"的做法可以暂时缓解病人的恐惧和悲哀,为他们提供时间以便逐渐适应严酷的事实,进入认可阶段。正常人有时也会利用否认机制。

(2)曲解:将事实做歪曲的解释以符合自己的内心需要的潜意识机制。曲解是许多防御机制的共有成分,故被看作一种原始的防御方法。采用这种机制的人不仅曲解事实,而且相信实际上就是如曲解的那样。

(3)投射:又称"外投",指将自己遭受心理挫折的原因完全归咎于他人,认为是别人造成他的困难和障碍,总是怨天尤人,用这样的心理策略来减轻自己的内疚、不安和焦虑的情绪。

2.幼稚的防御机制

(1)内向投射:与投射相反的机制,即将原本指向外界的本能冲动或情感转而指向自身。其特点是广泛地、毫无选择地吸收外界的事物,并将它们变为自己内在的东西。例如,一些病人常把自己生病的原因归咎于自己"前世作孽",是"上帝"对自己的惩罚。有些心理学家认为,抑郁者的自伤、自杀行为,正是由于其对自身的过分自责,把对外界的厌恨转向自己的缘故。

(2)幻想:人在遇到困难而又无法处理时,便脱离现实,想入非非,以其愿望和情感任意想象,以求得内心的满足的防御机制。如:一位怀才不遇的青年想象自己遇到一位伯乐,将自己安排到久已向往的岗位上大展才能;一位在爱情上遭受挫折的少女幻想自己巧遇白马王子等。如果一个人沉溺于幻想中,以致分不清现实和幻想的内容,则属于病态的表现。

(3)退行:一个人由于不能适当地应对紧张的情境,其行为表现出早年人格发展不成熟阶段的某些特点。例如,一个成人听到自己患重病的消息后表现出像孩子似的。退行作用是一种逃避行为,不是正视现实问题的做法,但可以争取别人的同情、理解和关心照顾或避免承担某种角色责任,以此减轻心理压力和痛苦。

3.神经症性防御机制

(1)隔离:将容易引起自己痛苦回忆的事情从意识中加以回避,不让自己意识到,以免引起不愉快的情绪。在日常生活中,这种心理防御机制的表现,比比皆是,它帮助人们减少了许多烦恼。

(2)压抑:自我把那些不能被意识所接受的或具有威胁性的思想、欲望、情感或冲动压抑到潜意识领域中,以保持心境的安宁。这是心理防御机制中的一种最基本的方式。长期压抑对人是有害的,应该以一定方式宣泄出来才有益于心身健康。

(3)转移:又称"置换",对某一对象的情感,因某种原因无法向该对象表达,便会转向其他可接受的对象上的心理防御机制。例如,日常生活中迁怒于"替罪羊"的行为,就属于转移机制。有的丈夫在外受气,回家就对妻子发脾气,妻子就向孩子发脾气,孩子就将委屈发泄在玩具或动物上。转移机制可以表现在各种心理疾病病人中,最常见的是强迫性神经症病人,他们把对某种事物的厌恶转移到其他事物上去,产生一种泛化现象。

(4)反向:一个人采取或从事与自己的潜意识动机、情感和观念截然相反的过激的态度和活动即以"矫枉过正"的形式处理一些不能被接受的欲望与行为。例如,一位病人对某医生一向无好感,但为了治疗又不能得罪医生,于是就表现出对医生恭维的样子。"此地无银三百两"的民间故事,是这一机制的生动写照。

(5)合理化:又称"文饰作用",一种最常见的防御机制,指给自己的行为或处境寻找能被自我和社会认可的解释。合理化所要达到的潜意识目的是避免受挫时变得失望,并为自我所不能接受的行为寻找借口。"吃不到葡萄说葡萄酸"就是一种合理化机制的作用。

(6)补偿:一个人为了减轻其生理或心理上的缺陷所引起的痛苦和自卑感,而努力发展其他方面的才能。例如,有的学生身有残疾,学习格外用功,成为学习最好的学生。所谓"失之东隅,收之桑榆",便是一种补偿作用。这一机制如果用得恰当,不仅可以弥补缺陷,减轻痛苦,而且还会转化出巨大的动力。然而如果过度补偿,则会导致病态。

4. 成熟的防御机制

（1）理智化：以抽象、理智的方式对待紧张的情境，借以将自己超然于情绪烦扰之外。例如，在遇到挫折的情况下，一个人明知有人从中作梗，但仍能泰然处之，冷静沉着地处理问题。但是，如果一个人无论在何种情况下都无动于衷，变得麻木不仁，那就是病态了。

（2）幽默：人处于尴尬的境地时，常以开玩笑、说俏皮话等幽默方式进行自我解嘲，处理问题，以维持心理上的稳定。幽默是一种积极的、成熟的心理防御机制，有益健康。

（3）升华：将自己不为社会所认同的动机或欲望，用导向比较崇高的、符合社会要求和赞许的方式表达出来的一种心理防御机制。这是一种积极的心理防御机制。孔子厄而著《春秋》，司马迁腐而出《史记》，可称是升华的范例。

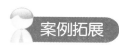 课后复习指导

思考题：

1. 什么是应激？应激源的分类是怎样的？

2. 结合心理应激发生的中介因素，谈谈如何有效应对应激刺激？

3. 结合自己经历中印象最深刻的一件事，分析自己（或他人）采用了何种应对方式；是否使用了心理防御机制，如果使用了，选择的是哪一种；是否使用了社会支持系统，是如何使用的。

案例拓展

武汉别哭，武汉加油！

2020年初，湖北省武汉市等地区发生新型冠状病毒感染的肺炎疫情后，根据病毒传播特点，为了防止疫情扩散，各部门联动，采取了一系列强而有力的措施，如居家隔离、集中隔离、公共交通停运等。虽然正值春节放假期间，但是全国各地民众均落实不串门、自我隔离政策。

分析思考：

1. 自我隔离的措施对健康人群产生了什么样的影响？

2. 面对这次突发的公共事件，健康人群面临的应激源是什么？医务人员面临的应激源是什么？

3. 在抗击新冠肺炎期间，我们个人的心身反应和应对措施分别是什么？

Note

第六章 心身疾病

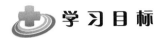 学习目标

1. 掌握：心身疾病的概念，心身疾病的诊断标准和治疗原则。
2. 熟悉：心身疾病的研究途径。
3. 了解：各类心身疾病发病的心理、社会因素。

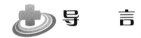 导 言

    人是由身体和精神两个部分构成的，而疾病也相应地分为两大类：躯体疾病和精神疾病。后来发现，有一类疾病介于两者之间，称为心身疾病，虽然表现为躯体疾病，却是由心理因素引起的。因该类疾病最早由精神科医生发现，所以归在精神疾病里，称为心理生理障碍。再后来，人们发现该类疾病越来越多，心身疾病的含义越来越广泛，远远超出了心理生理障碍的范畴，引起了"躯体"医生的关注，并诞生了一门新的医学分支，称为"心身医学"。在心身医学的推动下，促进了医学模式的改变，即生物-心理-社会医学模式逐步被社会所认可，即现代人们认为，所有疾病都是生物、心理、社会三大因素共同引起的。这样一来，几乎所有的疾病都成了心身疾病了。

案例导入

沃尔夫(Wolff)的病例研究

    美国心理生理学家沃尔夫曾研究过一个典型病例。一位守旧、刻板、缺少人际交往的公务员在紧张、刻苦的求学过程中患上了消化性溃疡，后来娶了一位温柔、体贴的妻子后，病情基本痊愈，可他的妻子不幸在一次车祸中去世。他后来娶的一位妻子脾气暴躁，公务员的病复发了。在追溯病史时，沃尔夫最后证实，原来公务员的妻子患有"经前期紧张综合征"，每次月经来潮前一周总是容易激惹、生气，甚至发怒，于是公务员的"胃病"也出现了"周期性"。沃尔夫指导这位妻子治疗好"经前期紧张综合征"以后，公务员的"胃病"也渐趋痊愈。

    分析思考：

    这位公务员的病情起伏和哪些因素有关？

Note

第一节 概　　述

一、心身疾病的概念和范围

（一）心身疾病的概念

心身疾病（psychosomatic diseases）是介于躯体疾病与神经症之间的一类疾病。心身疾病有狭义和广义两种理解。狭义的心身疾病是指心理、社会因素在疾病的发生、发展过程中起重要作用的躯体器质性疾病，如原发性高血压、消化性溃疡。至于心理、社会因素在发病、发展过程中起重要作用的躯体功能性障碍，则被称为心身障碍（psychosomatic disorders），如神经性呕吐、偏头痛。广义的心身疾病就是指心理、社会因素在疾病的发生、发展过程中起重要作用的躯体器质性疾病和躯体功能性障碍。显然，广义的心身疾病包括了狭义的心身疾病和狭义的心身障碍。本书基本上采用这种广义的概念。心身疾病的定位可参考图 6-1。

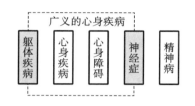

图 6-1　心身疾病定位图

（二）心身疾病的范围与发病率

1. 心身疾病的范围　心身疾病广泛分布于全身各个系统，尤其多见于植物神经支配的器官与系统。然而，要十分准确地划分出心身疾病是很难的。一方面，过去被列入心身疾病名单的许多病人未必都符合心身疾病的诊断标准。例如，不少原发性高血压病人的病因中就并无明显的心理、社会因素。另一方面，许多未列入心身疾病名单的疾病，其发生、发展与心理、社会因素有明显的相关性。例如，近年来日益为人们重视的乙型肝炎病人中常常存在较多的心身问题。基于这样的现实，近年来有逐渐淡化心身疾病诊断的趋势，而倾向于具体问题具体分析，针对具体的病人，从天人合一、心身相关的角度来分析、处理临床疾病问题。

2. 心身疾病的发病率　现代医学研究表明：影响人类健康的因素中，生活方式、行为和环境因素已占 66.5%，而综合国内外流行病学资料，心身疾病在临床各科疾病中，已达 1/3 左右，并呈上升趋势。十多年前，北京曾做过死因的调查，死于冠心病者占 27%；死于脑中风（主要是脑出血）者占 25%；死于恶性肿瘤者为 18%。这三者加起来为 70%，可见其危害之烈。还有糖尿病、消化性溃疡、哮喘等，也常危害健康。上述诸病，主要是由心理和社会因素导致的，因此把它们称作"心身疾病"。

二、心身疾病的研究途径

（一）心理动力学途径

心身相关的早期研究建立在弗洛伊德的心理动力学理论基础上。代表人物有亚历山大（Alexander）和邓巴（Dunbar）。Alexander 认为心理冲突是被压抑的精神活动能量的来源，当这种能量通过生理渠道被释放时，就会对人体构成损害，从而导致"心身疾病"的发生。心身疾病的发展有三个要素：①未解决的心理冲突；②身体器官的脆弱易感倾向；③植物神经系统的

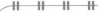

过度活动性。而 Dunbar 则认为人格类型同心身疾病有特异关系，提出"疾病的人格特异性"理论。目前，一些心理动力学学者则认为，潜意识心理冲突通过植物神经系统功能活动的改变，造成某些脆弱器官的病变。例如，心理冲突在交感神经亢进基础上，可造成原发性高血压、甲状腺功能亢进等，在迷走神经功能亢进的基础上可造成哮喘、消化性溃疡等。因而认为只要查明致病的潜意识心理冲突，就可以查明发病机制。心理动力理论对于心身疾病发病机制的认识是在某种程度上夸大了潜意识的作用，因为还没有得到实验方法的证实。

（二）心理生理学途径

心理生理学途径研究重点包括：有哪些心理、社会因素，通过何种生物学机制作用于何种状态的个体，导致何种疾病的发生。近几十年有关这方面的研究相当活跃，积累的资料也非常丰富，其中最著名的代表人物是美国的沃尔夫（Wolff）。20 世纪 50 年代以后，沃尔夫等人在纽约大学经过 30 多年生理心理疾病研究实验后，提出了心理生理学理论。他们以坎农等人的情绪生理理论和巴甫洛夫等人的高级神经活动类型学说以及塞里的应激学说为基础，采用客观方法把生活中的应激与生理学反应联系起来，认为持久的生理变化可导致结构的改变，提出生活情景与情绪对躯体疾病有重要影响。一切外部应激源（社会的、自然的、文化的、心理的因素，一切内部的易感因素、个体遗传学特点、易感性心理素质、个体人格特征、躯体病理生理改变）均可作为刺激作用于机体，通过主观认知评价产生相应的情绪体验，借助于神经生理生化、内分泌和免疫系统三个中介影响机体，产生疾病或促进康复。

（三）行为学习途径

这条途径的基础是条件反射学说或学习理论，主要代表人物有米勒等心理学家，米勒提出了关于"内脏学习"的观点。该观点认为不但人的外显行为可以学习，内脏活动也可以学习。通过经典条件反射和操作条件反射，可以改变内脏的活动。米勒等进行了一系列实验研究，结论是人类的某些生理功能（如血压升高或降低、腺体分泌能力的增强或减弱、肌肉的舒缩等）可以通过学习而改变。某些社会环境刺激可引发个体习得性心理和生理反应，如情绪紧张、呼吸加快、血糖升高等。由于个体素质的问题或特殊环境因素的强化或泛化作用，这些习得性心理和生理反应可被固定下来而演变成为症状和疾病，如紧张性头痛、过度换气综合征、高血压等心身疾病的形成。目前，基于米勒的理论而提出的生物反馈疗法和其他行为技术已被广泛地应用于心身疾病的治疗中，并且取得了较好的效果。

三、当前心身疾病研究的特点

1. 单因模式让位于多因模式 心身疾病的研究在生物、心理、社会医学模式的指导下进行，疾病的单因模式让位于多因模式。心身疾病的发生发展，受心理、社会因素的影响，同时还具有生物和理化环境改变的基础。

2. 运用现代医学手段 运用现代医学手段更深入地探讨心理应激所引发的心理生化改变，及进一步引起病理变化的方式和途径。

3. 大量使用各种心理测验工具 大量使用各种心理测验工具以便更全面、准确地评估病人的心理状态、生活质量、家庭和社会背景。

4. 相关研究趋于细化与深化 在进一步研究个性与心身疾病的关系的过程中，发现在个性心理特征影响下人的行为模式、生活方式、认知与评价、情绪与生理反应、适应和应对方式、社会性支持等，都会对心身疾病的发生产生影响。

知识链接 6-1

知识链接 6-2

Note

第二节　心身疾病的发病原因、中介机制及形成过程

一、心身疾病的发病原因

(一) 社会因素

人类健康和疾病是一种社会现象,健康水平的提高和疾病的发生、发展及转归也必然会受到社会因素的制约。下面主要从宏观、中观及微观三个角度来研究社会因素对心身疾病的影响。

首先,从宏观上来讲,流行病学调查发现,高血压和冠心病的发病率方面,西方发达国家高于发展中国家,城市居民高于农村,脑力劳动者高于体力劳动者。50 年前,溃疡病和高血压病患病人数男性高于女性,约为 4∶1;而近年来男女患病人数已逐渐接近,溃疡病患病人数比例约为 3∶2,高血压病已接近 1∶1,据分析可能是由于愈来愈多的女性参加了工作和社会活动,因而增加了社会心理刺激的结果。

其次,从中观上来讲,具体的社会事件如战争、社会动荡和自然灾害等影响人们的心身健康。第二次世界大战期间,列宁格勒(现称圣彼得堡)被纳粹德国军队围困长达三年之久,Valdman 等(1958)发现,被围居民中的高血压患病率,从战前的 4% 上升到 64%,即使在战争结束以后,大多数人的血压仍不能恢复正常,还造成了许多人的过早死亡。Dobason 等(1991)报道,澳大利亚大地震的 4 天内,心肌梗死及冠心病死亡率异常升高。国内杜章俊(1982)观察到政治运动冲击和亲人丧失等生活变故是导致消化性溃疡病的重要因素。1976 年唐山地震后,在北京地区曾发现有支气管哮喘复发增多现象。

最后,从微观上来讲,家庭、人际关系等社会支持系统的优劣也是影响人们心身健康的重要社会因素。多项研究表明,获得社会支持较少的人,患心身疾病的危险性增加。Radosavljevic 研究显示甲亢病人获得社会支持少。Read 等认为在办公室工作的女性,缺乏上级支持是冠心病发病的一个明显的独立因素,冠心病死亡率、心绞痛及心肌梗死发病率高。瑞典在一项研究中,对 1000 名中年男性做了 9 年的随访,结果发现低水平社会支持的人群比高水平社会支持者的死亡危险性增加 2~3 倍。综上所述,良好的社会支持使个体从中得到情感支持,有安全感,个人的价值得到保证,产生自尊,易保持健康。

(二) 心理因素

1. 人格因素　大量研究证明,不同人格特征的人对某些心身疾病的易罹患性具有明显的差异。如 A 型行为个体易患心脑血管疾病。C 型行为个体具有忍耐、不自信、过分顺从和合作、过度压抑情绪等人格特征,其肿瘤发病率比非 C 型行为者高 3 倍。消化性溃疡病人多具有被动、顺从、依赖、缺乏人际交往、情绪不稳定等人格特征。支气管哮喘病人多具有内向、以自我为中心、爱幻想、难以忍受挫折和不爱表达自己情感的特征。偏头痛病人多具有追求完美、死板、好争、嫉妒的特征。

2. 情绪因素　情绪可引起明显的生理反应,直接关系到心身健康,同时所有心理活动都是在一定的情绪基础上进行的,因而人们将其看成是心身联系的桥梁和纽带。强度过高或持续时间过久的负性情绪如愤怒、恐惧、焦虑、忧愁、悲伤、痛苦等,都会使人的心理活动失去平

衡,导致神经系统功能失调,对健康产生不良影响。研究发现,紧张情绪可使心脏病病人出现心律失常,如阵发性房性心动过速、房性或室性早搏。不良情绪还能引起胃肠道腺体分泌变化。愤怒、激动、焦虑、恐惧都能使胃液分泌和胃腔内酸度升高,而抑郁、悲伤则可使胃液分泌减少和胃肠蠕动减慢,长期焦虑还可使充血的胃黏膜糜烂。

3. 行为习惯和应对方式 个体的不良行为习惯也是导致心身疾病的重要因素。吸烟、酗酒、饮食过量、缺乏运动、暴露于有毒物质、使用暴力或枪支、不良性行为、开车超速和滥用药物等不良行为习惯已被证明与多种心身疾病有密切关系。研究证明,35 岁以上患吸烟者脑血管病的危险性是不吸烟者的 3 倍;过量饮酒者在近 3 年发生中风的概率比不饮酒者高 1 倍以上;缺乏体育锻炼等不良行为是心脑血管疾病等心身疾病的发病因素;半数以上的慢性病病人过早死亡是饮食不平衡或者进食过量造成的。

(三) 生物因素

1. 遗传因素 医学研究发现,心身疾病与遗传因素有关,心身疾病病人家庭中其他成员患同类心身疾病概率比一般人群高,如冠心病的家族中,患同类疾病的概率比一般人群高 10 倍,他们往往具有共同的人格特征和生理素质。

2. 生理始基 即心身疾病病人病前的生理特点。身体器官的脆弱性是导致心身疾病的重要因素。研究还发现,高胃蛋白酶原是溃疡病的生理始基,高甘油三酯血症是冠心病的生理始基,高尿酸血症是痛风症的生理始基,高蛋白结合碘则为甲状腺功能亢进的生理始基。

3. 器官敏感性 1960 年 Engle 认为,在应对压力时,反应最敏感、活动强度和频率最高的器官,最容易致病。

二、心身疾病的中介机制

心理、社会刺激物作用于人体,通过感觉系统传递到大脑,被大脑皮层("认知脑")觉察并认知评价,同时作用传递到下丘脑及边缘系统("情绪脑")等,而产生一定的情绪,触发心理应激系统引起一系列生理反应。心理应激的生理反应通过神经系统、内分泌系统和免疫系统的中介途径,即心身中介机制(psychosomatic mediating mechanism),而对躯体各器官产生影响。这三条中介途径是一个整体,构成一个严密的应激系统,维持机体内稳态。但是,如果心理、社会因素刺激长期持续过强地作用于人体,则可引起持续的、严重的生理活动紊乱,破坏机体的内稳态,导致躯体器质性损伤,从而引起心身疾病(图 6-2)。

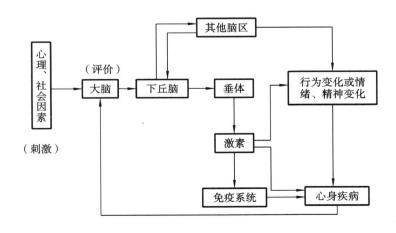

图 6-2 心身疾病发病的中介机制

三、心身疾病的形成过程

心理、社会因素致病的机制是十分复杂的,心理、社会因素引起人的生理应激反应,在人身上导致心身疾病都有一个渐进的过程,只有在强烈、持久的心理、社会因素的作用下,机体在生理上经历了心身反应到心身紊乱的阶段后才能到心身疾病阶段。

1. 心身反应 又称"心理生理反应",指由心理刺激物或情绪活动引起或伴发的生理反应。例如,突然出现的噪声引起人恐惧的心理反应,并由此引起或伴发血压、心率和呼吸的变化;愤怒时引起的胃酸分泌量和胃黏膜血流量的变化等。心身反应呈一过性,一旦解除原因,心身反应便会随之消失。心身反应对健康人无重要影响,而且在日常生活中极为常见,但对于患有某些严重疾病的病人,强烈的心身反应可导致致命性后果。

2. 心身紊乱 又称"心理-自主神经症状群",是在不良心理因素的持续作用下造成的心身功能障碍。心身紊乱时由于不良心理因素的持续作用使心身反应进一步发展,但在此阶段所发生的变化仍然具有可逆性。也有人主张把某些心身紊乱归入广义的心身疾病。心身紊乱主要症状见表6-1。

表6-1　心理-自主神经症状群

Ⅰ. 心理病理症状
注意力涣散、困倦、易激动、兴奋性升高、记忆力下降、情绪不稳定、焦虑、抑郁等
Ⅱ. 躯体症状
睡眠障碍:嗜睡、疲乏无力、头昏、多汗
循环、呼吸系统:呼吸困难,假性心绞痛(心前区压迫感、心悸、心前区刺痛)
消化系统:食欲缺乏、厌食或食欲亢进、恶心、咽喉部堵塞感、口干、胃灼热、呕吐、腹痛
疼痛症状:头、颈、肩、腰、四肢和盆腔等部位均可出现疼痛
Ⅲ. 客观化的躯体症状
血压波动,高血压或低血压;心率易变,心动过速,期前收缩;一过性面色苍白或潮红,皮肤划痕试验强阳性;胃酸过多或过少,消化不良,体温调节不良

3. 心身疾病 狭义的心身疾病阶段,身体器官出现了形态学改变或组织损害。

由于个体间在心理应激、遗传、环境和身体素质等方面有广泛的差别,因此上述转变过程在不同个体身上的表现也不同。有时候某些人甚至尚未知觉到发生在自身上的变化,就进入心身疾病阶段;也有相当多的人始终停留在心身紊乱阶段,或由于得到恰当的治疗而痊愈。

第三节　心身疾病的诊断、预防和治疗原则

一、心身疾病的诊断与鉴别诊断

(一)心身疾病的诊断标准

(1)有确切、具体的躯体病变存在。暂未发现病变者须有相对固定而局限的躯体症状。

(2)发病前有明确的心理、社会因素存在。

(3)病情的缓解和加剧与情绪因素密切相关。

(4)一定的个性特征成为对某些疾病的易感因素。

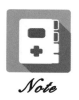

（二）心身疾病的鉴别诊断

心身疾病主要和一些神经症及某些精神疾病相鉴别,如焦虑症、疑心病等。它们虽然均与心理、社会因素有关,但心身疾病有明确的躯体症状和具体的病变部位,一般累及的是植物神经所支配的脆弱器官;而后者虽有各种躯体方面的不适,有时虽也有明显的躯体症状,但常广泛而反复无常,无确定的躯体病变部位,无明显的器质性改变,只表现为功能障碍。

二、心身疾病的预防原则

心身疾病是心理、社会和生物学多种因素相互作用的产物,其预防不能只着眼于生物学因素,而应从更广泛的方面设计预防方案和具体措施,才能保持生理、心理和社会适应三方面的健全状态,收到良好的效果。

（一）三级预防的原则

1. 第一级预防 防止心理、社会因素长时期反复刺激并导致心理失衡的主要措施。培养比较完整的健康心理素质,提高应对危险因素的能力是预防心身疾病的基础。

2. 第二级预防 防止心理、社会因素导致的心理失衡阶段发展成为功能失调阶段的重要措施,因而早期诊断、早期治疗是第二级预防的核心。

3. 第三级预防 病人在经历心理失衡、功能失调进入躯体疾病阶段情况下防止病情恶化的重要措施。这个阶段一方面依靠有效的药物,另一方面也应该充分估计心理咨询和心理治疗的作用。

（二）个体预防和社会预防相结合的原则

1. 个体预防 心身疾病的个体预防工作包括:①对那些有明显心理素质弱点的人,例如有易暴怒、抑郁、孤僻及多疑倾向者应及早通过心理指导加强其健全个性的培养。②对于那些有明显行为问题者,如吸烟、酗酒、多食、缺少运动及 A 型行为等,应利用心理学技术指导其进行矫正。③对于那些工作和生活环境里存在明显应激源的人,应及时帮助其进行适当的调整,以减少不必要的心理刺激。④对于那些出现情绪危机的人,应及时帮助加以疏导。⑤至于某些具有心身疾病生理始基如高血压家族史或已经有心身疾病的先兆征象(如血压偏高)等情况者,则更应注意加强心理预防与生理监测工作。

2. 社会预防 社会预防是在个体预防的基础上,通过改善我们生活的社会环境,形成优良的社会氛围,避免人为的精神创伤,以此来达到预防心身疾病发生的目的。

总之,心身疾病的心理、社会方面的预防工作是涉及多层次、多侧面的系统工程,需要各方面协调与配合,这其实也是心理卫生工作的重要内容。

案例导入

双侧乳房胀痛的女孩

张女士,20 岁,大三学生。因双侧乳房胀痛一年就诊。该女士平时性格内向,不太与人交往。高中前两年学习成绩优秀,进入高三以后成绩从班级前几名下滑到十几名,为此焦虑不安,上课无法集中精力,失眠,担心自己考不上大学。后发现双侧乳房经常胀痛,触摸时似有小囊肿。胀痛感随情绪波动,情绪好时疼痛减轻,情绪不好时加重。高考结束后,症状好转,进入大学后,对学校和专业都不满意,又出现郁郁寡欢,失眠,乳房疼痛持续存在。感到双侧肿块越来越大,到医院检查,诊断为乳腺囊肿,行手术切除。半年后,又感到双侧乳房胀痛,情绪好时疼痛消失,情绪低落时,疼痛明显加重。为此痛苦不堪而来就诊。

问题：此病人手术后为什么还出现乳房胀痛？如何缓解疼痛？

三、心身疾病的治疗原则

（一）心身同治

心身疾病是一组发病、发展、转归和防治都与心理因素有关的躯体疾病。因此对心身疾病的治疗要根据病程的不同时期和主要矛盾确定治疗的主次，兼顾到病人的躯体和心理两方面。一方面要采取有效的躯体治疗，以解除症状、促进康复，如对溃疡病的制酸，高血压病的降压，支气管哮喘的支气管扩张剂治疗等。另一方面，如果需要持久的疗效，减少复发，则需要在心理和社会水平上加以干预和治疗。

（二）三个目标

心理和社会水平上的干预、治疗主要围绕三个目标：①帮助病人从客观上消除致病的心理、社会因素；②提高病人对应激的认识水平，增强应对能力；③降低生理反应的脆弱程度，缓解病情。

（三）三个具体方法

1. 环境治疗 许多研究发现，只要让病人入院，即使不用药，病人的病情也会好转。其原因有三：①环境改变了，使病人暂时摆脱了引起或加重其疾病的生活和工作应激源；②身体得到休息，能规律地进食和睡眠；③安慰剂效应（由"将会从医疗中获益"的期望引起）。然而，不可能使所有的病人都接受住院治疗，何况有些病人可能并不适应医院环境，住院病人最终也必须离开医院。所以，还应尽可能帮助病人适应生活和工作环境，减少或消除应激源。

2. 药物治疗 药物在心身疾病中的作用，主要体现在四个方面：①中止躯体症状与精神症状间的恶性循环；②帮助病人度过应激情境；③使心理治疗容易导入；④调整治疗界限。但这些药物多有不良副作用或容易引起药物依赖，故只能短期、审慎地使用，特别是当药物对某一脏器具有特殊的副作用而该内脏恰又患有疾病时，要禁用该种药物。

3. 心理治疗 心理治疗方法很多，如精神分析疗法、认知疗法、行为疗法等。治疗的目的在于影响病人的人格、应对方式和情绪，以减轻因过度情绪而引起的异常生理反应。其中行为疗法对原发性高血压、某些类型的心律失常、偏头痛和紧张性头痛效果较好。

第四节　一些有代表性的心身疾病

一、原发性高血压

原发性高血压（essential hypertension）是一种以循环动脉血压升高为主要表现，以全身细小动脉硬化为基本病变的心身疾病。

一般认为，原发性高血压是一种多因素导致的疾病，除与高钠膳食、遗传缺陷等原因有关外，心理、社会因素在本病的始动机制中起主要作用。

（一）流行病学调查

在恶劣的社会环境中生活，或责任过重、工作压力过大，或应激性不良生活事件过重过多的人群中，患高血压病者多。如同样是黑人，凡世代居住非洲的，患高血压者甚少，而生活在美

Note

国北方大城市的，因其社会经济条件差，当地犯罪率高，暴力事件多，人口密度大，迁居率、离婚率高，所以患高血压者多；现代城市居民因就学就业竞争压力大，生活节奏快，人际关系复杂，患高血压者明显高于农村。

（二）动物实验

长期的紧张刺激使动物血压升高。如让不同群体的大白鼠生活在缺少食物的一个笼子里，结果大白鼠均因争食厮打殴斗而患高血压病；关在笼子里的狒狒王，眼看自己的"下属"自由地进食而不理它的威风和尊严，经常气得暴跳如雷，最后患上顽固性的高血压病。

（三）有关情绪与高血压的研究

情绪对血压的影响特别明显。如 Markorit 等对 123 例血压正常的人随访 18～20 年后发现，焦虑、愤怒情绪及发怒后抑制情绪的发泄，可明显增加中年男性高血压的发病风险。长期的忧虑、恐惧、愤怒常导致血压的持续升高。1971 年，霍肯森（Hokanson）等人对愤怒导致高血压的研究表明，在激怒的被试中，那些必须压抑敌对反应而不允许发泄愤怒的人比允许发泄愤怒的人血压要高。人们发现，原发性高血压病人多有易焦虑、易冲动、求全责备、主观好强的 A 型性格特点，而临床对高血压病的观察也表明：药物配合心理治疗组的效果明显高于单纯药物治疗组。

二、冠心病

冠心病（coronary heart disease，CHD）是当今世界上危害人类健康和生命最严重而且死亡率最高的疾病之一。国内外近一个世纪的大量研究表明，CHD 除与高血压、高血脂、重度吸烟、遗传因素有关以外，心理、社会因素也是重要的病因之一。

（一）A 型行为

美国心脏病学家弗里德曼等人提出了 A 型行为者易患冠心病的假说，并进行了前瞻性研究。研究资料表明冠心病与 A 型行为呈正相关，其发病率至少是 B 型行为人群的 2 倍，A 型行为是冠心病的独立于其他传统危险因素之外的主要致病因素。我国的研究表明，在冠心病病人中 A 型行为者占 75.73%。A 型行为中的愤怒和敌意在冠心病发病中的作用更突出。研究表明，愤怒特质与冠心病的总死亡率呈正相关。1 项对 18 个病例的对照研究中，对 A 型行为进行心理治疗能够改善病人的预后。

（二）社会应激事件

生活应激事件，如亲人死亡、环境变化等被认为是冠心病的重要病因之一。我国学者使用社会再适应量表调查 40 例心肌梗死的病人，发现病前 6 个月内病人经受的社会应激事件明显偏多。一般认为，经历的社会应激事件越多，冠心病的发生率、复发率及死亡率越高。Theorell 对一组心肌梗死病人进行了 3 个月的跟踪研究，证明了生活事件变化单位与尿中儿茶酚胺代谢产物含量变化的趋势是一致的，这意味着生活事件与心肌梗死的病情变化密切相关。

知识链接 6-3

（三）生活方式

吸烟、缺乏运动、过食等因素已被公认为同冠心病有密切联系。有关冠心病（CHD）发病率和易感者的研究表明，CHD 的发病率在竞争激烈的工业发达国家和发展中国家的发达地区较高，在脑力劳动者中居多。不良生活习惯可直接通过机体的病理生理作用促使冠心病的形成。饮食与冠心病的关系，主要集中在脂肪这个关键连接点上，它决定了血液中胆固醇的水平，后者是冠心病发生的重要危险因素。由 7 个国家介入的国际性冠心病前瞻性研究观察了 12529 例男性，证实血液胆固醇水平可能是冠心病的重要预测指标，血液胆固醇水平在

Note

180 mg/dl以上者患冠心病的危险性增加。

三、消化性溃疡

消化性溃疡(peptic ulcer)包括胃、十二指肠溃疡。导致溃疡发生的直接因素是胃酸和胃蛋白酶在胃黏膜的屏障防御机能下降时产生的自身组织消化。胃肠道对内外刺激十分敏感,情绪变化很容易引起胃液分泌及胃肠运动功能变异,临床上常可发现许多消化性溃疡病人往往有一段难忘的痛苦经历,而病情的加重与复发也往往与负性的情绪体验有关。

著名学者Wolff对一位因食道烫伤而不得不通过腹壁造瘘进食的病人阿汤进行过细致的观察。通过病人的瘘口,Wolff直接观察到:当阿汤处于愤怒、怨恨或焦虑时,他的胃和脸一样充血发红,胃液分泌增多,胃运动增加,甚至看到胃酸和胃蛋白酶腐蚀胃黏膜;当他悲伤、忧虑时,胃黏膜苍白,胃液分泌不足,胃运动减弱,此时即使把食物放进去也不易消化,而且损伤胃壁。

有人用白鼠做制动实验,造成白鼠的焦急与挣扎,24小时后80%的白鼠患上了胃溃疡。如让制动白鼠近亲繁殖,对其第六代再行制动,12小时后白鼠100%都患胃溃疡。大量的临床观察与动物实验证实:①胃蛋白酶原的高水平倾向是消化性溃疡的遗传性生理基础。这些人在应激情境下容易患消化性溃疡。②被动、顺从、依赖性强、缺少人际交往、守旧、刻板、情绪不稳定是消化性溃疡病人常有的人格特征。这些人对心理、社会性的刺激较敏感。③长期的精神紧张和强烈的心理应激可扰乱消化系统的正常功能,促使胃液分泌过多和(或)排出减慢,诱发或加重消化性溃疡的发生。

综上所述,对慢性消化性溃疡病人来说,心理、社会因素与生理性因素都是不可缺少的条件。

四、糖尿病

糖尿病的确切病因和发病机理目前尚未完全阐明。病因是多元性的,一般认为糖尿病是两类因素——遗传和环境共同作用的结果。虽然遗传因素的作用已经得到了双生儿研究和家族调查证实。但是,遗传因素还不能完全解释所有的糖尿病病人。近年研究提示,情绪、生活事件、人格、心理应激、生活方式等心理、社会因素,也是促发和加剧糖尿病的重要因素。

(一)情绪

人们很早就已经观察到,心理冲击与糖尿病发病和加剧有关。在情绪应激条件下,Hinkle(1950)发现,无论是糖尿病病人还是非糖尿病病人,都显示出糖尿病的某些症状,如血糖、尿糖、酮体增多;与糖尿病病人不同的是,当移除应激源后,非糖尿病病人很快恢复正常,而糖尿病病人不能恢复正常水平。

(二)心理应激与生活事件

生活环境的突然改变,亲人患病或亡故,无辜的冤枉等各种原因,可造成全身处于心理应激状态,通过内分泌途径介导,致使血糖升高,诱发糖尿病。例如,当印第安人的食谱由大量吃玉米转为白面、糖以后,35岁以上的成年人中有一半以上患有糖尿病。了解糖尿病病人的病史,常常能发现糖尿病发作前有灾难性生活事件发生。回顾性和前瞻性研究发现,在一定时间内累计的生活变化单位与糖尿病的发作和严重程度有关,并得到进一步的证实。

(三)人格因素

糖尿病病人多具有被动性、依赖性、不成熟、性适应不良、缺乏安全感、优柔寡断和受虐狂的某些行为特征。对Ⅱ型糖尿病病人进行了EPQ调查,结果显示糖尿病病人多表现为内向和情绪不稳定。

五、支气管哮喘

支气管哮喘(bronchial asthma)很早就被公认为呼吸系统中典型的心身疾病。其病因主要有过敏反应、感染、心理因素、社会因素,不同的病人对这三大主因的敏感性不同。有些学者认为,心理因素与生理因素几乎各占一半,也有学者对 487 例病人的研究表明:过敏反应因素为主者占 29%,感染占 40%,而心理社会因素为主者占 30%。在儿童病人中,心理、社会因素显得更为重要。心理、社会因素对下列三种人的影响比较明显。

1. 家庭关系特别是母子关系失常的人 母亲过分溺爱孩子,孩子过分依恋母亲;或者父母管束过严,家庭矛盾冲突频繁者。如临床上常见到有的哮喘患儿,在父母面前发作很重,离开父母在医护人员照料下则很少发作;对变应原过敏的孩子在家里时哮喘病一再复发,可一离开家庭,即使变应原依然存在,孩子也不发病了。

2. 心理感受敏感而强烈,并惯于压抑克制自己情绪的人 强烈的紧张性刺激,如人或动物打斗的场面,社交、性交的紧张体验均可使这些人发生哮喘,甚至形成条件反射。有位 20 多岁的女青年,每当收到恋爱对象发来有波折内容的来信时,就会出现胸闷,继而哮喘发作。还有的人因吸入花粉而患哮喘,后来当他看到人造的玫瑰花后,也出现喘息症状。

3. 容易接受暗示的某些人 Luparello 等人曾选择 40 名有过敏史的哮喘病人和正常人做对照实验。首先向所有的被试宣布:这是一个空气污染实验,每个人必须吸入几种浓度不同的物质(其实所吸入的都是根本无害的非过敏性气体)。结果病人组的 1/3 出现了呼吸困难,其中 12 人哮喘发作,而健康组无一人出现反应;然后告诉病人"这是暗示的作用而不是气体引起的"真相后,那些受影响者也就恢复了正常。对这些人来说哮喘与心理暗示密切相关。

综上所述,哮喘通常有多种病因,但可以肯定:心理因素可以诱发或加重哮喘的发作,重视结合心理治疗将收到良好的效果。一项对 95 例支气管哮喘急性发作病人的心理护理干预研究发现,对支气管哮喘病人在常规护理基础上配合心理护理措施能够明显提高病人护理满意度,对后期康复、增强自我护理与自我保健能力均起到积极作用。

六、皮肤病

皮肤与神经及心理的关系十分密切,解剖学和生理学告诉我们:每平方厘米的皮肤里,就有一千米长的神经纤维,人的精神状态、心理变化经过神经传递,对皮肤的影响极大。

心理因素对所有的皮肤病病人都有影响。Alexander 和 French 的经典研究曾发现,当从环境中消除情绪冲突因素时,病人的皮肤症状和体征就相应减少,反之则加剧。一些研究者又进一步地探讨了人格结构与皮肤病间的联系。过敏性皮炎是最易受情绪活动影响的一种皮肤病。Dunbar 的研究表明,童年期受过母亲的过分保护,希望得到慈爱,有敌对和依赖的冲突,对自己的不良表现常感内疚,为此可出现自责、自惩行为;情绪抑郁、自卑、神经过敏等一类人更容易患过敏性皮炎。心理应激所引起的紧张、焦虑和抑郁情绪反应,还可以直接引起某些皮肤病,例如斑秃、神经性紫癜、神经性皮炎和非生理性白发。因而,在针对皮肤病的治疗中,除了药物治疗,心理治疗也能起到较好的效果。一项对 118 例斑秃病人的研究发现,心理治疗在斑秃治疗中起积极作用。

各种皮肤病最常见的症状就是瘙痒。引起瘙痒的因素包括皮肤的理化、电、温度和生物学的刺激及心理刺激,情绪因素会加剧皮肤病病人已有的痒感。引起全身性心因性瘙痒的情绪多是压抑的愤怒和焦虑;当一个人体验到愤怒或焦虑而又不能公开表现时,就会由于痒的冲动而产生强烈的瘙痒欲望,其强烈程度甚至可达到抓伤皮肤的地步。心理动力学认为,对爱的过分需要是心因性瘙痒者的共同特点,当这种需要受挫时,就会诱发愤怒或焦虑的情绪体验而发生瘙痒。

人的某些情绪反应常常会影响到汗液的分泌。在长期情绪应激条件下,过度排汗加之瘙痒可导致搔抓活动,可造成一些继发性皮肤改变,而成为一些主要与情绪因素关系不太密切的皮肤病的基础。

七、癌症

癌症(cancer)是否属于心身疾病,学者们还有不同的意见,尽管理化因素、病毒、慢性感染、遗传、药物、激素及年龄都被证实为癌症的病因,然而人类发现:心理、社会因素与癌症也有不可忽视的密切关系。

(一)C型人格特征

研究发现,人格特征与恶性肿瘤的发生有一定的关系。特别是C型人格特征与癌症的发生密切相关。"C"系取癌症(cancer)的第一个字母,所以C型人格亦称癌症倾向人格,这类人在遭遇重大生活挫折时,常陷于失望、悲观和抑郁中不能自拔,在行为上表现为回避、否认、逆来顺受等。美国学者(1976)对182名被试(按人格特征分A、B、C三类)随访观察了16年,发现具有C型人格特征者癌症发生率比非C型人格特征者高3倍以上,且患恶性肿瘤者较多。

(二)情绪

我国传统医学论著提出情绪与癌症有关,指出:忧郁伤肝,思虑伤脾,积想在心,所愿不得志者,致经络痞涩,聚结成核……名曰乳岩;郁结伤脾,肌肉消薄,与外邪相搏而成肉瘤。国外相关研究发现,肺癌病人在癌症查出之前,不是有绝望情绪,就是受到过极大的压抑。20世纪80年代初,Miller指出,确信癌症诊断的病人,尽管进行早期治疗,但病情往往迅速恶化致死;反之,怀疑肿瘤诊断者却常常较好;肿瘤长期存活(15~20年),突然复发的癌症病人,多在复发前6~18个月内有过严重的情绪应激。最近的研究显示,抑郁、焦虑、无望感等负性情绪以及情绪抑制对癌症的进程不利,而乐观的正性情绪以及情绪表达有利于癌症的治疗,同时自然杀伤(NK)细胞、T细胞亚群以及干扰素等免疫功能指标在情绪与癌症的关系中发挥着重要的调节作用。

(三)生活事件

生活事件是日常生活中主要的应激源。研究表明,癌症病人发病前生活事件发生率比其他病人高。生活事件引起慢性心理压力和高度情绪应激与恶性肿瘤发病率增高有关。大量文献表明,癌症发病前最常见的明显心理因素是失去亲人的情感体验。亲人死亡事件一般发生于癌症发病前6~8个月。

一般认为:心理、社会的紧张刺激引起的恶劣情绪可以减弱机体免疫、监视功能和免疫杀伤机制,使机体每天都可能产生的突变细胞难以清除,从而发展为肿瘤。心理、社会因素与肿瘤的关系表现在两方面:一是成为癌症的病因之一,二是影响癌症病人的存活时间与愈后。

总之,心理、社会因素与物理、化学、生物、药物等任何致病因素一样。只要其对机体的刺激达到个体难以承受与克服的程度,就可能导致疾病,并影响疾病的发展,而心身疾病则与心理、社会因素关系更为密切。至于究竟引起什么疾病,除了取决于机体的功能状态(包括遗传素质、现实的健康状态、各组织的易感性)外,还取决于个体对心理、社会刺激的认知评价。所以,心身疾病的发生发展是通过个体对应激源的认知评价后,察觉到威胁或挑战存在,由大脑新皮质通过边缘系统去唤起应激系统(包括植物神经系统和神经内分泌系统),影响包括免疫系统在内的各种内脏活动,并引起损伤与器质性病变后的结果。因此,如何引导病人对心理、社会的刺激做出正确的评价,并帮助病人主动做出心理调适,是防治心身疾病的重要内容。

 课后复习指导

思考题

1. 心身疾病的预防原则包含哪些方面？
2. 心身疾病发病的中介机制是什么？
3. 举例说明有代表性的心身疾病的发病缘由。

第七章　心理评估

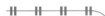

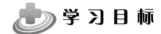
学习目标

1. 掌握：常用心理测验的量表名称和使用方法。
2. 理解：心理评估的过程和方法；心理测验的实施原则。
3. 了解：心理评估的概念、意义；心理测验的概念和种类，心理测验应具备的条件。

导　言

心理学可分为二大部分，一是理论知识部分，主要是探讨心理的发展规律，目的是认识心理世界；二是应用技术部分，主要是解决现实实践问题，目的是更深入地认识和改变心理世界。心理评估、心理咨询与治疗均属于心理学的应用技术内容部分。它把心理学的理论知识转变为实际技术和操作技能，应用于临床实践，解决各种心理问题，提高人的心理素质和适应能力，是实现理论到实践飞跃的关键环节。

案例导入

病人，张某，女，65岁，小学文化程度，因头晕住院，收治在神经内科。经常唉声叹气，不愿意多说话。住院后因为子女不能每天陪伴而生气，子女如果来看望，又向他们发脾气，情绪不稳定，非常苦恼，因此不能很好地配合临床治疗。

分析思考：

如果对张某进行心理评估，可以采用哪种评估方法和工具？评估过程如何进行？

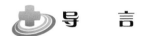
第一节　概　述

一、心理评估的概念

心理评估，是指运用心理学的技术、方法从各个方面获得信息，对某一心理现象进行客观描述、分类、鉴别与诊断的过程。心理评估在心理学、医学、教育、人力资源、军事、司法等部门有多种用途。

在医学心理学中有时用"心理诊断"的概念。"诊断"一词是医学常用的一个术语，目的是对病人的病情做出性质和程度的判定。心理诊断是要对有心理问题或心理障碍的人做出心理方面的判定和鉴别。显然,心理评估与心理诊断的概念在某些方面是一致的,不过心理评估的范畴比心理诊断更广。心理诊断更强调结果和确定性,它是相对静止和孤立意义上的概念;而心理评估更强调过程,它是动态和变化意义上的概念。

二、心理评估的意义

(一)心理评估在临床心理学中的意义

医学心理学的一个大的领域是临床心理学,而临床心理学的两个基本任务:一个是临床心理评估;另一个是心理干预,如心理治疗或心理咨询。心理评估是治疗和咨询的重要前提和依据,同时心理评估还可对治疗和咨询的效果做出判定。

(二)心理评估在医学领域各科中的作用

心理评估在医学领域中配合疾病的诊疗,在科研领域发挥着越来越大的作用。无论是精神疾病、心身疾病还是由理化和生物学因素引起的躯体疾病,病人在发病之前以及在患病的过程中都会出现不同程度的心理问题或心理障碍。对这些问题的把握和了解,就需要运用心理评估的方法。

(三)心理评估对于维持和促进正常人群心理健康的意义

首先,借助于心理评估可了解不同个体的心理特征,这样才能有的放矢地对不同人进行有效的心理卫生方面的指导。其次,对一些人存在的不健康行为的原因及其对个体心理方面影响的研究,也需借助心理评估的方法。

(四)心理评估方法是医学心理学研究的重要手段

心理评估中所采用的数量化的手段(心理测验与评定量表等),也是科学研究中统计学方法所要求的,目前许多研究报告纷纷采用了心理测验和评定量表的方法。

三、心理评估的基本过程

(一)界定评估的内容和范围

根据被评定者表现出来的问题和"求助的问题",评定者首先要确定评估的内容和范围,包括问题的性质(是情感问题、思维问题还是行为问题)、可能的原因、被评定者有哪些独特的优势和能力,以及哪一种治疗方法可能取得最佳疗效等;其次,心理评估还要对相关的心理生理反应进行测查,包括心率、血压、脑电等;最后,心理评估还涉及对环境因素如家庭、学校、工作环境进行评估。

(二)确定评估的目标

心理评估的第二步就是确定目标。目标可以是一个,也可能有多个,它包括诊断(通过采用某种检查和测查程序,对来访者的心理问题进行分类,这一过程称为诊断。诊断往往是评估的首要目标)、评估严重程度(这主要根据心理障碍对日常生活功能的影响程度来评估)、筛查(可用于大样本的筛查,以节省人力物力)、预测以及疗效评估等。

(三)收集评估的资料

收集来访者广泛而详尽的有关资料,观察来访者的心理现象和行为表现,有无心理障碍以及可能的原因和病理心理机制,以便明确诊断或评估。资料的内容归纳起来包括以下几个方面。

1. 身份资料 包括性别、年龄、职业、民族、出生地,以及文化程度、文化背景、经济状况、社会地位等。

2. 求医原因　主要指病人来就医的理由,是主动求医还是被动求医等有关的因素。

3. 来访者现状　来访者目前的表现特征、性质、程度和频率,以及异常表现的环境和背景或可能诱因,了解来访者怎样看待自己的心理反应和行为表现,了解他认为自己正在努力做些什么。

4. 既往史　包括既往的疾病史,如精神病、脑外伤、抽搐、感染、高热、昏迷等病史;病人出生前后至病前的各种有关资料,如母体状况、发育和教养、学习和工作、恋爱和婚姻,以及精神创伤史。

5. 个性特征　包括爱好、智能、气质、性格以及人际关系,分析来访者的人格构成,如处事技巧、行为素质等。

6. 家庭情况　包括父、母系三代的心身健康状况,有无精神疾病的病人,家庭结构、家庭成员之间的关系等。

(四）分析、整理出评估结果

在掌握了充分的资料后,必须进行分析研究,去伪存真,由表及里地对个案进行整理分析,做出总结和得出评估意见,以书面形式写出心理学评估报告。一份好的心理学评估报告就是一个较完整的案例介绍,包括被评估者一般情况、求助的问题及其病史、评估的程序与方法、评估结果的描述、对结果的分析与解释以及结论和处理建议等。

(五）交流与反馈信息

心理评估的最后阶段是如何与有关的人或机构解释和传递评估结果所反映的信息。交流与反馈对象通常是来访者或相关人员等。

四、心理评估常用的方法

(一）调查法

调查法包括历史调查和现状调查两个方面。历史调查主要包括档案、文献资料和向了解被评估者过去经历的人调查所得信息等。现状调查主要围绕与当前问题有关的内容进行。调查对象包括被评估者本人及其周围的“知情人”,如父母、同事等。调查方式有个别访谈、调查表(问卷)等形式。调查法的优点是可以结合纵向与横向两个方面的内容,广泛而全面。不足之处是调查常常是间接性的评估,材料的真实性容易受被调查者主观因素的影响。

(二）观察法

观察法是医学心理学常用的方法之一。它是有目的、有计划地观察被评估者的心理、行为表现,如动作、姿态、表情、言语、内心体验、睡眠等,依据观察结果做出评定和判断。

(三）会谈法

会谈法又称作“交谈法”“晤谈法”等。其基本形式是一种面对面的语言交流。包括书信、电话、计算机网络等方式,也是心理评估中最常用的一种基本方法。会谈的形式包括自由式会谈和结构式会谈两种。前者的谈话是开放式的,气氛比较轻松,被评估者较少受到约束,可以自由地表现自己。后者根据特定目的预先设定好一定的结构和程序,谈话内容有所限定,效率较高。

(四）作品分析法

作品分析法又称作产品分析法。所谓“作品”,指被评估者的日记、书信、图画、工艺品等文化性的创作,也包括了他(她)生活和劳动过程中所做的事。通过分析这些作品(产品)可以有效地评估其心理水平和心理状态,并且可以作为客观依据留存。

（五）心理测验法

心理测验法在心理评估中占有十分重要的地位。心理测验是心理评估最常用的比较科学的检查评价方法。包括智力测验、人格测验、临床症状测验等。

第二节　心理测验

一、心理测验的相关概念及性质

（一）心理测验的相关概念

1. 测量　依据一定法则用数字对事物加以确定。

2. 心理测量　依据心理学的法则，用数量化手段对心理现象或行为加以确定和测定。心理测量主要采用量表的形式进行。测量时，让被试对测量内容做出回答或反映，然后依据一定标准计算得分，从而得出结论。

3. 心理测验　心理测验是一种心理测量工具。严格意义上的心理测验是伴随着科学心理学的诞生特别是借鉴了实验心理学的方法和手段才出现的。

从语义上讲，测验是名词，而测量是动词。人们往往将这两个概念混用，但这并不影响对测验实质的理解。本书就是把二者等同的。它有一个更确切的定义：心理测验（心理测量）是指依据心理学理论，使用一定的操作程序，通过观察人的少数有代表性的行为，对于贯穿在人的全部行为活动中的心理特点做出推论和数量化分析的一种科学手段。通过各种心理测验可以客观地对个体的心理状态、认识过程、情绪、意志、人格特征等方面进行评估。

（二）心理测验的性质

1. 间接性　科学发展到今天，我们还无法直接测量人的心理活动，只能测量人的外显行为，也就是说，我们只能通过一个人对测验项目的反应来推测出他的心理特质。所谓特质是用来描述一组内部相关或有内在联系的行为时所使用的术语，是个人对刺激做反应的一种内在倾向。

2. 相对性　在对人的行为做比较时，没有绝对的标准，我们有的只是一个连续的行为序列。所谓心理测验，就是看每个人处在这个序列的什么位置上，被测得的结果都是与所在团体或人群的大多数人的行为或某种人为确定的标准相比较而言的。

3. 客观性　就是测验的标准化，即测验量表的制订、施测、记分及解释都必须有一定的程序和严格的要求。测验的刺激是客观的，对反应的量化是客观的，对结果的推论和解释是客观的，测验的有效性是经过实践检验的。

二、心理测验应具备的条件

心理测验是一种科学性较强的心理诊断方法，必须使用标准化的心理测验工具。一个良好的标准化测验工具应具备以下条件。

1. 信度　一个测验工具在对同一对象的几次测量中所得结果的一致程度。它反映工具的可靠性和稳定性。在相同情况下，同一被试在几次测验中所得结果变化不大，便说明该测量工具性能稳定，信度高。就像我们测量一个物体的长短，如果用钢尺量，则几次量的结果都会是一样的；但如果用松紧带来量，则可能有时长，有时短。松紧带作为量具不可靠。

2. 效度　一个测量工具能够测出其所测内容的真实程度，可反映测量工具的有效性、正

知识链接 7-1

Note

确性。如测量一个人的智力,如果选用的不是一种公认的智力测验量表,而是某门功课的考题,这样几次测量,虽然得分可能一致(信度高),但得到的却是一个人对这门功课的掌握程度,而不是智力(尽管两者有些关系)。效度是一个标准化测验最重要的必要条件,设计任何心理测验,效度是首先要考虑的因素。

3. 常模　常模是用于比较、解释心理测验结果的标准,常模的内容和数值是从大规模取样中求得的,取样时要注意样本的代表性和广泛性,心理测验的常模样本应当与心理测验的对象一致。如智力测验的常模常采用正常人群正确得分的均数和标准差,对个人的智力进行评估时再转换成智商(一种标准分形式);而人格测验的常模通常不是所期望的或正确的成绩,它无所谓正确和错误,只是"典型的"或多数人的答案。

4. 标准化　进行心理测验时要有固定的实施方法,标准的指导语,标准的答案,统一的记分与解释分数的方法,这是决定测验客观性的重要条件。

三、心理测验的种类

心理测验的种类很多,现概括如下。

1. 按照测验的功能、目的分类　按照测验的功能、目的不同,可将心理测验分为智力测验、人格测验、特殊能力测验、学绩测验、应激测量、症状评定量表测验等。

2. 按照测验材料的性质分类　按照测验材料的不同,可将心理测验分为文字测验或语言测验,非文字测验或操作性测验等。

3. 按照测验方法分类　按照测验方法的不同,可将心理测验分为问卷法测验、作业法测验、投射法测验等。

4. 按照测验的方式分类　按照测验方式的不同,可将心理测验分为个别测验和集体测验。

四、心理测验的原则

为了确保心理测验结果的可靠,在进行心理测验时还必须遵循以下原则。

(一) 建立良好的信任关系原则

主试与被试之间保持良好的信任关系,是心理测验顺利进行并取得准确结果的重要保证。因此,在做心理测验时,主试要对被试关心、热情、友好并尊重;当被试遇到困难时,要耐心并设法给予鼓励,增强其完成测验的信心。测验中,善于观察被试的情绪和行为反应,及时、恰当地处理被试出现的问题,排除与测验无关因素的影响,但要注意不能干扰测验的正常进行。对于不合作的被试,要找出和分析原因,有针对性地采取措施,使其能够顺利地完成测验。

(二) 标准化原则

因为心理测验是一种数量化手段,因此这一原则必须贯彻始终。测量应采用公认的标准化的工具,施测方法要严格根据测验指导手册的规定执行;要有固定的施测条件、标准的指导语、统一的记分方法和常模。坚持标准化原则不仅是减少测量误差的有力措施,也是提高信度和效度的可靠保证。因为后者特别是信度是需要在实施过程中来体现的。

(三) 保密原则

这也是心理测验的一条道德标准。关于测验的内容、答案及记分方法只有做此项工作的有关人员才能掌握,绝不允许随意扩散,更不允许在出版物上公开发表,否则必然会影响测验结果的真实性。保密原则的另一个方面是对被试测验结果的保护,这涉及个人的隐私权,有关工作人员应尊重被试的权益。

（四）客观性原则

人们在进行各种心理测验时,应采用一种客观的态度,即实事求是的态度,应该明确地认识心理测验是研究心理活动的一个重要方法和决策的辅助工具。对心理测验既不能过于依赖,也不能完全否定,由于测验结果所提供的信息是有限的,还不能对人的能力或人格提供非常准确的可靠指标,因而在对测验分数解释时必须慎重从事,不能单用某一种测验结果代替、推论被试的一切心理活动,同样也不能用测验结果判定被试终生。所以要注意结合其他评估手段,对被试进行全面综合的评价。

第三节 常用的心理测验及评定量表

一、智力测验

（一）智力的概念

智力至今未有一个统一的定义,目前对智力的理解有两种观点:一种观点是智力属于认识活动的范畴,包括观察力、记忆力、思维力、想象力和注意力等,其核心是抽象思维能力。另一种观点是智力包括认识活动和意向活动两个方面。意向就是有目的地去解决问题、改造世界的心理倾向。我们认为智力可理解为个体适应和改造环境的综合性的潜能,所谓潜能就是说还没有完全在活动中表现出来的能力。

（二）智力测验的概念

智力测验是对人们智力水平进行客观评估的一种手段,主要是测定人的一般能力。衡量个体智力发展水平高低的指标是智商(intelligence quotient),常用 IQ 表示。求智商的方法有两种:一种是比率智商,另一种是离差智商。

比率智商是以一个人的年龄为参照尺度,对智力进行衡量的指标。其计算公式:

$$IQ=MA/CA\times100$$

式中,MA 为智力年龄,指智力所达到的年龄水平,简称智龄,又叫心理年龄(mental age,MA);CA 为实际年龄,简称实龄(chronological age,CA)。

为准确起见,实际年龄中的月龄,15 天以上按月计,不满 15 天者可略去。按这个公式,如果一个 5 岁的儿童的智龄与他的实际年龄相同,那么智商就是 100,说明他的智力水平达到了 5 岁儿童的一般水平,如果他的智龄为 6,那么他的智商就是 120,说明他的智力水平高于同龄儿童的一般水平。由于人的智力在成年时不会随着生理年龄持续增长,因此,比率智商不能应用于 16 岁以上的成人。为了解决这一问题,韦克斯勒提出了离差智商的概念。

离差智商(deviation IQ)是一个人的智力测验的成绩与同龄人的平均成绩比较而得的相对分数,即表示被测者的成绩偏离同年龄组平均成绩的距离(以标准差为单位)。其计算公式:

$$IQ=15(X-x)/S+100$$

式中,X 为某人实得分数,x 为某人所在年龄组的平均分数,S 为该年龄组分数的标准差,15 是经计算所得智商分数的标准差,100 为大多数人的平均智力水平。因此,韦克斯勒智力量表的 IQ,实际上不是一个商数。当被测者的 IQ 为 100 时,表示他属于中等智力;如 IQ 为 115,表示他高于一般人智力的一个标准差;如 IQ 是 85,表示他低于一般人的一个标准差离差。离差智商适用于任何年龄。智商与智力等级的关系见表 7-1。

表 7-1 智力水平的等级名称与划分（按智商值）

智力等级名称	韦氏智力量表	斯坦福—比奈量表
极优秀	130 及以上	140 及以上
优秀	120～129	120～139
中上	110～119	110～119
中等（平常）	90～109	90～109
中下	80～89	80～89
边缘（临界）	70～79	70～79
智力低下	70 以下	70 以下

（三）常用智力测验

1. 比奈智力测验量表 比奈智力测验量表是由法国心理学家比奈（A. Binet）和西蒙（T. Simon）两人编制的，自 1905 年发表以来，经过多次修订和转译。我国最近的一次修订是吴天敏教授于 1981 年完成的。

吴氏修订本的适用范围是 2～18 岁的城市少年儿童。量表共 51 个试题，每一年龄段有 3 个试题。内容包括语义解释、理解、计算、推理、比较、记忆以及空间知觉等方面的能力。记分方法是根据正确通过试题的题数记分，最后在附表中根据被试的实际年龄即可查到相应智商（IQ）值。

2. 韦氏智力量表 美国心理学家韦克斯勒于 1939 年编制了 Wechsler-Bellevue 量表（简称 WBI），后经不断修订和扩展，现在发展为由韦克斯勒成人智力量表（WAIS）、韦克斯勒儿童智力量表（WISC）、韦克斯勒学龄前儿童智力量表（WPPSI）三个量表构成，三个量表相互衔接，可以对一个人从幼年到老年的智力进行测量，便于前后比较。1981 年以后，我国龚耀先、林传鼎、张厚粲等先后对上述三个量表进行了修订，从而产生了适合我国文化背景使用的韦氏智力量表。

韦氏智力量表包含言语和操作两个分量表，而每个分量表又含 5～6 个分测验，每一分量表测验集中测量一方面的智力。这与比奈量表将测查不同智力功能的项目混合排列是不同的。言语分量表包括知识、领悟（对一些问题的理解）、算术、相似性（测抽象概括能力）、词汇和数字广度等分测验，根据测验结果可以得出言语智商。操作分量表包括数字符号（译码）、图画填充、木块图、图片排列、图形拼凑、迷津等分测验，根据测验结果可以得出操作智商。两个分量表合并可以得出总智商，见表 7-2。

表 7-2 中国修订版韦氏成人智力量表

全量表（FS）	言语量表（VS）	操作量表（PS）
适用范围	知识	数字符号
16 岁以上成人	领悟	图画填充
	算术	木块图
修订者	相似性	图片排列
龚耀先	数字广度	图形拼凑
	词汇	迷津
FIQ	VIQ	PIQ

韦氏智力量表与比奈量表一样也是一种个别测验，测验程序比较复杂，但因量表的分类较细，较好地反映了一个人的智力全貌和各个侧面，临床上对于鉴别器质性障碍与功能性障碍的

病人有一定作用。此外,一些分测验(如数字广度、数字符号、木块图等)成绩随衰老而降低,可作为脑功能退化的参数。

二、人格测验

目前,用以评定人格的技术方法是多种多样的,最常用的大致可以分为两类:问卷法和投射法。属于问卷法的有明尼苏达多相人格调查表、艾森克人格问卷和卡特尔人格测验等;属于投射法的有罗夏墨迹测验和主题统觉测验等。

(一)问卷法测验

1. 明尼苏达多相人格调查表(简称 MMPI) 由美国明尼苏达大学心理学家哈瑟韦(Hathaway)和精神科医生麦肯利(Mckinley)两人根据精神病临床需要于 1943 年编制而成的。多年来此调查表受到了不同领域学者的注意,转译成多种文字,广泛应用于人类学、心理学及医学(主要是精神病临床)等方面。MMPI 含 550 个题目,临床常用其中 399 个题目。测验分为 14 个分量表,其中 4 个是校正量表,10 个为临床量表,主要从精神病学角度测量人格结构。当然实际应用这些资料不止限于精神病学领域。MMPI 在临床中的作用主要是协助医生对病人的精神状况做出诊断并确定病情轻重。对于疗效判定及病情预后也有一定的参考价值。该量表的优点是较为客观和系统;不足之处是对诊断的鉴别力较差,还受教育及社会文化背景的限制。

2. 卡特尔 16 种人格因素问卷(简称 16PF) 16PF 为卡特尔(Cattell)于 1949 年编制,通过因素分析法得出 16 种人格因素,含 180 多个题目。量表包含乐群性、聪慧性、稳定性、恃强性、兴奋性、有恒性、敢为性、敏感性、怀疑性、幻想性、世故性、忧虑性、实验性、独立性、自律性和紧张性等方面内容,可对人的多个侧面特征进行评估。此外,它还有 8 个二级因素,可对其他方面的内容进行测量。16PF 已在我国试用,对于选拔人才和职业咨询等有一定参考价值。

3. 艾森克人格问卷(简称 EPQ) EPQ 最早由艾森克(Eysenck)于 1952 年在伦敦编制,目前在国际上的应用十分广泛。它包含:①三个基本维度:内外倾、神经质和精神质。②四个分量表:a. E 量表,主要测量人格的外显或内隐倾向。b. N 量表,测情绪稳定性。c. P 量表,测潜在的精神特质,或称倔强。d. L 量表,为效度量表,测被试的掩饰或防卫。他将维度研究与传统上的四种气质类型学说结合起来,建立了内外倾和神经质两个基本维度及与之对应的四个系统象限。每个人在此平面中都可根据自己的人格特质和类型找到相应位置,可导出相应的气质类型。由于其操作简便,目前在临床、科研等方面应用较广泛(图 7-1)。

(二)投射法测验

投射法测验与精神分析的理论有关。该理论认为一个人对一个事物的感知、联想或反应有时由潜意识或内心深处的矛盾冲突所决定。测验的方法是把一些模糊的云雾状墨迹或无一定意义的图像或不完整的句子呈现给被试,让被试根据自己的认识和体验来解释、说明和联想,以诱导出被试的经验,使他的人格特点能"投射"到这些测验材料上。例如,常用的罗夏墨迹测验是将 10 张模糊、无确定形状的墨迹图片(有些是彩色的)呈现给被试,让其看这些墨迹"像"什么。记录回答的时间及被试所指出的形状、部位,说出的内容、颜色及根据。再按照一定的记分原则对这些因素进行分析则可得出有价值的资料(图 7-2(a))。再如主题统觉测验(TAT),是用一些有一定主题的图片,这些图片没有特定意义,测验时让被试根据自己的理解根据每一张图片讲一个故事。故事不能太短,要有对事件、人物的描述、评论及结局等,以此来反映被试的人格特征(图 7-2(b))。

三、评定量表

对"评定量表"概念的界定,目前尚无统一的认识。分析其特点,评定量表与心理测验量表

知识链接 7-2

Note

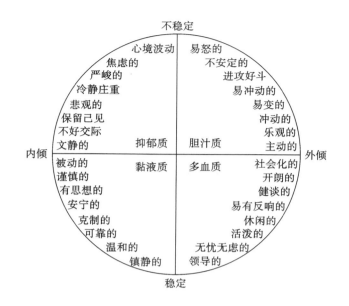

图 7-1 艾森克四象限与气质的关系

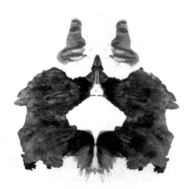
(a)罗夏墨迹测验

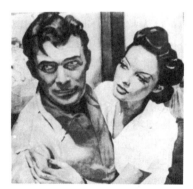
(b)主题统觉测验（TAT）

图 7-2 投射法测验

的不同之处:①评定量表诞生的理论背景不一定严格,而测验量表的形成有坚实的理论基础;②评定量表更强调实用性,多是在一些问卷的基础上进行结构化、数量化而形成的,故简便易行;③评定量表对结果的评价多采用原始分直接评价,多作为筛查工具用,而测验量表在使用时常将原始分转换成量表分,然后再进行结果评定,多作为诊断工具用;④评定量表不像测验量表那样严格控制,有些可以公开发表,一些评定量表非专业工作者稍加培训即可掌握。评定量表种类繁多,根据我国目前使用的情况,主要介绍以下几种。

（一）90 项症状自评量表

90 项症状自评量表(symptom check list 90,SCL-90)由吴文源教授修订,共包含 90 个评定项目,其条目有比较广泛的心身症状内容,从感觉、情绪、思维、意识、行为直至生活习惯、人际关系、饮食睡眠等均有所涉及。临床应用证明此量表的评估有比较高的真实性,适用于精神科或非精神科的成年病人。由于通过本量表可很快了解个体的自觉症状,是目前心理咨询和心理治疗中应用最多的一种自评量表(SCL-90 见附录 E)。

1. 计分和评定方法　包括以下项目。

(1)采取 5 级评分:各项目按没有、很轻、中等、偏重、严重,分 5 级评分,分别记为 1、2、3、

4、5 分。

（2）总分：将 90 个项目的各单项得分相加，便得总分。如某人在 90 个症状项目中主观感觉均无任何不适，则他的总分将是 90 分，而不是 0 分。总分反映病情严重程度，总分的变化反映病情的演变。

总均分＝总分/90，表示从总体来看，该病人的自我感觉症状介于 1～5 的哪一个范围内。

阳性项目数：表示病人在多少项目中呈现"有症状"。

阴性项目数：表示病人"无症状"的项目是多少。

阳性症状平均分＝（总分－阴性项目数）/阳性项目数。阳性症状平均分表示"有症状"项目中的平均得分，反映该病人自我感觉不佳的项目程度究竟在哪个范围。

（3）因子分：SCL-90 有 10 个因子，即所有 90 个项目可以分为 10 大类。每一类反映出病人某一方面的情况，因而通过因子分可以了解病人的症状分布特点，以及病人病情的具体演变过程，并可做轮廓图分析。

因子分＝组成某一因子的各项目总分/组成某一因子的项目数

2. 因子定义 10 个因子定义及所包含的项目如下。

（1）躯体化：包括 1,4,12,27,40,42,48,49,52,53,56,58 共 12 项。该因子主要反映主观的身体不适感，包括主诉心血管、呼吸道、胃肠道系统的不适，以及头痛、背痛、肌肉酸痛和焦虑等其他躯体表现。

（2）强迫症状：包括 3,9,10,28,38,45,46,51,55,65 共 10 项。主要指那些明知没有必要，但又无法摆脱的无意义的思想、冲动和行为等表现，还有一些比较一般的感知障碍（如"脑子变空了""记忆力不行"等）也在这一因子中有所反映。

（3）人际关系敏感：包括 6,21,34,36,37,41,61,69,73 共 9 项。它主要反映某些个人不自在感与自卑感，尤其是在与其他人相比较时更突出。自卑感、懊丧以及人际关系明显相处不好的人，往往这一因子得分较高。

（4）忧郁：包括 5,14,15,20,22,26,29,30,31,32,54,71,79 共 13 项。它反映忧郁苦闷的感情和心境，包括对生活的兴趣减退，缺乏活动愿望，丧失活动力等。此外，还包括失望、悲叹、与忧郁相关的其他感知及躯体方面的问题。该因子中有几个项目包括了死亡、自杀等概念。

（5）焦虑：包括 2,17,23,33,39,57,72,78,80,86 共 10 项。它包括通常在临床上明显与焦虑症状相关联的症状与体验，一般指那些无法静息、神经过敏、紧张以及由此产生的躯体征象（如震颤）。那种游离不定的焦虑及惊恐发作是本因子的主要内容，它还包括有反映"解体"感受的项目。

（6）敌对：包括 11,24,63,67,74,81 共 6 项。这里主要从思想、感情及行为三方面来反映病人的敌对表现。其项目包括从厌烦、争论、摔物，直至争斗和不可抑制的冲动暴发等各个问题。

（7）恐怖：包括 13,25,47,50,70,75,82 共 7 项。恐惧的对象包括出门旅行、空旷场地、人群或公共场合及交通工具。此外，还有反映社交恐怖的项目。

（8）偏执：包括 8,18,43,68,76,83 共 6 项。偏执是一个十分复杂的概念，本因子只是包括了它的一些基本内容，主要是指思维方面，如偏执性思维、投射性思维、敌对、猜疑、关系妄想、被动体验和夸大等。

（9）精神病性：包括 7,16,35,62,77,84,85,87,88,90 共 10 项。其中有幻听、思维播散、被控制感和夸大等。

（10）其他：包括 19,44,59,60,64,66,89 共 7 项。反映睡眠及饮食情况。

（二）抑郁自评量表（SDS）

抑郁自评量表（SDS）主要用于测量成人的抑郁程度及其在治疗中的变化情况，其特点是使用简便。

SDS 包括 20 个项目(详见附录 C),每个项目相当于一个有关的症状。采用 1~4 级计分。若正向评分依次为 1、2、3、4 分;反向评分题(有 10 题)按 4、3、2、1 分记分,各项得分相加的总分为粗分,用粗分乘以 1.25 得标准分,取整数部分;也可以用粗分直接查表得标准分(详见粗分标准分换算表)。正常人标准分值为 41.88±10.57。分数越高,抑郁程度越高。

（三）焦虑自评量表(SAS)

焦虑自评量表(SAS)主要用于测定被试的主观感受,且与 SDS 一样具有广泛的使用性。SAS 共有 20 个评定项目(详见附录 D)。评定方法与 SDS 一样也采用 4 级评分法,其中有 5 项反向评分题,按 4、3、2、1 记分。各项累计总分为焦虑总分,正常值为 50 分,高于 50 分为焦虑。分数越高,焦虑程度越高。

（四）A 型行为类型评定量表

美国临床医生弗雷德曼(Friedman)等在 20 世纪 50 年代对冠心病病人的性格或行为表现进行系统和科学的观察与研究,发现冠状动脉粥样硬化性心脏病和高血压易罹患者的行为多为 A 型行为类型。A 型行为类型评定量表主要用于评估成人的行为模式。量表采用问卷形式,通过病人及家属自己的主观判断进行问答。

A 型性格问卷包含 60 个题目(详见附录 B),分成 TH、CH、L 三部分。①TH:共 25 题,表示时间匆忙感、紧张感、做事快等。②CH:共 25 题,表示争强好胜、怀有戒心、敌意和缺乏耐心等。③L:共 10 题,为真实性的纠正题。TH 和 CH 两部分共 50 题,包含了冠状动脉粥样硬化性心脏病病人所具有的性格和行为表现的主要特征。L 题用以测定被试回答问卷的真实性。计分及评估方法是:

TH 的 25 题中,第 2、3、6、7、10、11、19、21、22、26、29、34、38、40、42、44、46、50、53、55、58 题,回答"是"和第 14、16、30、54 题回答"否"的则记分(每题计一分)。

CH 的 25 题中,第 1、5、9、12、15、17、23、25、27、28、31、32、35、39、41、47、57、59、60 题答"是"和 4、18、36、45、49、51 题答"否"的则记分(每题计一分)。

L 的 10 题中,第 8、20、24、43、56 题答"是"和 13、33、37、48、52 题答"否"的则计分(每题计一分)。

首先计算 L 题,如 L≥7 分则表示真实性不大,需剔除该问卷或重新测试。L<7 分者则可进一步调查其他两部分。TH 加 CH 的得分超过 29 分为 A 型行为倾向,30~36 分为中间偏 A 型,37~50 分为 A 型,27~29 分为中间型,19~26 分为中间偏 B 型,1~18 分为 B 型。

课后复习指导

思考题:

1. 什么是心理评估？心理评估的过程是什么？

2. 心理评估常用的方法有哪些？

3. 心理测验的原则是什么？

第八章　心理咨询与治疗

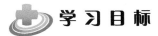
学习目标

1. 掌握：精神分析治疗的基本技术、行为疗法的常用方法。
2. 熟悉：心理咨询与治疗的区别、联系及工作原则；心理危机干预的技术。
3. 了解：催眠疗法、森田疗法治疗的重点以及适应证。

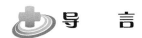
导　言

　　心理咨询与治疗在发达国家几乎与科学心理学同时诞生，已有百余年的历史，但在我国由于社会文化历史的原因，真正进入普通人们的视野，最多不过有二十年的历史。社会上的许多人对心理咨询与治疗了解甚少，存有偏见，不少人虽然有种种心理困扰，却由于社会的压力不敢找心理医生。上海市妇联调查发现，上海大多数家庭都承受着巨大压力，不过只有2%的受访者承认曾寻求专业的心理治疗，19%的人说他们会考虑接受专业的治疗。人们有了心理疾病要么忍受痛苦，要么在家解决，或者让其自生自灭。显然，心理咨询与治疗被人们所认识和普遍接受，仍有很长的路要走。

第一节　心理咨询与治疗概述

一、基本概念

（一）心理咨询

　　"咨询"，即洽商、征求意见，是由求询者（或来访者）与咨询者（或指导者）共同参与活动的过程。心理咨询依不同心理学派，定义不同。美国心理学会咨询心理学分会指出：心理咨询的目标旨在帮助人们克服个人成长道路上的障碍（无论发生在何时何处），使其个人能力得到最佳发展。里斯曼曾定义心理咨询为"通过人际关系而达到一种帮助过程、教育过程和成长过程"。从广义角度看，它几乎囊括了所有心理卫生和个人发展问题。

　　结合上述理论，我们定义的心理咨询是：通过特殊人际关系，运用心理学理论、技术帮助求询者自强自立的成长过程。简言之，心理咨询是心理咨询师协助求询者解决各类心理问题的过程。

（二）心理治疗

　　心理治疗（psychotherapy）又称精神治疗，是指以心理学的理论为指导，以良好的医患关

Note

系为桥梁,通过医患之间言语和非言语的相互作用来改变和影响病人认知、情绪和行为,从而达到调整心理状态、增强御病能力、消除身心症状乃至改善社会适应、提高生活质量的治疗方法。按照给各类事物下定义的科学原则,心理治疗定义可只用一句话概括:"心理治疗是心理治疗师对求助者的心理与行为问题进行矫治的过程。"

心理治疗有广义和狭义两种概念。广义的概念认为,每个医务人员同病人接触、谈话、诊疗的过程中,通过言谈举止、仪表态度等,对病人产生各种心理积极影响,直接或间接地改善病人的精神状态和躯体症状。狭义的心理治疗,指专业人员运用心理学理论,针对病人有意图、有计划地实施以精神效果为目标的具体治疗方法。

(三)心理治疗与心理咨询的关系

心理咨询与心理治疗从定义看有相当的共通性,其本质上没有区别。某些理论家把二者比作同义词,而大多数实际工作者把二者看成是一个连续谱的两端(图 8-1)。

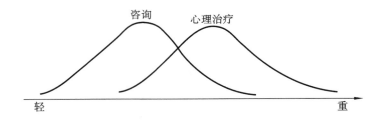

图 8-1 心理咨询与心理治疗关联图

1. 心理治疗与心理咨询的联系 美国咨询心理学会文学会主席哈恩(M. E. Hahn)曾说过:许多心理学家和心理治疗家都认为心理咨询和心理治疗不能截然分开。咨询者的实践在心理治疗家看来是心理治疗;而心理治疗家的实践在咨询者看来就是心理咨询。的确二者在理论方法、目标、过程、技术上有很大的同一性。相同之处如下。

(1)二者采用的理论方法常常是一致的:即理论上没有明确的界限。典型的如罗杰斯(Carl Rogers)的求询者中心治疗与咨询被冠以双重称呼。

(2)二者进行的工作对象常常是相似的:求询者大都有烦恼和心理障碍,在病与非病之间没有明确界限;心理咨询者与治疗者都可能会遇到家庭或婚姻等问题的咨询。

(3)二者的工作目标极具相似性:即咨询与治疗都强调帮助求询者成长,增强其社会适应性。

(4)二者涉及的是同一类特殊的人际关系:即一方为有心理问题的求询者,另一方为受过专业训练的指导者(治疗者与咨询者)。

2. 心理治疗与心理咨询的区别 尽管心理咨询与心理治疗有上述相似之处,但也存在着如下不同之处。

(1)对象和工作情景不同:心理治疗主要是针对有心理障碍的人进行工作,一般在临床(心理诊所)和医疗情景中进行;心理咨询的对象主要是正常人、"亚健康"的人、正在恢复或已复原的病人。心理咨询工作除在上述机构进行外,还可在学校、工厂、社会团体等处的心理咨询室开展工作。

(2)工作任务侧重点不同:心理咨询所着重处理的是正常人所遇到的各种问题,主要问题有日常生活中人际关系的问题、职业选择方面的问题、教育求学过程中的问题、恋爱婚姻方面的问题、子女教育方面的问题等。心理治疗的侧重点往往是某些神经症、性变态、行为障碍、心理生理障碍、心身疾病及康复中的精神病病人等。

(3)工作模式不同:心理咨询主要是针对正常人,帮助他们学习新技能,解决适应与发展问题,如提高个人决策能力,胜任职业等,防止困扰产生。其工作模式为"发展—教育—预防",表现出更强的哲学和社会学倾向,强调整体、理性、环境的作用,偏重现象学的探讨方式,而不是某种治疗技术。心理治疗的工作模式是"矫正—适应—治疗"。因为它主要是帮助人格障碍和心理异常的病人解除症状,改变病态行为,重建人格等。心理治疗工作者在工作中多具权威性色彩,它注重病人的内在心理结构方面,常常深入无意识领域,依特定的人格、病理学理论和临床技术,对病人"治疗"表现出明显的医源性影响。

(4)工作目标不完全相同:心理咨询多为解决有限的、直接的具体问题;心理治疗的目的则较模糊,在于使人发生变化并促进其成长。

(5)时间长短和咨询频数不同:心理咨询时间较短,次数较少;而心理治疗时间长,由几次到几十次不等,甚至几年才能完成。

二、工作原则

不论是心理咨询还是心理治疗,工作者都必须遵循以下原则。

(一)信任原则

信任原则也称和谐性原则,这是心理治疗成败的关键。医患关系和谐,病人对医生有信任感,才能逐步建立治疗动机,并能无保留地吐露个人的心理问题的细节,为医生的准确诊断及设计和修正治疗方案提供可靠的依据,同时,医生向病人提出的各种治疗要求也能得到遵守和认真执行。这样才能取得良好的疗效。在心理治疗过程中,建立良好的医患关系,其主要责任在医生方面,这是检验一个心理治疗医生是否成熟称职的重要条件。

(二)保密性原则

这是心理工作者应具备的基本职业道德。心理治疗往往涉及病人的隐私,为了维护病人的个人隐私权,同时也为了维护心理治疗本身的声誉及权威性,在工作中必须坚持保密性原则。医生不得将病人的具体材料公布于众,即使在学术交流中不得不详细介绍病人的材料时,也应隐去其真实姓名。

(三)中立原则

在心理治疗过程中,不应替病人做选择,应设身处地为病人着想,在病人做出抉择之前保持某种程度的中立。

(四)回避性原则

回避性原则又称为陌生性原则,心理治疗工作者不宜为亲人和熟人进行心理治疗,这是基于信任性和保密性原则考虑的。

(五)非免费性原则

决不能把心理治疗收费与道德联系起来。合理收费是心理治疗者作为一种职业存在和发展的物质基础,也是促进病人积极主动参与治疗的重要条件。

另外,还有计划性、针对性、灵活性、综合性等原则,因这些原则是一般临床诊疗也要遵循的原则,所以就不再叙述。

三、心理治疗的基本过程

(一)最初的接触

这一阶段的工作任务是向求助者提供其急切关心的信息,尽快建立良好的咨访关系。

当求助者第一次进入心理门诊接触治疗者时,他们并不清楚自己能够从心理治疗过程中获得什么。他们甚至不知心理治疗和传统的躯体治疗究竟有多大区别。他们通常是怀着焦

知识链接 8-1

虑、茫然的心情,抱着试试看的态度来到心理诊室的,所以求助者是否对治疗者产生了基本的信任、形成了基本的好感,是这一阶段工作是否成功的重要标志。

在首次接触时,应从以下几个方面着手工作。

首先,治疗者应该主动和求助者打招呼,相互问候,根据当地的习俗及求助者的年龄、性别和社会身份,决定是否应该握手、拍肩、鞠躬或摸孩子的头来表示友好和欢迎。

其次,介绍心理治疗门诊的情况和治疗者个人的情况、心理治疗的性质以及通过治疗能解决的问题。

最后,初步询问了解求助者求诊的原因后,要向求助者讲清治疗的形式、程序、时间安排、费用、保密的原则以及需要求助者做出努力的方面,如果求助者同意,就和他约好下一次会面的时间。

（二）评估与诊断

1. 评估信息的收集　如果求助者同意按时前来应诊,就应该安排一次或几次心理门诊工作时间,对其问题进行评估诊断。通常在评估中都要包括一个与求助者进行的诊断性的会谈,以了解求助者的现在和过去,这种交谈有时可能还要约来求助者的配偶、子女、同事、朋友等与求助者关系密切的人;根据需要可能还要进行有关的心理测试;在某些情况下可能还需要求助者记录下他每天的不同行为、思想和情绪体验;为排除躯体器质性病变存在的可能性,有时需要求助者接受相关的医学检查。通过上述过程,我们就可以得到关于求助者的信息。

2. 评估信息的分析与整合　在对这些信息进行分析时,要讲究一定的方法和策略,既要注意事物之间的联系,还要分清问题的主次。首先,要注意问题之间在时间上的联系。即把关于求助者的过去、现在、将来的信息综合起来考虑。对求助者过去的了解,有助于加深对其目前的问题的认识。对求助者未来的想法和打算的了解,可以进一步了解其理想的我和现实的我的差距,加深对求助者当前困境的理解。其次,要注意心理过程之间的内在联系,即了解求助者的认知和情绪是什么关系,了解其认知和行为又是什么关系。在心理治疗过程中,还应注意关注主要问题。所谓主要问题,是指求助者最关心、最困扰、最痛苦和最需要改善的问题。在首次面谈时,求助者可能会说出他最为困惑的问题,但往往首次谈及的问题,并非是真正困扰求助者的问题,需要经过多次面谈,深入摸索、探讨,才能真正了解求助者的症结所在。这是因为求助者面对首次见面的治疗者,往往羞于直截了当地诉说自己的困扰,比如说"我有性病""我有同性恋倾向""我爱人有外遇"等。即使存在以上问题,求助者在首次治疗时也往往会以躯体不适(头晕、头痛、失眠、烦躁等)或其他问题而求助于治疗者。只有经过多次会面,求助者逐渐产生了对治疗者的信任,才有可能逐渐暴露问题的实质。所以,治疗者要善于"透过现象看本质",绝不为表面现象所迷惑。

当收集并分析这些材料后,应把这些信息进行整合,形成对求助者问题的一个完整的架构,从而使下一个环节的心理治疗能有的放矢。当然,随着治疗的进展和新问题的暴露,对求助者问题的构想可能会发生变化。也就是说,对求助者的评估并非是一劳永逸的。当评估发生改变时,治疗的目标和技术可能也要做出相应的调整。

（三）治疗目标的确定

（1）当对求助者的评估资料确定之后,治疗者就要和求助者共同协商治疗的目标问题。通过协商,必须明确如下问题:处理问题的方法、整个治疗的过程、治疗的时间安排以及治疗期间治疗者和求助者各自应该承担的责任和义务。治疗的目标应该具体、实际,而不能过于笼统、庞大。

（2）在进行心理治疗时,有些求助者只有一个治疗目标,而有的求助者则可能同时有多个治疗目标。应分清目标的轻重缓急,以便治疗实施时做到有条不紊。

（3）治疗目标应该具有如下几个方面的特点：①治疗目标应具体。例如，针对一个社交恐怖症学生的治疗，治疗的目标是她能在课堂上正视老师，能够平静地听课。这种目标就非常具体而明确。对一名因夫妻关系紧张而要求心理治疗的男性，如果治疗的目标是让他成为好丈夫，这就非常笼统，因为即便是在现实生活中，我们也很难说清楚究竟什么样的男人才算是好丈夫。②治疗目标应切实可行。心理治疗的目标应据求助者的实际情况而定，如求助者的潜力、水平、文化程度及其所处的周围环境的限制等。如果目标定得过高，根本没有实现的可能性，治疗就很难坚持下去。③治疗目标应分出轻重缓急。

（4）应该指出的是，随着心理治疗的进展，协议中的很多内容都可能需要改变。例如，治疗开始时，如果求助者有着较高的焦虑和心理防御水平，那么他可能只接受有限的治疗目标。但是随着治疗的进展，求助者的焦虑水平和心理防御强度可能会降低，因此，更容易接受大范围的改变。

（5）另外，在治疗过程中，治疗者可能对求助者有了新的认识，因此必须对协议进行修正；随着求助者对治疗者的信任以及受益的增加，求助者自己也可能希望扩大治疗的目标。需要注意的是，当治疗者认为有必要对治疗目标进行修改、调整时，一定要引导求助者自己向治疗者提出修改治疗目标的请求，以免让求助者感到自己只是在受治疗者的操纵。

（四）治疗目标的实施

在制订了治疗目标后，治疗就进入了实现治疗目标的处理具体问题阶段。由于求助者的问题性质以及治疗者所持的观点和所受训练不同，处理问题时采用的方法各异，如可能采用分析性的心理治疗，也可能采用行为治疗或来访者中心疗法。由于折中主义思想在心理治疗领域占据着主导地位，所以目前多数心理治疗者不再偏执于某一学派的理论与方法，而倾向于依据求助者的病态行为和人格特点，灵活地采用各种治疗方法。这一阶段可能要历时几周、几个月，甚至1年以上，治疗时间的长短，要视求助者的具体情况而定。

（五）心理治疗的结束、评估和随访

当治疗者开始确信求助者已经能够独立解决自己的问题、预期的治疗目标已经达到时，就应该着手讨论结束治疗的问题了。结束治疗常常是一个循序渐进的过程，例如，可以把治疗的频度由每周2次改为每周1次，再到每两周1次等。留下最后的一次或两次会面，集中讨论结束治疗的问题。

在这一阶段中，治疗者要向求助者指出他在治疗中取得的成绩和进步，并向他指出还有哪些应该注意的问题；治疗者还要帮助求助者重新回顾治疗的要点，检查治疗目标实现的情况，进一步巩固治疗所取得的成果；在征得求助者同意的前提下，留下求助者的通讯联络方式，以便今后随访。治疗全部结束后，治疗者要对整个治疗过程进行回顾性的客观评估，总结经验，吸取教训，以便今后进一步提高心理治疗的水平。

四、心理治疗的适应范围与分类

（一）心理治疗的适应范围

1. 应用于临床　主要治疗以心理因素起主导作用的疾病，如各类神经症、重症精神病的恢复期、心身疾病、受挫后的情绪反应以及儿童和成人的各类行为问题；同时也适用解决因躯体疾病和各种急、慢性病而引起的种种心理反应以及由此而引起的一系列心身症状。

2. 应用于日常生活　主要是帮助人们解决由日常生活所引起的各种心理困扰和改善亚健康状态，消除和缓解各种人际关系的紧张和不协调、不适应以及由此而引起的各种心身反应状态。

（二）心理治疗的分类

1. 按治疗时间的长短分类

（1）短程心理治疗：通常不超过 6 个月，每周治疗 1～2 次。大部分心理治疗可归属此类。

（2）长程心理治疗：持续半年甚至一年以上。

2. 按治疗对象的多少分类

（1）个别心理治疗：施治者与求治者单独接触、谈话或接受训练的治疗方法，是心理治疗的一种基本形式。

（2）家庭治疗：以家庭为单位所进行的心理治疗。家庭的所有成员在现实关系的背景下，共同接受治疗。

（3）集体心理治疗：将病种、病情大体相同的求治者组织在一起，医生深入浅出地讲解疾病知识或共同讨论病因的治疗方法。

3. 按求治者意识范围的大小分类

（1）觉醒心理治疗：求治者的神志处在清醒状态，根据医生表达的信息，能自觉地进行积极的思考，有意识地调整自己的情绪。

（2）催眠心理治疗：求治者处于意识极度狭窄的状态下，求治者可接受医生的言语指导，可将在意识中已经忘却的心理创伤重新回忆起来。

4. 根据学派理论分类 可分为心理动力学派、行为主义学派、人本主义学派等。

第二节 常用的心理疗法

一、精神分析疗法

（一）精神分析疗法的原理

精神分析理论认为心理障碍是在幼年期心理发展过程中未能满足的欲望，被压抑到潜意识中形成症结引起的，最后以不带明显内容的神经症症状表现出来。所以精神分析疗法致力于挖掘病人压抑到潜意识中的幼年创伤性经验，将其带入意识之中，病人知道了症状的真意，重新认识自己后，症状就失去存在的意义而消失。这就好比，屋里的异味如果是由地毯下发霉的垃圾散发的，要想彻底消除异味，只在地毯上打扫是不行的，必须把地毯下发霉的垃圾清除掉。因为改变人格和影响一个人的潜意识，都是非常艰苦的巨大工程，这就决定了，真正意义上的精神分析治疗必然是漫长的（100～300 小时）、耗时的、费力的，对于一名治疗师和病人来说，都是一次巨大的挑战，当然，在巨大的代价和付出的前提下，回报也是巨大的，它可能意味着自残自虐恶性循环的结束，黑暗痛苦的内心世界重见光明，新生活的重新开始，自我和真我的重新发现。

（二）精神分析疗法的技术手段

1. 自由联想（free association） 精神分析的基本手段。治疗者要求求治者毫无保留地诉说他想要说的一切，包括近况、童年记忆、随想、对事物的态度、个人成就和困扰、思想和情感等，甚至自认为一些荒谬或奇怪的想法。治疗者不随意打断求治者的话语，只是必要时加以适当的引导。精神分析理论认为通过自由联想，潜意识里的心理冲突可逐渐被带入意识，使求治者对此有所领悟，从而重新创建现实的、健康的心理。自由联想贯穿于整个治疗过程。

2. 阻抗（resistance）的处理 自由联想过程中，求治者在谈到某些关键时刻所表现出来的自由联想困难。此时求治者似乎没有什么东西可以谈了；或者反复陈述某一件事，不能深入下去，扩展出来；或者甚至认为分析治疗没有意义，想中止治疗等等。阻抗的表现是意识的，但根源却是由于潜意识中有阻止被压抑的心理冲突重新进入意识的倾向。所以阻抗的发生，往往正是求治者症结之所在。治疗者必须在整个治疗过程中不断辨认并帮助求治者克服各种形式的阻抗。一旦潜意识的所有阻抗均被逐一战胜，求治者实际上已在意识水平上重新认识自己，精神分析治疗也已接近成功。

3. 移情（transference） 被认为是精神分析治疗的重要内容。在分析会谈过程中，求治者可能将治疗者看成是过去与其心理冲突有关的某一人物，将自己的情感活动转移到治疗者身上，从而有机会重新"经历"往日的情感。这样，治疗者可能成为求治者喜欢的对象，也可能是憎恨的对象。治疗者通过对移情的分析，可以揭示求治者对治疗者的怨恨和对父母的怨恨之间的联系，从而了解求治者心理上的某些本质问题，引导求治者讲出痛苦的经历，揭示移情的意义，以帮助求治者进一步认识自己并给予疏导，使移情成为治疗的动力。

4. 发泄（abreaction） 让求治者自由地表达被压抑的情绪，特别是过去强烈的情感体验。事实上，这种发泄往往通过对治疗者的移情作用而表现出来，治疗者鼓励求治者进行这种发泄。

5. 释梦（dream interpretation） 心理分析的重要手段。精神分析理论认为梦的内容与被压抑在潜意识中的内容有着某种联系，梦是潜意识冲突或欲望的象征，因此求治者有关梦的报道可以作为自由联想的补充和扩展，并认为有关梦境的分析结果更接近于求治者的真正动机和欲求。但是梦境仅是潜意识冲突与自我监察力量对抗的一种妥协，并不直接反映现实情况，这就需要治疗者对梦境做特殊的解释，如要求求治者对其内容进行自由联想，以便发掘梦境的真正含义。

6. 阐释和疏泄 治疗者在心理分析治疗过程中，对求治者的一些心理实质问题加以解释、引导或劝阻，就是阐释（interpretation）。通过阐释帮助求治者重新认识自己，认识自己与其他人的关系，从而达到治疗疾病的目的，这就是疏泄（catharsis）。

（三）精神分析疗法的适应证和评价

精神分析疗法大多应用于神经症，以及心身疾病的某些症状。这种方法已受到不少批评，包括理论无法证实，缺乏评判标准，结果难以重复，以及时间太长，费用太高等。某些经过修正的新精神分析疗法在时间上已有所缩短，且增加了对社会文化因素与疾病和症状关系的分析，主要用于解决当前迫切要求解决的问题。

二、行为疗法

（一）行为疗法的概念及适应证

行为疗法也叫行为矫正法，它以行为学习理论为基础，把治疗的重点放在可观察到的外在行为或可具体描述的心理状态。行为疗法的代表人物沃尔帕将其定义为：使用通过实验而确立的有关学习的原理和方法，克服不适应的行为习惯的过程。

行为疗法与传统的心理治疗相比，具有更高的科学性和系统性，可以进行客观的科学检验、演示和量化，即使重复试验也可得出同样可靠的结果，有一整套定型化的治疗形式，有坚实的理论根据和大量的实验证明，所以临床效果更为显著和稳定。

适应证：凡是出现行为异常的个体均可采用行为疗法予以纠正。但对于边缘人格、人格障碍或抑郁症的病人治疗效果有限。

（二）行为疗法的方法

1. 系统脱敏疗法（systematic desensitization） 又名对抗条件疗法或交互抑制法等，这一疗法是心理学家沃尔帕于 1958 年从治疗动物实验性神经症获得成功而创立的。这一疗法是一种以渐进方式克服或消除神经症性反应的治疗方法。

沃尔帕认为人的神经症与动物相似,也是通过条件反射形成的,那么也同样能够通过去条件作用而治疗。的确,这一疗法在临床获得了成功。

实施的程序是:①制定焦虑等级:根据引起症状的体验与生理多导记录仪或生物反馈治疗仪的监测数据综合判断,将引起症状的相应情境由弱到强排序。如恐蛇症者的恐惧情绪是 0～6 级,相应的情境是安静→看到"蛇"字→听到谈论蛇→见到假蛇→见到真蛇→触及真蛇。②放松训练:学会使自身保持轻松。③脱敏治疗:根据两种相反的情绪或行为不能同时并存,且可相互抵消的交互抑制论点,学习用放松的心身状态去克服恐惧、焦虑。关键是要由轻到重、有顺序地进行。系统脱敏疗法适用于治疗神经症,尤其是许多与焦虑反应相联系的行为障碍。

2. 冲击疗法(flooding therapy) 又名满灌法,是将病人置于他所惧怕的情境中,脱敏法是采取缓和的、逐步消除的方法,而本法是开始治疗时即让病人处于他最惧怕的情境中(如恐高症),但如果真正可怕的事情并没有发生,紧张、焦虑不安便会明显减轻。为防止过度强烈的心身反应对原本有心血管疾病者的危害,故应用此方法前应做必要的耐力检查,且征得病人同意。

3. 厌恶疗法(aversion therapy) 将令求治者厌恶的刺激与对它有吸引力的不良刺激相结合,形成条件反射以消除不良刺激对求治者的吸引力,使症状消退。例如,在酗酒者的酒中加入戒酒药,使其饮用后痛苦地恶心呕吐,抵消了饮酒的欣快感,促进戒酒。

常用的厌恶疗法有电击法、橡皮筋法、氨水法、阿朴吗啡法、厌恶想象法等。由于此疗法会给求治者带来不愉快的体验,甚至是痛苦,因而应将此疗法作为其他疗法无效后的选择,应用前要征得求治者同意及配合。

4. 放松训练(relaxation training) 又名松弛训练,它是按一定的练习程序,学习有意识地控制或调节自身的心理生理活动,以达到降低机体唤醒水平,调整因紧张刺激而紊乱了的功能。古今中外属于此类的方法很多,其共同特点是松、静、自然。这里仅介绍其中的渐进性放松法。

渐进性放松(progressive relaxation)又名渐进性肌肉松弛法。这是美国生理学家杰克伯逊(Jacbson)于 20 世纪 20 年代根据有意识松弛肌肉的同时情绪亦感轻松的心身整体反应现象,创立的一种通过对肌肉反复的紧—松循环练习,促进肌肉放松和大脑皮层唤醒水平下降的一种放松方法。具体措施如下:采取舒适的坐位或卧位,循着躯体从上到下的顺序,渐次对各部位的肌肉先收缩 5～10 秒,同时深吸气和体验紧张的感觉;再迅速地完全松弛 30～40 秒,同时深呼气和体验松弛的感觉。如此反复进行,也可只进行某一部位或是全身肌肉一致的紧松练习。练习时间从 20 分钟到几分钟,可根据训练肌群范围灵活运用。本疗法无禁忌证,老少皆宜,目前已被广为应用。

5. 生物反馈疗法(biofeedback therapy) 其基本原理建立在"内脏学习"实验基础上,与放松训练相结合,借助现代化电子仪器对体内不易体验到的生理活动信息(如血压、心率、胃肠蠕动、生物电活动等)进行监视,并及时将测得的信号加以记录、放大并转换成人们能够理解的信号(如声、光、仪表指针等),显示给求治者和第三者,让求治者根据这一信息学习和训练,学会有意识地控制自身的心理生理活动,使生理活动朝着所期望的方向发展,从而达到调整机体功能和防病治病的目的。

生物反馈疗法在临床广泛应用于内科、外科、儿科、神经精神科等多种疾病的治疗中。

三、来访者中心疗法

（一）来访者中心疗法的原理

来访者中心疗法，是罗杰斯（C. R. Rogers）创建的一种人本主义的心理疗法。它与精神分析和行为治疗不同，不是靠探究潜意识领域或改变反应形式来纠正不正常的心理或行为，而是动员来访者主体内的潜能来达到自我治疗的目的。其基本原理如下。

（1）有机体都有一种天生的基本趋势，即具有一种不断生长、发展、提高、力争超过自己现在水平的自我潜能，这就是自我实现的倾向。它是个体所拥有的最重要的资源，它要以各种方式去发挥他的潜在能力，来推动有机体的生长、前进、成熟。比如幼儿学步，在正常情况下，小孩不论跌倒多少次，最后总是可以学会独自走路的，心理的成长也是如此。在合理、良好的环境中，一个人总是能靠这种天生的力量由小到大发育成熟，成为一个健全的、机能完善的人。在人的成长中，不利的环境条件，使人的这种趋势受到歪曲和阻碍，形成冲突，人就会感到适应困难，表现为各种乖僻古怪的行为。

（2）人都有两个自我：现实自我和理想自我。其中前者是个人在现实生活中获得的自我感觉，而后者则是个人对"应当是"或"必须是"等的自我概念。两者之间的冲突导致了人的心理失常。人在交往中获得的肯定越多，则其自我冲突越少，人格发展也越正常。反之，长期扭曲，人格失常。自我不和谐的原因是由于条件性积极关注导致的。

（3）如果创造一个良好的环境使他能够和别人正常交往、沟通，人都有能力发现自己，认识自己，并加以改进，发挥他们的潜力，改变其适应不良和行为异常，这是一个自我转变、自我调整、自我学习的过程。

所以，在心理咨询、治疗上罗杰斯倡导一种非指令性治疗的方式，以来访者为中心。反对操纵或支配来访者，避免代替来访者做出决定。主张在谈话中要创造一个充满真诚、尊重、理解、温暖和信任的气氛，将病人视为来访者，如同来拜访老朋友而非看病。由来访者确定讨论的问题，采取不指责、不评论、不干涉的方式，鼓励来访者言尽其意，直抒己见，使来访者无忧无虑地开放自我。来访者通过自省自悟，充分发挥其潜能，改变不良心理，最终达到自我的实现。

（二）来访者中心疗法的特点

罗杰斯所创导的治疗技术的特点如下。

1. 无条件的积极接纳和尊重　治疗者首先应让来访者感到，他是完全地、毫无保留地被接受的；治疗过程中，治疗者应是一位耐心、诚意而又机敏的听众，听取来访者诉说的一切。不仅用耳听，还要用脑听、用心听，只有诚心诚意地倾听才会有反馈、有交流，这对治疗十分重要。

2. 共情　通情达理、设身处地地理解，即一种能深入他人主观世界，了解其感受的能力，并能设身处地地正确理解。

3. 真诚一致　治疗者能开放地向来访者恰当地表露自己的真实感受与态度，包括负面的感觉也不必隐瞒，表里如一。治疗者的这种态度，可以成为来访者努力朝向真实前进的一个示范作用，并促进来访者进行诚实的沟通。

显而易见，根据罗杰斯的观点，心理治疗是"通过人际关系来改变人的行为"，这种关系的主要成分是"态度"，而不是理论。治疗效果取决于态度，而不是治疗者的知识、理论与技巧。如果治疗者能具备这些态度，治疗者与来访者之间就可以建立一种相互平等、相互尊重的关系。可使来访者处于主动的地位，学会独立决策，这样来访者将会减少防卫，更开放自己的内心世界，会形成融洽与建设性的表现方式，这将指引着他（她）向着健康的方向前进。因此，咨询的目标在于使来访者自由并创造出能进行有意义的自我探索的情境。当人们自由时，就能发现自己的方向。

四、认知疗法

认知疗法是一种多模式的和折中取向的临床治疗技术,形成于20世纪六七十年代,已成功应用于治疗多种心理疾病及人格障碍等。代表人物有美国心理学家埃利斯(A. Ellis)和贝克(A. T. Beck)等。

(一)认知疗法的基本原理

认知疗法强调认知过程是心理行为的决定因素。它是在精神分析疗法和行为疗法出现困难的背景下发展起来的。认知疗法与行为疗法不同,它不仅重视矫正病人的适应性不良行为,更重视病人的认知、情绪;与精神分析疗法的不同在于,它重视意识过程中的事件而非潜意识。认知疗法有三条基本原理。

(1)认知是情感和行为反映的中介,引起人们情绪和行为问题的原因不是事件本身,而是人们对事件的解释和评价。而这种解释和评价又受个人的信念、假设观念等认知因素的作用和影响。

(2)认知和情感、行为互相联系、互相影响。负性认知和情感、行为障碍互相加强,形成恶性循环,是情感、行为障碍迁延不愈的重要原因,因此,打破恶性循环是治疗的一个关键。

(3)认知治疗就是通过认知和行为技术,改变病人不良认知和由这一过程中所产生的观念来纠正本人适应不良的情绪或行为。治疗的目标不仅是针对行为、情绪的外在表现,而且分析病人现实的思维活动,找出错误的认知,加以纠正,以使病人的情绪、行为障碍获得迅速改善。

(二)认知治疗常用方法

1. 埃利斯的理性情绪疗法　理性情绪疗法的基本观点是:一切错误思考方式或不合理信念是心理障碍、情绪和行为问题的症结,并就此提出ABC理论(A指外来的应激性生活事件;B指内在的非理性认知系统;C指思考出现的不良后果)。如病人的情绪问题是事件后果C,但人们却错误地将其情绪不良归咎于事件A。ABC理论认为,外来事件是个性的,不同个体有各自的认知系统,因而以不同认知对个性事件做理性或非理性的解释,继而产生积极或消极的情绪反应。治疗者采用积极的说教、指导性语言,指出病人认知系统的理性成分,使病人领悟情绪不良出自非理性信念所致,其情绪障碍源于自己仍沿用过去的非理性信念,只有改变自己的非理性信念,才能消除情绪障碍。

理性情绪疗法以认知理论为基础,并糅合了行为疗法的某些技术。对认知问题,采用阅读作业法、家庭作业法等;对情绪问题,采用想象法、面对法和定式练习法等;对行为问题,用操作条件作用法和系统脱敏疗法等。此法适用于焦虑性障碍和其他神经症性障碍、心身疾病、人格障碍和性问题者。

2. 自我指导训练　自我指导训练是一种干预策略,是认知、行为结合的治疗方法,用于对抗适应不良性认识。此法教授病人进行自我说服或现场示范指导、有意识地采用另一种思想去对抗不良的思想。一般分为三期实施:第一期,帮助病人弄清问题,告知其不正确的想法具有重要作用;第二期,鼓励病人考虑其想法如何加重症状或干扰其应对问题的能力;第三期,帮助病人找到另一种更适当的想法。

自我指导训练用于有特殊心理问题的病人(如攻击性儿童、多动症和行为问题儿童)的治疗,还用于治疗焦虑症、精神分裂症等病人。

五、暗示和催眠疗法

（一）暗示疗法

暗示（suggestion）是一种利用间接的、含蓄的方式，对他人的心理与行为产生影响的过程。暗示使人不加批判地接受某些观念、语言、情感或动作，从而导致自己的感觉、知觉、思维、观念、记忆、情感、行为方式等发生改变。

暗示疗法（suggestive therapy）是指利用暗示对病情施加影响使症状消除的过程。暗示疗法是一种古老而有一定治疗效果的心理治疗方法。说古老，是因为一些原始的占卜、求神治病活动就明显存在着暗示作用。凡是医生特别是那些影响大的名医，在治疗过程中通过心理上的积极暗示，能明显改善病人的心身反应过程。

暗示疗法对暗示性高的病人效果较好，暗示性低的病人效果差。需要指出的是，暗示有积极和消极两方面的作用，前者可以治疗疾病，后者可加重病情。

暗示疗法可以直接进行，也可在其他治疗过程中结合进行。直接暗示是医生以技巧性的言语或表情，给病人以诱导和暗示。病人接受医生的暗示过程，就是内心的逻辑活动过程，其结果是改变了原有的病态感觉和不良态度，达到治病的目的。暗示疗法的方式包括言语暗示、操作暗示、药物暗示、环境暗示、自我暗示等。

（二）催眠疗法

1. 催眠疗法的概念 催眠疗法就是用催眠方法使病人的意识范围处于极度狭窄的情况下，然后借助暗示性语言，来消除病理心理和躯体障碍的一种方法。催眠疗法实际上是在催眠状态下的暗示疗法，故也称为催眠暗示疗法。其适应证主要是神经症等。

从奥地利医生麦斯麦首次表演催眠术（1775）并应用于医疗上，到现在的催眠疗法已有二百多年的历史，但催眠的心理生理本质至今未被阐明。巴甫洛夫曾指出：催眠是清醒与睡眠之间的移行时相。在催眠状态下，由于人的大脑皮层高度抑制，过去的经验被封锁，对新刺激的鉴别批判力大大降低，从而使"当作刺激物而被应用的暗示具有几乎不可克服的巨大力量"。

2. 催眠疗法的分类 催眠疗法，按其形式可分为集体治疗和个别治疗；按其属性又可分为自我催眠法和他人催眠法。临床上常用个别他人催眠法。一般采用言语催眠、药物暗示催眠和麻醉药物催眠。在实施催眠之前，应向病人交代治疗的目的和步骤，还必须先测试病人的可暗示性程度，受暗示程度较低或不受暗示者，一般不宜进行催眠疗法。

3. 实施催眠疗法的暗示性测试 测试可暗示性的方法很多，现介绍以下几种。

（1）病人直立，双脚并拢，背向医生，头部后仰。医生用手托其枕部，然后告诉病人："手拿开后，你就会向后跌。"如果病人真的向后倾倒，即表示具有一定的可暗示性。

（2）让病人直立或平坐，两臂伸平，然后告诉他："你的左臂沉重，会不自主地下垂。"如果病人真的左臂下垂，说明他具有一定的可暗示性。

（3）用两根试管，盛满等量清水，然后告诉病人："其中一根试管装的是清水，另一根是酒，你仔细地闻一闻，辨别一下哪一根试管装的是酒。"如果病人真的在某一根试管中闻到了酒的气味，就表示他具有一定的可暗示性。

4. 催眠疗法的实施 在实施催眠时，大多采用言语催眠促使病人进入睡眠状态。让病人处于安静整洁、光线黯淡的室内，打消其思想上的顾虑，以放松平静的姿态躺在睡椅上，然后让他凝视距鼻梁 8 cm 远、3 cm 高处的一个铅笔尖或其他某物体，1～2 分钟后，病人就很快感到眼肌疲劳，眼皮沉重。医生则同时用低沉、缓慢的语调反复对病人说："你睡吧，你想睡了，你感到疲倦了，你的眼睛睁不开了，什么也看不见了，睡着了……"这种单调的重复，很容易引起大脑皮层的抑制。为了加强催眠的疗效,也可以采用药物暗示催眠或辅助言语催眠,其方法是用2.5%硫喷妥钠或5%～10%阿米妥钠0.5克稀释后,进行静脉注射(缓慢),在病人表现表情安详、身体不动、眼睑微闭、呼吸均匀变慢,但能保持和医生对答交谈时,就应停止推注。治疗结束后,可以及时唤醒病人,或让其睡完觉后逐渐醒来。一般用这样的指导语:"好了,治疗结束了,你可以舒舒服服地睡一觉,睡醒后你一定会精神饱满,头脑清醒。"

5. 催眠状态分类　催眠状态的表现有强弱、深浅之分。浅度催眠状态的病人感到浑身倦怠、肌肉松弛、呼吸深缓、无力睁眼,醒后对催眠中发生的事有回忆能力。中度催眠状态的病人感到睡意甚浓、四肢僵直,醒后对催眠中发生的事只保留部分记忆。深度催眠状态下的病人除对医生的说话有反应外,已基本没有知觉,甚至对针刺刀割也无痛觉,可施行外科手术。

一般来说,在浅度催眠状态时进行心理治疗效果最好。这时,可根据病人的症状,让其回忆已遗忘的过去经历,宣泄其创伤体验;可以询问其病史、生活和工作的挫折等,为治疗收集资料;可以暗示其做一些动作或讲话,如通过讲话来纠正缄默症;也可以告诉病人某症状很快就会消失等等。

6. 催眠疗法的注意事项　必须指出催眠疗法是一项严肃的工作,应与巫医和巫术严格区分,亦不可视为儿戏,任意滥用。一般只有心理学家和精神医生在出于研究和治疗的需要时,在病人自愿配合的情况下,方可使用。而且,催眠疗法除具有疗效快、疗程短的优点外,也有其缺点。一是并非任何病人都能成功地接受催眠疗法;二是疗效往往不甚巩固。在使用时必须注意。

六、森田疗法

(一)森田疗法的基本原理

1. 森田疗法的概念　森田疗法(Morita therapy)是日本人森田正马根据他对神经症的研究,于20世纪20年代初创立的一种心理治疗方法。这种方法的中心理论是精神交互作用理论,即如注意集中则感觉就会敏锐,感觉敏锐又把注意更加固化在那里,这种感觉和注意相结合而交互作用,就会加大其感觉的精神过程。例如,临床上的疑病倾向和疑病素质是构成神经症的基础,因为有疑病倾向的人求生欲望强烈,常把注意力集中在自身健康方面,容易把正常的生理反应误认为是病态,通过精神交互作用,形成恶性循环,从而导致神经症的心身症状。对发病具有决定作用的是疑病素质,对症状发展具有决定作用的是精神交互作用。

2. 森田疗法的治疗原理　森田疗法的治疗要点在于陶冶疑病素质,打破精神交互作用,消除思想矛盾;提倡"保持现状",主张"听其自然""不以为然",达到心理的"自然活动,无所居心";使病人不把精神的或躯体的症状当作自己心身的异物。其基本治疗原理是"顺其自然""为所当为"这两条。

(1)顺应自然:不是对症状的消极忍受、无所作为,而是按事物本来的规律任由症状存在,而不去抗拒排斥,带着症状积极生活。

(2)为所当为:森田认为与人相关的事物可分为可控制和不可控制两类。可控制的事物是个人通过自己的主观意志可控制和改变的事物;不可控制的事物是个人主观意志不能决定的事物。要求病人通过治疗,学会不去控制不可控制之事,但要学会控制那些可控制之事,即为所当为。

(二)森田疗法的实施

1. 森田疗法的治疗方式　森田疗法的治疗分为住院治疗和门诊治疗两种方式,而住院治疗被认为是治疗神经症的最佳方式。住院治疗过程分为四期。

（1）第一期为卧床期，通常需要 4～7 天，在这期间，把病人完全隔离，禁止会面、交谈、看书等活动，除饮食、大小便外，在安静的环境中命其绝对卧床。医生查房时，完全不要把病人的主诉作为问题。病人可能会出现烦恼、苦闷，甚至难以忍受之感，但仍需坚持。

（2）第二期为轻工作期，一般需要 3～7 天。这期间仍要禁止交谈、游戏、读书等活动，晚间卧床限制在 7～8 小时，但白天可到室外做些轻微的劳动，如扫地、烧水、洗衣服等。尽量选择没有社会价值的劳动。

（3）第三期为重工作期，一般需 3～7 天。可进行稍重一些的劳动，如劈柴、割草、田间劳动等等。在此工作期间，使病人渐渐体验到工作、劳动的乐趣，不知不觉养成对劳动的持久耐力，养成向外注意的习惯。

（4）第四期为出院准备期，一般需 1～2 周。在此期间主要是进行生活训练，根据需要外出进行复杂的实际生活锻炼，打破一切拘束，但需回医院住宿，为出院后的实际生活做好准备。

2. 森田疗法的适用范围　　主要是各型神经症，包括强迫性神经症、恐怖性神经症、焦虑性神经症等。

七、团体心理治疗

团体心理治疗是指对一组疾病性质相似的病人集体施行心理治疗，利用病人之间的相互影响，以取得每个成员的人格和行为上的改善。

人类在各种各样的社会集团中生活、工作和娱乐。毫无疑问，人们经历的许多情感困扰就是起源于这些集团内人际关系的失调。随着对人际关系在精神理论与实践中的重要性不断被认识，以改善人际关系为治疗目的的心理治疗近年来有了很大的发展，比如家庭治疗、婚姻治疗方法的产生正是这一观点的体现。人们已经看到组织集体形式的治疗价值，治疗方面的优点，分组治疗中可引导出新的精神动力学因素。现在许多团体心理治疗方法已成为最常用的心理治疗方式。下面从三个方面仅介绍小型的群体治疗。

第一，这种治疗一般为 8 人左右，适用于人格问题或人际关系紧张的病人，可以运用支持疗法的形式，也可鼓励病人应用自己有限的调节能力来解决自己的特殊问题，包括生理的和心理的问题所致的能力缺损。

第二，分组心理治疗的一般特征表现为，当人们多次相聚于一个小群体之中，讨论他们自己的问题时，将会出现不同的心理活动，这可以帮助病人解释他们自己的问题（治疗因子）。这一过程包括：寻找属于群体的情感反应（凝聚力），学习别人的经验教训（人际学习），发现有相似问题的其他人（普遍性），通过他人的评价和帮助恢复病人的希望（利他主义），学习其他成员对社会行为的反映，应用其他人的社会行为（模拟）和在集体中有机会表达其强烈的情感（宣泄）。

第三，分组心理治疗的主要类型包括以下几类。

（1）动力性相互作用方法：这一方法集中了病人目前在人际关系中的所有问题，以及这些问题是如何反映这个群体的。

（2）分析性群体治疗：治疗对象是病人的冲突和行为方式，也包括相互关系。治疗中，探讨偏离正常的态度与行为，分析阻抗与移情现象。

（3）相互影响的群体治疗：目的是增强病人对自己与他人之间的关系形成过程的理解力。

无论是哪种形式，对治疗者的要求均高于个体心理治疗，作为治疗者，必须要经过基本专业培训，一定要有长时间的临床工作经验和个体治疗经验，以及在治疗组中作为合作治疗者的经验，这是开展分组心理治疗必不可少的前提。

知识链接 8-3

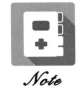

第三节　心理危机干预

一、心理危机干预的概述

危机是指个体或群体面临突然或重大生活变故（如亲人去世、婚姻破裂或天灾人祸）时，既不能回避，又无法利用现有资源和惯常应对机制加以处理的事件和遭遇，而导致人们在认知、情感和行为上出现功能严重失调以及社会混乱状态。

常见的心理危机包括：突发事件引起的创伤性应激障碍、自杀、性暴力、家庭暴力、药物成瘾、躯体疾病时的心理反应、恋爱关系破裂、婚姻关系障碍、亲人死亡的悲伤反应（居丧反应）、破产或重大经济损失、重要考试失败、晋升失败等诸多方面。

从心理学的角度来看，心理危机干预是一种通过调动处于危机之中的个体自身潜能，来重新建立或恢复危机暴发前的心理平衡状态的心理咨询和治疗技术。心理危机干预的目的是预防疾病、缓解症状、减少共病、阻止迁延。干预重点是预防疾病和缓解症状。主要的干预措施是认知行为治疗、心理疏导、严重应激诱因疏导治疗、想象回忆治疗以及其他心理治疗技术的综合运用。目前心理危机干预已经日益成为临床心理服务的一个重要分支。

二、心理危机干预的基本模式和过程

（一）心理危机干预的基本模式

其理论模式有以下三种。

1. 平衡模式　平衡模式认为危机状态下的受害者，通常都处于一种心理情绪失衡状态，他们原有的应对机制和解决问题的方法不能满足他们当前的需要。因此心理危机干预的工作重点应该放在稳定受害者的情绪，使他们重新获得危机前的平衡状态。这种模式对于心理危机的早期干预特别适合。

2. 认知模式　认知模式认为危机导致心理伤害的主要原因在于，受害者对危机事件和围绕事件的境遇进行了错误思维，而不在于事件本身或与事件有关的事实。该模式要求咨询师帮助受害者认识到存在于自己认知中的非理性和自我否定成分，重新获得思维中的理性和自我肯定的成分，从而使受害者能够实现对生活危机的控制。认知模式较适合于那些心理危机状态基本稳定下来、逐渐接近心理危机前心理平衡状态的受害者。

3. 心理社会转变模式　心理社会转变模式认为分析受害者的危机状态，应该从内、外两个方面着手，除了考虑受害者个人的心理资源和应对能力外，还要了解受害者的同伴、家庭、职业、宗教和社区的影响。心理危机干预的目的在于将个体内部适当的应对方式，与社会支持和环境资源充分地结合起来，从而使受害者能够有更多的解决问题的方式。

（二）心理危机干预的过程

（1）明确问题。从受害者角度确定心理危机问题，这一步特别需要使用倾听技术。

（2）保证受害者安全。把受害者对自己和他人的生理和心理伤害降低到最小的可能性。

（3）强调与受害者进行沟通与交流，积极、无条件地接纳受害者。

（4）提出并验证应对危机的变通方式。大多数受害者会认为已经无路可走，咨询师要帮助受害者了解更多解决问题的方式和途径，充分利用环境资源，采用各种积极应对方式，使用建设性的思维方式，最终确定能现实处理其境遇的适当选择。

（5）制订计划。在制订计划时，要充分考虑到受害者的自控能力和自主性，与受害者共同制订行动计划以克服其情绪失衡状态。

（6）获得承诺。回顾有关计划和行动方案，并从受害者那里得到诚实、直接的承诺，以便受害者能够坚持实施为其制订的心理危机干预方案。

三、心理危机干预的基本技术

（一）良好的沟通技术和建立治疗关系的技术

心理危机干预者必须具备良好的沟通技术，通过沟通与个体建立良好的、互相信任的人际关系，为心理危机干预奠定良好的基础。鼓励个体用语言表达内心的感受，指导适当的情绪宣泄途径，以减轻焦虑。

1. 支持技术 主要给危机个体以精神支持，帮助危机个体解决情感危机，使情绪得以稳定；同时给予同情、解释、保证、指导、说服等。

2. 解决问题技术 危机干预的目标之一是提高个体的适应水平，掌握应对困难和挫折的一般方法。向危机个体解释危机后的情感反应是正常反应，强化焦虑、恐惧等情绪的合理性。不对危机个体做不切实际的保证。强调危机个体自身对其行为和决定所负有的责任；危机个体对危机的认知会影响其应对方式，帮助危机个体客观、理智地面对现实，纠正歪曲的、不合理的认知，采取积极的适当的应对策略和方法。

（二）心理危机干预的具体技术

1. 危机事件集体减压技术（CISD） 又称紧急事件应急晤谈，是一种系统的、通过交谈来减轻压力的方法，是一种简易的支持性团体治疗。通常由受过训练的精神卫生专业人员指导，事件发生后 24～48 小时之间是理想的干预时间，6 周后效果甚微。指导者必须对小组帮助或小组治疗这种方式有广泛的了解，同时对应激反应综合征有广泛了解。在灾难事件发生后 24 小时内部进行晤谈。理论上灾难事件中涉及的所有人员都应该进行集体晤谈。

CISD 的目标是公开讨论内心感受、支持和安慰、动员资源、帮助危机个体在心理上（认知和情绪上）消化创伤体验。2 小时左右可完成全部过程，严重事件后数周或数月内进行随访。

CISD 作为一种早期的心理干预技术，也涉及个体的文化和社会生活背景等方面的影响，必须与心理危机干预的其他方法包括后续的心理服务加以整合，才能更好地为创伤事件的受害者提供帮助。

2. 着陆技术 经历了可怕的事件后，个体会出现情绪过于激动，或不可抑制地回想或想象发生了什么。着陆技术的原理是把个体的注意力从他的内心思考转回到外部世界。

具体方法：让个体以一个他觉得舒服的姿势坐好，不要交叉腿或胳膊；慢慢地深呼吸，让其看周围，并说 5 个能看到的让人不难过的物体，如桌、椅等；慢慢地深呼吸，说出 5 种能听到的不让人悲伤的声音；慢慢地深呼吸，说出 5 个能想到的不让人悲伤的事情等。

3. 保险箱技术 一般在放松的情景下实施。此技术对于帮助个体学会掌控自己的创伤性经历很有帮助，也可以用它来有意识地对之进行排挤，从而使自己，至少短时间地从压抑的念头中解放出来。能够把创伤性材料进行"打包封存"是个体至少能保留劳动能力的前提条件。在保险箱技术中，我们会要求个体将创伤性材料锁进一个保险箱，而钥匙由他自己掌管，并且他可以自己决定，他是否愿意以及何时想打开保险箱的门，来探讨相关的内容。

4. 安全岛技术 一种用想象法改善个体情绪的心理学技术，能在出现个体不愿面对的负面情绪时，找到一个仿佛是世外桃源的地方暂避一时。它可以是在地球的某个地方，也可以是在一个陌生的星球上，或者其他可能的地方。如果可能的话，它最好存在于想象中，并非现实世界中真实存在的某个地方。关键是这个地方只有其一个人可以进入。当然，如果其在进入

知识链接 8-4

那个地方时产生强烈的孤独感的话,也可以找一些有用的、友好的物件带着。这个地方应该受到良好的保护,并且有一个很好的边界。它应该被设置为一个个体绝对有能力阻止并未受邀请的外来物闯入的地方。真实的人,即使是好朋友,也不要被邀请到这个地方来。因为与其他人的关系也包含有可能造成压力的成分。

在做这样的练习时,可能要花上一点时间才能找到自己的安全岛。这没关系,可以慢慢找,直到这样的安全岛慢慢在个体的内心清晰、明确起来。

5. 遥控器技术 帮助个体既能直接提取自己的积极记忆情绪,又能尝试直面自己的压力源和负面情绪,并且能将个体从负面情绪切换到积极情绪中去的一种技术。遥控器技术是一种自己可以单独练习的技术。

6. 眼动脱敏和再加工技术(EMDR) 又称快速眼动疗法。EMDR 认为创伤回忆是一组关于创伤事件的信息,它几乎以原来的形式紧缩在神经网络里。形象、想法、声音、气味、情感、身体感觉,以及当时出现的自我信念,全部都存在一组神经网络里,这组网络是一组未经处理、出现功能障碍的信息包,只要有少量信息触及原始创伤,都可以令它重新活跃起来。基本方法是治疗师通过一边让个体讲述或主动回忆创伤情境记忆,一边通过各种方式,如交替的左右眼刺激或者两侧触觉、听觉刺激来使个体发生模仿做梦时的快速眼动过程,其目的是使个体的左右脑能交替接受刺激影响,从而消除源自创伤的某些心理和生理症状,并将创伤情结消释和连接融入新的认知体系中去,也就是说使记忆系统能够接纳新的记忆进入,新的记忆的进入能够淡化原有的创伤记忆,从而使人从萦绕内心挥之不去的创伤记忆中逐渐解脱出来。

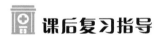 **课后复习指导**

思考题

1. 什么是心理治疗? 简述心理咨询与治疗的区别与联系。
2. 精神分析治疗的基本技术有哪些?
3. 举例说明系统脱敏疗法的操作程序。
4. 如何正确理解"顺其自然,为所当为"?
5. 心理危机干预的常用技术有哪些?

第九章 心理障碍

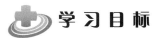
学习目标

1. 掌握：心身障碍的概念和判断标准。
2. 熟悉：各类神经症性障碍和人格障碍的表现。
3. 了解：心身障碍形成的原因。

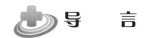
导 言

世界上的任何事物和事情都有它的正面与反面,心理现象也不例外,它也有正常与异常之分。学习医学心理学不但要掌握正常人、健康人的心理发展规律,而且也要掌握异常心理的发生发展及变化的规律,至此才能较全面认识心理现象。正常心理与异常心理紧密相连,二者关系错综复杂。历史上的一些杰出人物的心理行为让我们困惑迷惘,著名画家梵高是一个精神病病人,死于自杀;尼采作为哲学家、思想家,也是精神病病人;海明威是文学家,诺贝尔奖获得者,也死于自杀;还有著名哲学家康德、叔本华,科学家诺贝尔,飞机的发明人莱特兄弟,音乐家贝多芬,他们都终生未婚。如此看来,认识人的内心世界该有多难啊,这也正是心理学吸引人之处。

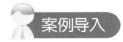
案例导入

一名"心脏病"反复发作的女病人

赵女士,50岁,因多次发病反复检查不能确诊来就诊。病人一个半月前因听说自己的一个同学因心脏病发作突然去世而开始感到紧张不安,怀疑自己也患有心脏病,遂去医院进行相关检查。几次检查结果显示心脏一切正常,她仍不放心。几天后的一天夜里,突然在噩梦中被憋醒,同时感到胸闷、心慌,面色苍白,手抖,内心感到非常恐惧,有濒死感。家人立即叫来救护车送其去医院,到医院之后,那种难过的感受有一些减轻,此后,经心电图、血液和尿液等项目检查,未发现异常,医生认为心脏病、急性胰腺炎等病症可以排除。医生根据检查结果给予赵女士肌注地西泮 20 mg,约15分钟后她的症状明显减轻,经医生同意,离开医院回家。

以后,她在一个月内又有两次类似症状发作,检查结果也与第一次相同。她担心再次发作,也担心确有心脏病而漏诊,或怀疑医生怕她紧张担心而没有告诉她真实的检查结果。希望医院予以进一步的检查确诊。

分析思考:

1. 病人的临床诊断结果会是什么?

2. 如果你是她的主治大夫,会怎样安排剩下来的临床诊疗工作?

第一节 概　　述

一、心理障碍的概念及内涵

心理障碍也称为病理心理、变态心理、心理疾病等,是指人的心理、行为及人格上的种种异常表现。它可以表现在心理活动的多个方面,如认知、情感、意志行为及人格等多方面缺损,如重度精神病;也可仅在某一方面表现异常,如过度酗酒、性异常。但是不论表现何种症状,心理障碍都严重地损伤了个人的能力,有些还伴有生理结构或功能的改变。

精神病学与变态心理学都研究心理障碍,但是二者是有所区别的。精神病学是医学的重要分支,它着重于从临床应用的角度研究心理障碍的病因、发病机理、临床症状和发展规律,主要是以临床治疗和预防为目的的一门学科。变态心理学是心理学的重要分支,它着重于对心理障碍发展变化一般规律的探讨,侧重于心理障碍的本质和机制的理论研究,在涉及心理障碍的病因和发病机理时,则较多地关注心理因素、社会文化因素与心理障碍的关系。

预防、治疗心理障碍不仅是一个医疗问题,而且是一个重大的社会问题。心理障碍既影响本人的正常工作、学习与生活,也影响家庭、人际关系及社会稳定。现代社会,科学技术发展日新月异,社会生产力空前提高,物质生活得到极大改善,人们也从繁重的体力劳动中解放出来。但是,市场经济的兴起,生活节奏的加快,竞争的激烈,导致人们的心理负担急剧加重,人们进入了一个"情感重负的时代",心理障碍的患病人数急剧增多。因此,学习掌握有关心理障碍的理论、技术,预防、治疗心理疾病,对每个医学生都有着重大意义。

二、正常与异常心理的判断标准

在心理障碍的诊断上,确定心理正常或异常的判断标准是一个相当困难的问题。

首先,异常心理与正常心理之间的差别是相对的,二者之间极难确定一个明确的分界线,谁也无法找到一个固定不变的、放之四海而皆准的绝对标准。其次,异常心理的表现受到多种因素的影响,这里包括客观环境、遗传素质、主观经验和心理状态、人际关系以及社会文化背景等,而判断的标准往往受判断者对这些因素所起作用的认识而有很大的差异。最后,人们的世界观和方法论不同,知识素养不同,因而难以找到一个大家都能接受的统一的客观标准。所以,对判断心理的正常与异常,不少专家学者从不同的立场观点出发,建立了不同的具体标准。其中影响较大的主要有以下几种。

(一) 以经验为标准

以经验为标准是指评价者根据自己的感性认识和体验对被评价者做出心理正常还是异常的评价。这种评价方法应用十分普遍和广泛,社会上的大部分人基本上依据这个标准来评价人的心理是正常或异常,专业人员也往往首先采用该方法对人的心理是否正常做出一个大概的判断。但该评价方法主观性较强,由于评价者的参照标准与经验不同,往往导致对同一被评价者做出不同的评价结果。所以,该评价标准有很大的局限性。

(二) 以社会适应为标准

所谓社会适应标准就是以社会常模为标准来评价人的心理行为是否正常的评价方法。人总是在特定的社会环境中生活,社会也规定了社会成员应遵循的基本行为模式和规范。

在一般情况下,人们总是遵照这些模式和规范活动,与环境保持协调一致。如人们按照社会的要求和规范行事,其行为符合社会准则,即为适应性行为,这种心理就是正常的;反之,如果个体没有能力按照社会认可的方式行动,其行为后果与社会不适应,则认为此人心理异常,该评价方法为许多心理学家所采用。但是该方法也有其不足,因为社会是在不断变化的,人的社会适应行为和能力受时间、地区、习俗、文化等条件的制约和影响,因此,这一标准也有其不确定性,以此来进行评判亦会有很大差异性。如人类历史上的一些启蒙者和革命家,反叛当时占统治地位的社会"常模",提出先进的科学和革命理论,最初不为人们所接受,被诬蔑为"异端邪说",被认为是心理行为异常的人。

(三)医学标准

医学标准也称为以病因与症状为标准,即从传统医学的角度出发,将异常心理和行为当作躯体疾病的症状表现来看待,认为心理障碍者的脑部应有病理过程存在。如某些异常心理或致病因素在正常人身上肯定是不存在的,而在某人身上发现这些致病因素或疾病的症状则被判定为心理异常。如脑损伤、麻痹性痴呆、药物中毒性心理障碍等,都属于这种情况,这种评价方法为临床医生广泛采用。该标准比较客观,十分重视理化检查和心理生理测定,但实际应用范围明显受限,因为确有某些心理异常,如神经症、人格障碍等,目前仍未找到脑部病变的证据。这进一步说明,导致心理障碍的原因不是单一的,而是多种因素共同作用的结果。

(四)统计学标准

统计学标准来自心理测量的统计学处理结果。对人群的心理状态进行的统计研究表明,一般心理特征者的人数频率多为常态分配,即居中间的大多数人为正常。这样,就可以用被评价者心理特征偏离值为依据,来确定其心理是否正常。这就是说,许多心理异常现象在正常人身上也有一定表现,但不像病人身上那样严重。所谓异常程度,要根据其与全体人群的平均差异来确定。这种评价方法的应用也有其局限性,因为有些心理行为的分布并不一定是常态曲线,有的即使是常态分布,但仅有一端是变态,另一端则是优秀状态,因此,不能绝对说居两端者为异常,如智力测验,所以该方法也有不足之处。

综上所述,评价心理正常与否,难以找到一个十全十美、客观而一致的标准。人们必须根据具体情况,扬长避短,选择较恰当的方法,实现评价的目的。

近年来,我国心理学家总结了多种心理学理论,结合我国国情,提出了判断心理正常与否的三项原则。

1. 心理与环境的同一性 心理是客观现实的反映,任何正常的心理活动和行为,无论其形式和内容都应与客观环境(社会环境、自然环境)保持一致性,即同一性。如果一个人经常歪曲地反映客观现实,行为离奇古怪,那人们就认为他心理异常。

2. 心理与行为的统一性 一个人的认知、情感、体验、意志行为在自身是一个完整、协调的统一体。这种统一性是确保个体具有良好的社会功能和有效地进行各种活动的心理学基础。心理异常者往往表现为心理与行为的不统一,如某些强迫症病人,心里知道其强迫行为没有任何意义,但又无法改变。

3. 人格的稳定性 人格是一个人在长期的生活经历过程中形成的独特的个性心理特征,其形成之后具有相对的稳定性,并在一切活动中显示出区别于他人的独特性,一般不易改变。性格表现上的反复无常,往往是心理异常的一个突出特点。

上述三个原则是我们评价人的心理是正常还是异常的基本指导准则。

三、心理障碍形成的原因

探讨研究心理障碍的原因,是揭示心理障碍的本质,预防和治疗心理障碍的基础和关键。人们探讨心理障碍的原因,经历了一个从迷信到科学、宏观到微观、定性到定量、单病因到多病因的发展过程。目前,心理学家一般是从自然生物因素、心理因素、社会文化因素三个方面进行研究探索。

（一）自然生物因素

自然生物因素包括外部自然环境、个体遗传、脑部病变及神经生化的改变等。

1. 自然环境 有关自然环境对人心理的影响,传统医学早有深刻论述,现代科学进一步将其证实。大家熟悉的碘缺乏病,往往影响人的心理和智力的发展。病人缺乏碘的根本原因是他们生活的自然环境中严重缺乏碘。另外,有资料表明,心理障碍的发生和变化与四季的更替有一定关系,如精神病发病率最高的季节是春天。

2. 个体遗传 遗传对心理障碍的作用已经有了充分的科学根据,大量的科学研究表明,遗传因素是某些心理障碍产生的主要原因,尤其是精神分裂病、躁狂抑郁症和癫痫等内源性精神病。1959年考尔曼对1000名精神分裂症病人及其家族进行分析研究,发现该病的发病率与血缘关系十分密切,即与本家族患此病者的血缘关系越近,发病率越高,其中同卵双生子者可高达86.6%,而同期无血缘关系的一般普通人群的发病率只有0.85%,相差100倍以上。

3. 脑部病变 脑是进行心理活动的器官,所以脑损伤或脑部病变会直接引起心理障碍。早在1861年布罗卡就发现额下回后部的局限性病变引起运动性失语症,并将该区定为言语运动区。生理学和神经心理学家斯佩里对"裂脑人"的研究发现,右半球（所谓非优势半球）机能受到损伤,病人就表现出情绪高涨、欣快、话多,左半球受到损伤则表现为情绪低落、沉默寡言、自责自罪等。

4. 神经生化的改变 神经生物化学研究发现,神经递质代谢异常,可能是产生心理障碍的重要原因。研究发现,儿茶酚胺（CA）包括肾上腺素、去甲肾上腺素和多巴胺,是与情绪活动密切有关的重要物质。CA的代谢异常与心理障碍有密切关系,如内源性抑郁症与脑内CA的机能不足有关,躁狂症与CA机能过剩有关。神经内分泌学的研究还发现,抑郁症病人尿中游离皮质激素含量比精神分裂症和康复后的抑郁症病人都要高;躁狂症病人处于躁狂状态时皮质激素的分泌较少。

（二）心理因素

所谓心理因素是指那些因环境的变化,通过已形成的心理模式（人格、态度体验、行为习惯等）而引起的心理、行为异常。有关心理因素的致病机制,不同学派从不同的方面进行了研究,提出了各自的理论观点。

1. 心理动力学派 以弗洛伊德为代表的心理动力学派认为,被压抑的情绪和心理矛盾冲突是心理异常的动力性原因,这种无意识的矛盾和冲突就是一切心理和行为异常的根本原因。该学派还提出"心理创伤"的概念,特别强调幼年时期的各种心理欲望是否得到满足,对人格的形成有重要意义。

2. 行为主义 以华生为代表的行为主义认为,人与动物的一切行为都是环境的产物,后天学习的结果,强化、模仿的结果;异常行为也一样。许多异常症状都是环境刺激与行为反应相结合而形成的。一个喜欢惩罚儿童的母亲可能成为儿童的恐惧与畏惧反应的条件刺激,这种反应也可能持续下去并产生泛化,以至儿童长大以后,害怕周围的人,并表现出孤独等。

3. 人本主义 罗杰斯创立的人本主义理论认为,人与动物有质的区别,自我实现是人类最基本的动机,人具有积极主动性和认识、指导自己的能力,具有无限发展的潜能。如果在生活中遭受巨大挫折,其基本动机得不到实现,能力得不到发挥,潜能得不到发展,就会受到损伤,这时就会产生自我防御和心理失调现象。另外,罗杰斯还认为,每一个人总是愿意得到他人的肯定和尊重,如果在生活中失去了这些条件,也会导致心理障碍和行为异常,出现焦虑、抑郁、自责、自罪等精神病态现象。

（三）社会文化因素

人总是处于特定的社会文化关系中,人既是一定社会文化关系的产物,又是一定社会文化关系的体现者和承载者,即"主体"。所以,社会文化因素对心理障碍的形成有着非常重要的影响。所谓社会文化因素是指人们在一定历史时期的社会物质和精神生活条件,其中包括社会制度、经济状况、生产水平、社会地位、民族传统、风俗习惯、伦理道德观念和教育方式等,它是一个不断地运动变化着的十分复杂的关系体系。一般情况下,人们与社会文化之间保持一种"动态平衡"的关系。但是,如果社会文化关系太复杂,或者变化太快,超过了个体的适应能力,人无法认识、把握和适应它,"动态平衡"被打破,就会造成社会文化关系失调。这种"失调"必然会在人的主观内部世界引起一系列矛盾冲突,并带来情绪体验上的巨大波动,从而严重地影响中枢神经系统的功能,造成大脑和人体内的一系列心理、生理上的变化。如果这种变化过于强烈或持久,最后可能导致大脑功能的迅速崩溃或缓慢地崩溃,不可避免地出现心理上的异常,甚至包括生理上的异常。

社会现实与科学研究均说明,恶劣的社会环境和不合理的社会制度是产生心理障碍的温床,如受到歧视、虐待、失学、家庭破裂、住房拥挤等,均可使儿童的心理发育出现障碍。许多青少年吸毒、酗酒、厌学、道德败坏及各种刑事犯罪等,都能从社会文化的恶劣影响中找到根源。

四、心理障碍的类型

心理异常的表现多种多样,可以是严重的,也可以是轻微的。根据世界卫生组织的估计,在同一时期,有 20%～30% 的人有不同程度的心理行为异常表现。为了更好地认识人类的异常心理,也为了科学研究的总结和临床经验的交流,都必须用共同的语言把心理行为异常进行详细的归类,但其归类工作非常复杂,至今,仍有许多不同的分类方法。目前,在医学临床诊断上使用的精神疾病分类方法有三种:①世界卫生组织颁布的《国际疾病分类》中精神与行为分类现已修订到第 11 版,即 ICD-11,这里介绍第 10 版,即 ICD-10;②美国精神医学学会编写的《精神障碍诊断与统计手册》,现已颁布第 5 版,即 DSM-5;③中华医学会精神科分会制定的《中国精神障碍分类与诊断标准》,其第 3 版为 CCMD-3。表 9-1 为以上三个分类系统的病类简述。这几个分类方法,在精神病学的学科中有详细的介绍。

这里仅介绍国内医学心理学界多年来使用的分类方法。

国内医学心理学领域主要根据心理偏移常态的程度不同,将异常心理由轻到重大致分为以下几大类。

1. 轻度心理障碍 一类与心理、社会因素密切相关的、程度较轻的心理障碍,如强迫症、焦虑障碍等各种神经症,以及创伤后应激障碍等。这类疾病症状"较轻",是因为这些病人虽然有着程度不同的心身不适感,但生活能力和社会功能基本完好,可以照常生活、工作,从表面上看似乎与正常人区别不大。这部分病人往往需要采用心理和药物的联合治疗。

2. 严重心理障碍 因各种因素,使人的精神活动功能严重受损而导致的一类精神疾病。如精神分裂症、反应性精神病、情感性精神病等。这类疾病既可表现为自身精神活动诸多方面的不协调,也可表现为人与外部现实环境之间不能正常地接触和反应,因而无法进行正常的社会生活。这类病人需要采用以药物为主的联合治疗。

3. 心理生理障碍 由于心理、社会因素的作用而导致的躯体功能性障碍和躯体器质性病变的一类疾病,这类疾病在疾病的发生、发展以及转归过程中都与心理、社会因素的刺激有关,如各种心身疾病。这类疾病的治疗原则是心身同治。

表 9-1 CCMD-3、ICD-10 与 DSM-5 的精神疾病分类方法

分类系统	CCMD-3	ICD-10	DSM-5
精神疾病	0 脑器质性精神障碍 1 精神活性物质或非成瘾性物质所致精神病 2 精神分裂症(分裂症)和其他精神病性障碍 3 心境障碍(情感性精神障碍) 4 癔症、应激相关障碍、神经症 5 心理因素相关生理障碍 6 人格障碍、习惯与冲动控制障碍、性心理障碍 7 精神发育迟滞与童年和少年期心理发育障碍 8 童年和少年期的多动障碍、品性障碍、情绪障碍 9 其他精神障碍和心理卫生情况	F00 器质性,包括症状性精神障碍 F10 使用精神活性物质所致的精神和行为障碍 F20 精神分裂症、分裂型障碍及妄想性障碍 F30 心境(情感)障碍 F40 神经症性、应激相关的及躯体形式障碍 F50 伴有生理功能紊乱及躯体因素的行为综合征 F60 成人的人格与行为障碍 F70 精神发育迟滞 F80 心理发育障碍 F90 通常发生于童年与少年期的行为与情绪障碍	神经发育障碍 精神分裂症谱系和其他精神病性障碍 双相及相关障碍 抑郁障碍 焦虑障碍 强迫及相关障碍 创伤及应激相关障碍 分离障碍 躯体症状及相关障碍 喂食及进食障碍 排泄障碍 睡眠-觉醒障碍 性功能失调 性别烦躁 破坏性、冲动控制及品行障碍 物质相关及成瘾障碍 神经认知障碍 人格障碍 性欲倒错障碍 其他精神障碍 药物所致运动障碍及其他不良反应可能成为临床关注焦点的其他状况

4. 躯体器质性疾病伴发的心理障碍 由大脑损害和一些躯体疾病伴有的精神障碍,对于这类障碍以治疗其躯体疾病为主,同时辅以心理治疗。

5. 人格障碍 人格特征明显偏离正常。这种异常行为模式明显影响其社会功能与职业功能,造成对社会环境的适应不良,病人为此感到痛苦,并已具有临床意义。

6. 行为问题和不良的行为习惯 影响健康的行为习惯。对身体、心理、社会各方面带来危害的常见的不良行为有烟瘾、酒瘾、药瘾、厌食和贪食、网络成瘾等。

7. 特殊条件下产生的心理障碍 包括在药物、催眠、航空等特殊条件下产生的心理障碍。如海洛因、烟草和酒精等状态下的精神障碍。

第二节 神经症性障碍

一、神经症性障碍的概念与共同特征

(一)神经症性障碍的概念

神经症性障碍原称神经官能症或精神神经症,这一名称并不特指某单一疾病,而是一组精

神障碍的总称;是一组以易病性人格为基础,在一些社会心理因素的作用下出现的心理、生理功能失调性疾病。这类疾病是门诊常见疾病,据统计,在综合医院的普通门诊约占 30%,在神经内科门诊约 40%。一般女性多于男性。其人格特点是敏感多疑、患得患失、对自己的健康过分关心、孤独、内向、固执和谨慎小心等。大量资料及实践表明,绝大多数病人特别是抑郁型心理障碍病人,起病由心理、社会应激因素促发,即日常生活中的矛盾和冲突诱发本病。在生活中突然遇到不幸或长期心理处于矛盾状态,均会引起心理障碍疾病,如配偶或其他家庭成员死亡、突然的交通事故、离婚、夫妻长期分居、被人欺骗等。随着社会的发展,竞争日趋激烈,生活和工作的节奏加快,人际关系越发复杂,以及价值观和生活方式的改变,使得神经症的发病率有逐步增加的趋势。

（二）神经症性障碍的共同特征

神经症性障碍各自有其临床特点,但它们又有共同特征,表现如下。

（1）起病可与精神应激或心理、社会因素有关。

（2）病人病前多具有一定的素质与人格基础。

（3）无任何可证实的器质性基础。

（4）病人对自己的疾病有相当的自知力,一般均能主动求治。

（5）无精神病性的症状。

（6）一般社会适应能力良好。

（7）均有睡眠障碍、情绪障碍及植物神经功能障碍,如失眠、多梦、头胀头晕、焦虑、激惹等。

二、几种主要的神经症性障碍

（一）恐怖性神经症

恐怖性神经症简称恐怖症,是以恐怖症状为主要临床表现的神经症。本症是指病人对某种特定事件、处境或在与人交往时产生强烈的恐惧情绪和不安的情绪,伴有面红、气促、出汗、心悸、恶心和乏力等植物神经症状,因而病人主动采取回避方式来解除这种焦虑不安。它包括社交恐怖症、场所恐怖症、单纯性恐怖症。

（二）焦虑性神经症

焦虑性神经症简称焦虑症,以焦虑、紧张、恐惧的情绪障碍,伴有植物神经系统症状和运动不安等为特征,并非由于实际的威胁所致,并且其紧张惊恐的程度与现实情况很不相称。全国 12 个地区神经症的流行病学调查发现其患病率为 1.48‰,在精神科门诊中占 4.66%(1990),本症女性多于男性,约为 2:1,大多数病例发病年龄为 20～40 岁之间。它包括广泛性焦虑症（慢性焦虑症）、惊恐发作(急性焦虑症)。

（三）强迫性神经症

强迫性神经症又称强迫症,是以不能为主观意志所克制,反复出现的观念、意向和行为为临床特征的一组心理障碍。它包括强迫观念及强迫行为两类。

（四）抑郁性神经症

抑郁性神经症或称抑郁、心境恶劣障碍,是最常见的心理疾病之一,有人称之为"心理感冒";是一种持久的心境低落状态,常伴有焦虑、躯体不适感和睡眠障碍,病人有治疗要求。无明显的精神运动性抑制以及幻觉、妄想、思维和行为紊乱等精神特征,生活不受严重影响。全国 12 个地区神经症的流行病学调查发现本病的患病率为 3.1‰。华西医科大学精神科报道,抑郁性神经症病人占精神门诊病人的 1.2%,女性较多见。由于抑郁性神经症以心境低落为主要特征,是导致自杀率最高的心理疾病。

(五) 神经衰弱

神经衰弱是一类以精神容易兴奋和脑力容易疲乏,常有情绪烦恼、紧张和伴有心理生理症状的神经症性障碍。这些症状不能归因于躯体疾病、脑器质性病变或其他精神疾病,但病前可存在持久的情绪紧张和精神压力。病程迁延,症状时轻时重,病情波动,常与心理、社会因素有关。

(六) 疑病性神经症

疑病性神经症简称疑病症,是以疑病症状为主要临床特征的一种神经性障碍。病人对自身的健康或身体的某一部分功能过分关注,怀疑患了某种疾病,反复就医,虽经反复医学检查均提示阴性且医生说明没有相应疾病的证据,但也不能打消病人的顾虑,常伴有焦虑或抑郁。

(七) 癔症

癔症又称歇斯底里症。这是一类由精神因素,如重大生活事件、内心冲突、情绪激动、暗示或自我暗示等,作用于易病个体引起的精神障碍。性格特征:情感丰富易变且极不稳定,暗示性高,以自我为中心,富于幻想。它包括分离型障碍、转换型障碍两大类。

第三节 人格障碍

案例导入

病人,郑某,男,33岁,工人,已婚。父亲曾因包庇罪逃往新疆。母亲于"文化大革命"中受刺激精神失常,不关心病人,病人7岁上小学,成绩一般,自幼失去双亲之爱,由外祖母抚养。20岁起做裁缝迄今,从小性格倔强、急躁、易发火、嗜烟酒(酒每日250克,烟每日2包),妻子为护士,性格温和,关心病人。病人于30岁结婚,婚后妻子人工流产一次,妇产科医生说他妻子宫颈口松弛,不像第一胎,便使他产生怀疑,认为妻子作风不好,与姑父有不正常关系,争吵时常冲动毁物,妻子怀孕后常被打骂。婚后次年生一女孩,称这孩子不是己出。如有男同志来家有事坐坐,则认为妻子和他们眉来眼去;并将其衣裤和裙子烧掉,恨妻子娘家的所有人,有时去争吵,但也怕妻子家人说他有精神病。自己也知道对妻子的怀疑毫无根据,女儿的面貌很像自己,实际上应当相信妻子,但自己脾气一上来即控制不住,事后又觉得懊悔。有时独自流泪。病案讨论时向医生表示:妻子本质是好的,现在孩子也大了,一切向前看。

分析讨论:郑某与妻子关系冲突的原因是什么?

一、人格障碍的概念与特征

(一) 人格障碍的概念

人格主要在社会活动的人际关系中表现出来,也在社会生活实践中得到塑造和发展。人格有不同程度的差异,对社会生活适应良好的人格称为正常人格,适应不良的人格称为不良人格,与社会发生严重冲突的人格称为病态人格或人格障碍。按照《国际疾病分类》的定义,人格障碍是指人格发展的畸形与偏离状态,表现为根深蒂固的和持续不变的适应不良行为模式,明显地影响职业和社交能力。因为人格异常,病人感到痛苦或使社会其他人受到损害,对个体或社会有不良影响。虽然我们不能在人格正常与人格障碍之间截然划出一条界线,但可以认为,人格障碍是对正常人格的明显偏离,如果偏离程度很轻,可能很少发生或没有社会功能损害;但如果偏离到变动范围极端,则人格的各个方面有显著异常,将导致严重的个人痛苦和社会功能障碍。

(二)人格障碍的特征

(1)人格障碍大多早年即开始,逐渐而缓慢地发展,到青春期即有明显的表现,找不到准确的突变时间。

(2)人格障碍者在通常情况下没有意识障碍,认识能力完整,智力是正常的,有些还智力超常,只是情感和行为活动异常。其表现为情绪不稳,缺乏感情,易冲动,行动常受偶发动机或本能欲望的支配等。

(3)人格障碍者一般都能正确处理自己的日常工作和生活,能理解自己的行为后果和社会影响,所以在法律上是具有责任能力的。但由于缺乏自制力,故常与周围的人甚至亲人发生冲突,造成不良后果,却不能吸取教训。因此,难以适应生活和社会环境。

(4)人格障碍一旦形成,即具有较强的稳定性,甚至维持终生。但也有少数人在中年以后由于经验、教训、精力等原因而自行缓解。

(5)与一般疾病不同,因为人格障碍没有起病标志和病程变动。因此,它不能作为真正的精神病。

二、人格障碍的常见类型

(一)偏执型人格障碍

偏执型人格障碍,又叫妄想型人格。在社会生活中占一定比例,男性多于女性,以胆汁质或外向型性格的人居多。以猜疑和偏执为主要特点。表现出普遍性猜疑,不信任或者怀疑他人忠诚,过分警惕与防卫;强烈地意识到自己的重要性,将周围发生的事件解释为"阴谋"、不符合现实的先占观念;过分自负,认为自己正确,将挫折和失败归咎于他人;容易产生病理性嫉妒;对挫折和拒绝特别敏感,不能谅解别人,长期耿耿于怀,常与人发生争执或沉湎于诉讼,人际关系不良。

(二)分裂型人格障碍

分裂型人格障碍比较常见,约占所有类型人格障碍的1/3,男性多于女性。其特征为情感冷淡,缺乏亲密、信任的人际关系,没有知心朋友。不能表达对他人的温暖、体贴以及愤怒,对赞扬或批评无动于衷,很少表达情绪体验。行为古怪,不修边幅,不能随和与顺应世俗。孤僻,过分沉于幻想,几乎总是单独活动。多疑,伴有牵连观念。性生活表现冷淡。

(三)反社会型人格障碍

反社会型人格障碍,或称悖德型人格障碍。多在7岁以前出现,以行为与整个社会规范相背离而令人注目。这种人对他人的感受漠不关心,缺乏同情心。不重视社会道德规范、行为准则和义务,长期对行为不负责任。他们的认识完好,但行为则不加深思熟虑,不考虑后果,常因微小刺激便引起攻击、冲动和暴行。他们从无内疚感而另有反常的价值观念(如唯恐天下不乱、以害人为乐),不能从经验中吸取教训,一犯再犯而不知悔改。不能与他人维持长久的关系,容易责怪他人,或为自己的粗暴行为进行辩解。

(四)冲动型人格障碍

冲动型人格障碍,或称暴发性人格障碍,是一种青少年期和中青年期常见的人格障碍。其特征主要表现为对事物往往做出暴发性反应,稍不如意就火冒三丈,易于暴发愤怒、冲动或与

Note

此相反的激情;行为有不可预测和不考虑后果的倾向;不能在行动之前事先计划,有不可预测和反复无常的心境,行为暴发时不可遏制;易与他人冲突和争吵,特别在行动受阻或被批评时;不能维持任何没有即刻奖励的行为;这种人经常变换职业和酗酒。曾以为与癫痫有关联,但实际上并无证据。

（五）癔症型人格障碍

癔症型人格障碍,又称表演型人格障碍。25 岁以下女性多见,其典型表现为心理发育的不成熟性,特别是情感过程的不成熟性。主要特征为:情感用事,表情与动作有些做作夸张,富于显示或表演色彩。暗示性增高,行为易受他人影响。情感肤浅、脆弱,容易变化,犹如黄梅季节的天气。以自我为中心,自我放纵,不为他人着想。好炫耀自己,不断渴望受人赞赏,感情易受伤害,追求刺激,富于幻想,以想象代替事实,理智易受感情蒙蔽,不习惯于逻辑思维。

（六）强迫型人格障碍

强迫型人格障碍,常形成于幼年期,约占心理障碍的 5%,男性较多见。常与父母管教过分严厉、苛刻、要求严格、循规蹈矩等有关。主要特征为:刻板固执,做事循规蹈矩,墨守成规,不会随机应变。优柔寡断,个人内心深处的不安全感导致怀疑和过分谨慎。做事要求十全十美,但又缺乏自信,导致过度的反复核对,过分注意细节,以致忽视全局。由于过分谨慎多虑而过分专注于工作成效而不顾消遣和人际关系。焦虑、悔恨情绪多,愉快、满意情绪少。这种人易产生强迫症状和焦虑忧郁反应。

（七）焦虑（回避）型人格障碍

焦虑型人格障碍,又称逃避型人格障碍。主要特征表现为:懦弱胆怯,自幼表现胆小,易惊恐;有持续和广泛的紧张、忧虑感觉;敏感羞涩,对任何事情都表现惴惴不安;有自卑感,常不断追求受人欢迎和被人接受,对排斥和批评过分敏感;日常生活中惯于夸大潜在的危险,达到回避某些活动的程度。个人交往十分有限,对与他人建立关系缺乏勇气。

（八）依赖型人格障碍

依赖型人格障碍,常源于个体发育的早期。在儿童心目中,保护他养育他的父母是万能的,他们总是依赖这个保护神。这时如果父母过分溺爱,鼓励子女依赖父母,久而久之会在子女心目中逐渐产生对父母的依赖心理。其主要特征为:缺乏独立性,感到自己无助、无能和缺乏精力,生怕被人遗弃;将自己的需求依附于别人,过分顺从于别人的意志;要求和容忍他人安排自己的生活,当亲密关系终结时则有被毁灭和无助的体验,有一种将责任推给他人来应对逆境的倾向。

（九）自恋型人格障碍

这种人自以为了不起,平时好出风头,喜欢别人的注意和称赞。好"拔尖",只注意自己的权利而不愿尽自己的义务。他们从不考虑别人的利益,要求旁人都得按照他们的意志去做,不择手段地占人家的便宜,而不考虑对自己的名声有何影响。这种人缺乏同情心,理解不了别人的感情。

（十）不成熟型人格障碍

当前,在我国青少年中,有些人的人格发展严重不良,以致我国一些医学心理学家认为,这些青少年的人格障碍已经形成了一个独特类型,根据其主要心理特征,将其命名为"不成熟型人格障碍"。这些青少年自幼受父母、祖父母、外祖父母宠爱,生活优裕;情绪幼稚,依赖性极强;他们以自我为中心,要父母顺从自己,稍不如意,则激动暴怒;他们缺乏道德感、义务感,对别人缺乏同情心;不遵守社会公德,甚至胡作非为,不讲道理;他们不善于与人相处、不珍惜友谊;自我欣赏,自以为是,听不得一点批评意见;他们的适应能力差,习惯于让别人照顾自己,如处境不良或遭受挫折则容易自暴自弃,轻率自杀,或暴怒发狂,残忍伤害别人。这种人格障碍的形成至少部分与父母长辈的溺爱、过度保护、包办代替的教养方式及社会或家庭的不良影响有关。

此外,由于脑部疾病(如脑炎、脑外伤)可能导致人格改变,表现为情绪不稳、易于冲动、发生攻击行为。在发生时间与方式上与上述人格障碍不同,应予区别;另有一类是自我意识障碍,病人不能确认自身的人格特点,如双重人格、人格转换、人格破裂、人格解体,常由其他精神疾病或脑部疾病所引起,不同于前述的人格障碍,不能混为一谈。

三、人格障碍的防治

由于人格障碍形成后不易矫治,故以预防为主;又因人格障碍是从幼年就开始形成的,故强调早期教育对于预防是极为重要的。父母、幼儿园和学校老师如能给予及时良好的教育,及时发现和纠正不良行为,并力争创造一个和谐、友爱、融洽、互助的生活和学习环境,对预防人格障碍的发生具有重要的意义。

对于已患人格障碍者,以心理治疗为主。周围的人不应歧视他们,而应热情关怀、体贴、帮助他们,指导其尊重他人及自己。医生应与他们建立良好的信任关系,帮助其分析和认识自己的个性缺陷,强调个性是可以改变的,可以进行适应环境能力的训练,选择适当行为方式指导人际关系的调整与改善,以及优点特长的发挥等。治疗需要较长的时间与耐心,同时还要防止病人的依赖与纠缠。

药物治疗只有临时对症的效果,镇静剂及小剂量抗焦虑、抗抑郁与抗精神病药物均可对症酌情选用。

第四节 应激相关障碍

"应激相关障碍"是一组与应激相关的心理障碍,在 ICD-10、DSM-5、CCMD-3 中均有描述。主要包括急性应激障碍、创伤后应激障碍和适应障碍三大类。

一、急性应激障碍

急性应激障碍指个体在受到急剧而强烈的刺激后出现的一种应激障碍。一般起病急,多是在受到刺激后一个小时之内发病,表现为有强烈恐惧体验的精神运动性兴奋或者为精神运动性抑制,甚至木僵。但是症状往往历时短暂,一般持续数小时到一周的时间,通常在一个月之内能够得到缓解,预后良好。

二、创伤后应激障碍

(一)概念及临床表现

创伤后应激障碍(PTSD)是指个体受到异常强烈的灾难性刺激或精神创伤后,数日至半年内出现的精神障碍。个体在经历严重的创伤刺激后会出现严重心理反应和急性应激障碍,仅少数个体会发展成 PTSD。

PTSD 的主要表现:反复发生闯入性的创伤性体验重现,即闪回;持续的警觉性增高;持续的回避;对创伤性经历的选择性遗忘等。

(二)创伤后应激障碍(PTSD)的易感因素

引起 PTSD 的易感因素分为外在因素和内在因素,两者共同作用引起个体出现 PTSD。

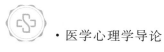

1. 外在因素

（1）创伤性事件：创伤性事件是引起 PTSD 的心理应激源。常见的创伤性事件包含两类：一类是自然灾害，比如地震、洪水、海啸等；另一类是人为灾难，比如战争、恐怖威胁、车祸、火灾等重大突发性事故，以及强奸、虐待、亲人亡故等个体性伤害等。统计资料显示，1908—2008 年的 100 年间，世界上死亡数最多的十大重大自然灾害中，我国占有 4 起。仅 2008 年以来，我国重大的自然灾害就达 7 起。

资料显示，不同的创伤性事件引起的 PTSD 的发生率是不同的，例如，被强奸后的 PTSD 的发生率比自然灾害后 PTSD 的发生率相对偏高。创伤性事件的致病性除了与事件本身的强度有关外，更重要的还与个体对创伤性事件的主观体验程度有关。但是，对于个体而言，并没有充分的证据表明，哪一种创伤事件必然导致 PTSD，只有在创伤性事件的强度超过个体的耐受力之后，该事件才会成为 PTSD 的危险因素。

（2）社会因素：社会因素包含个体的家庭、学校、工作以及社会环境。在这种环境中，个体获得一定的社会支持。研究表明，缺乏足够的社会支持是引起 PTSD 的重要因子，尤其是在未成年人中，稳定的家庭环境有助于他们应对不良的环境事件。并且，在创伤事件发生后，如果个体有良好的社会支持的话，那么他更容易从家人、亲友以及社区等各方面得到关心，有利于其尽快恢复心理健康。

2. 内在因素

（1）性别：大量流行病学研究表明，PTSD 的发生受性别影响明显，一般 PTSD 的发生率女性要高于男性。这可能与他们不同的生理、情绪和认知反应模式有关。一般认为，男性在一生中较女性会经历更多的创伤性事件，但是由于两者遇到的创伤性事件在种类上存在差异，比如，女性更容易遭到性虐待，而性虐待是引起 PTSD 的重要诱因之一。并且，女性在经历创伤性事件时，会伴随更多的情绪唤醒以及分离性症状，并在以后面对创伤性线索时，更容易激活与创伤相关的情绪记忆。因而创伤性事件更容易唤起女性的负性情绪体验进而引起心理困扰。

（2）遗传因素：遗传因素是近年来研究比较多的一个生物学因素。研究发现，病人后代的发病率较一般人群增加了 50%。PTSD 病人的一级亲属中有较高的精神疾病发病率，最常见的有焦虑症、情感障碍和酒精依赖。这些发现提示搜集病人的家族史资料是很有必要的。

（3）人格特征：目前和 PTSD 相关的三个显著的人格特征为负性情绪性（negative emotionality，NEM）、正性情绪性（positive emotionality，PEM）和约束/抑制（constraint/inhibition，CON）。具有高 NEM 人格特征的人，PTSD 发生率较高，高 NEM 是 PTSD 发生的主要人格危险因素，而低 CON 以及低 PEM 在与 NEM 的相互作用中则作为一种调节因素影响 PTSD 的发生。

（三）创伤后应激障碍(PTSD)的诊断标准

（1）遭受对每个人来说都是异乎寻常的创伤性事件或处境（如天灾人祸）。

（2）反复重现创伤性体验（病理性重现），并至少有下列 1 项。

①不由自主地回想受打击的经历。

②反复出现有创伤性内容的噩梦。

③反复发生错觉、幻觉。

④反复发生触景生情的精神痛苦，如目睹死者遗物、旧地重游，或周年日等情况下会感到异常痛苦和产生明显的生理反应，如心悸、出汗、面色苍白等。

（3）持续的警觉性增高，至少有下列 1 项。

①入睡困难或睡眠不深。

②易激惹。

③集中注意力困难。

④过分地担惊受怕。

（4）对与刺激相似或有关的情境的回避，至少有下列 2 项。

①极力不想有关创伤性经历的人与事。

②避免参加能引起痛苦回忆的活动，或避免到会引起痛苦回忆的地方。

③不愿与人交往，对亲人变得冷淡。

④兴趣爱好范围变窄，但对与创伤经历无关的某些活动仍有兴趣。

⑤选择性遗忘。

⑥对未来失去希望和信心。

（四）创伤后应激障碍(PTSD)的临床治疗

1. 药物治疗 临床研究证明，药物治疗对 PTSD 是有效的，它能够减轻 PTSD 的核心症状。大量的研究发现选择性 5-羟色胺再摄取抑制剂（selective serotonin reuptake inhibitor，SSRI）治疗 PTSD 是有效的。因此，SSRI 已经被确定为 PTSD 治疗的一线药物。目前临床上应用的 SSRI 有氟西汀、帕罗西汀、舍曲林、西酞普兰、氟伏沙明及艾司西酞普兰六种药物。也有证据表明 5-羟色胺和去甲肾上腺素再摄取抑制剂（serotonin and noradrenaline reuptake inhibitor，SNRI）对 PTSD 有较好的疗效。目前临床上常用的 SNRI 类药物有文拉法辛（venlafaxine）和度洛西汀（duloxetine）。

2. 心理治疗

（1）认知-行为治疗：认知-行为治疗是治疗 PTSD 的最有效的方法之一。Britvic（2012）等人的研究表明，短期的心理治疗能够减轻 PTSD 的症状，而长期的治疗则能提高病人的应对机制。

（2）眼动脱敏治疗：眼动脱敏治疗（eye movement desensitization reprocess，EMDR）主要是指在治疗中唤起病人的创伤记忆并同时给予一定的刺激，例如眼动，或者发出声音等。它是一套由八个步骤组成的结构化治疗技术，整合了多种心理治疗的有效成分。目前的很多研究也证明了 EMDR 具有良好的治疗效果。

除此之外，心理动力学治疗、家庭治疗以及社区康复治疗也越来越受到治疗师的关注。

三、适应障碍

适应障碍通常指个体处于重大的生活改变或应激性生活事件的适应期间，无力应付日常事件，社会功能严重受损，并伴有明显焦虑、抑郁情绪的一种应激障碍。起病通常在应激性事件或生活改变发生后 1 个月内，随着个体的适应性改变，症状得以缓解，持续时间一般不超过 6 个月。

课后复习指导

思考题

1. 正常与异常心理的判断标准是什么？

2. 神经症性障碍的共同特征是什么？

3. PTSD 的临床表现有什么？

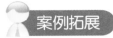

被灰色心情笼罩着的女人

陈女士,35岁,过去是非常乐观活泼的人,但最近半年逐渐出现从早晨听到闹钟响就心情烦躁,沉重。勉强起床后,刷牙、洗脸都懒得做,看着美味的早餐也没有食欲,在爱人的劝说下,吃了一点点就无精打采地出门上班了。她明知单位领导对自己非常器重,对过去自己的表现也赞赏有加,可是在工作中总是没有思路,负责的一件事,接手很久了也拿不出方案来,大脑像是刷了一层浆糊,昏昏沉沉,感觉对什么都没有兴趣,甚至几次想到了死,如果不是想到不能让女儿没有妈妈,真的就出事了。她同时还感到全身乏力、心慌气短、夜不成寐。

问题:请根据所学知识对陈女士的状况进行评估判断,并提出相应的治疗方案。

第十章　医患关系

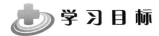 学习目标

1. 掌握：医患关系的概念和内容，以及医患关系的沟通技巧。
2. 理解：医患关系的基本模式、影响因素和协调原则。
3. 了解：医患关系的意义。

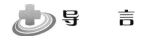 导　言

　　医患关系是一种重要的人际关系。心理学研究表明，医患关系的好坏对医疗质量有重大影响。著名医史学家亨利·西格里斯曾经说过：每一个医学行动始终涉及两类当事人：医生和病员，或者更广泛地说，医学团体和社会，医学无非是这两群人之间多方面的关系。即医疗卫生活动与医患关系密不可分，医患关系贯穿整个医疗卫生活动的全部过程，所以，掌握医患关系的本质和规律，形成发展建立良好医患关系的能力，是每个医学生学习医学科学的核心内容之一。

案例导入

医生的目光

　　某知名医院被病人投诉至媒体，称医生对病人不负责、十分冷漠："在整个接诊过程中，医生都没有抬头看我一眼，居然就开出了处方。"院方查看病历，发现医生记录了病人的主诉、要求，用药对症，从诊断病情到处方都是正确的。

　　分析思考：

　　1. 这起医患纠纷发生的原因是什么？

　　2. 这个案例对建立良好的医患关系有哪些启发？

第一节　医患关系概述

一、概念和内容

（一）医患关系的概念

医患关系（doctor-patient relationship）是指医务人员（包括医生、护士、医技药剂人员、后

勤和管理人员等整个群体)与病人(或称患者)和服务对象及相关群体(包括病人亲属、单位组织、监护人等)在临床诊疗活动中形成和建立起来的人际关系。

医患关系是医疗实践活动中最基本、最重要的人际关系,是人际关系在医疗情境中的一种具体化形式。与其他人际关系相比,医患关系具有以下特点。

1. 目的指向性 医患关系是为解决病人的健康相关问题而建立的一种人际关系。病人因疾病而寻求医疗服务,医生为恢复病人健康而与病人建立疾病诊治的共同联盟。医患关系有明确的目的指向性,体现了医生对病人生命权的尊重和责任。这样的医患关系是医疗服务的基本条件。

2. 职业性 医患关系是在职业行为过程中出现的一种特殊人际关系,这体现了医生要通过劳动和服务来获取报酬。这种关系从初期的病人求医开始,历经病史采集、检查、诊断、治疗,到后期随着病人治愈或死亡而结束。通常,医生在工作时间以外,并不希望被病人过多打扰。但一些医学情况例外,如有些医学问题,需要医生在一段时间内跟踪病人的治疗反应,这种情况下医生必须全力以赴。

3. 信息不对称 关于疾病,医生具有诊断和治疗的能力,而病人由于相对缺乏医学专业知识,经常处于被动、依赖的地位。医患双方了解的医学信息的不对称,导致了双方在医疗活动中地位的不对称。这就要求医生尊重病人、关爱病人,用认真的态度、礼貌的举止、精湛的医术,全心全意为病人服务。

4. 多层次性 疾病的复杂性及病人需求的多层次性,决定了医患交往具有多层次性的特点。医务人员不仅要关注病人的生理层面的疾病,还要重视病人的心理改变、情感需求,以满足医患双方多层次互动的需求。

5. 时限性 与其他类型的人际关系相比,医患关系有一个明确的特点就是时限性,即病人的治疗结束后,这种特定的人际关系也就结束了。但在医疗活动结束后,医患双方可以以个人身份继续其人际关系,但要对自己的选择负责。

6. 动态性 医患关系不是一成不变的,随着医疗服务过程的变化,医患关系也在发生着变化。多数情况下,因疾病的治疗和健康的恢复而使病人对医生产生信任,从而形成积极、和谐的医患关系,也存在因为疾病治疗结局不理想而导致医患双方失去了原本的信任、忠诚、尊重的情况。所以,建立和维护良好的医患关系是医生的基本技能之一。

(二)医患关系的内容

在医疗活动中,医患关系的基本内容表现为两个方面。

1. 医患关系的技术方面 主要是指医务人员与病人在诊断、治疗、用药、手术、护理等医疗技术交往过程中的相互关系,如医生同病人讨论治疗方案、各种检查、治疗前征求病人意见等。

2. 医患关系的非技术方面 主要是指医务人员与病人之间的社会、伦理、心理、法律等方面的关系。

医患关系中技术方面的关系和非技术方面的关系,两者既有区别又密不可分。前者是医患关系的基础,也是联系医患关系的纽带。后者是医患关系中最基本、最重要的方面,它的好坏直接加固或动摇着其技术方面的关系,从而影响医疗质量的好坏,是医学心理学研究的重点。

二、医患关系的基本模式

1976 年美国学者萨斯和荷伦德根据医患在诊治中的地位、主动性的不同,首次提出了医患关系技术方面的三种基本模式,已被愈来愈多的医学界所认可。

1. 主动-被动型 这是医患关系的传统模式。它强调医务人员为病人做了些什么或给予了些什么,而病人只被动地接受。在整个医疗过程中医生占主导地位,其行为完全是自主的,病人完全处于被动服从的地位。这种模式的特点是:医务人员单向作用于病人。这种模式适用于一部分在疾病过程中完全丧失意识而完全不能表达的病人(如昏迷、重度休克、严重智力障碍、严重精神病发作、婴幼儿等),对大部分病人来说,此模式不利于调动病人求医的主观能动性和积极性。

2. 指导-合作型 这是现代医疗实践中医患关系的基础模式。病人被看作有意识、有权利的人,在医患关系中具有一定的主动性。但这种主动具有条件,必须以执行医生医嘱为前提。如病人因急性感染,主动地寻求医生的帮助,医生告诉病人做什么,并期望病人对指令性的治疗服从、合作。这种模式以医务人员的指导为前提,充分调动病人的主动性、积极性,在医生指导下,共同完成一系列医疗技术活动。这种模式较为适应临床,有利于提高疗效和建立融洽关系,但在总体上医患权利仍然不平等。

3. 共同参与型 这是一种较为新型的医患关系,彼此在医疗技术过程中的主动性是对等的,强调的是医生和病人一起做什么,强调病人的参与意识,是一种完全双向的关系。较前两种模式更为前进一步。此种模式,病人不但主动参与治疗,而且在治疗过程中还有选择权。强调医务人员的职责是帮助病人实施自主选择权,促进康复。这种模式体现了医患之间的双向活动,反映了医患关系的发展趋势,对于慢性病病人(久病成良医)、心理治疗病人较为适宜。此模式对于提高医疗质量,建立良好医患关系有着十分重要的现实意义(表10-1)。

表 10-1 医患关系的三种基本模式

基本模式	医护人员的作用	病人的作用	临床的应用	模式的原型
主动-被动型	为病人做某事	接受(不能反对或无作用)	麻醉、严重外伤、昏迷等	父母-婴儿
指导-合作型	告诉病人做什么	合作者(服从)	急性感染、危重症病人等	父母-儿童
共同-参与型	帮助病人自助	合作关系的参加者(利用专家帮助)	大多数慢性疾病	成人-成人

从表10-1中可以看到,三种医患关系模式都是正确的,都有它的应用价值,不可片面地认定某种模式绝对的好坏。医务人员在临床实践中需要建立哪种医患关系模式,要根据病人的年龄、文化程度、病情轻重、心理状态等不同因素,以及医院的环境、医疗设备、技术力量等条件来决定,充分发挥医患双方的积极性,以达到诊治过程的最优化和高效化。

三、医患关系的意义

在医疗卫生活动中,医患关系得到了人们越来越多的重视,并且成为了医疗卫生活动质量和效果的基础。医患关系的意义主要体现在两个方面。

第一,良好的医患关系是医疗活动顺利开展的必要基础。从诊断、治疗到疾病预防措施的实施,都需要病人的密切合作,而病人的密切合作来源于对医务工作者的尊重和信任,所有这些又都来自良好的医患关系。在治疗方面,病人遵从医嘱是治疗成功的关键,这就是病人的依从性,亦称遵医行为,指的是病人的执行医嘱率。如果病人的依从性不高,往往是医患交往不良的直接结果。有人提出一个公式来说明病人依从性的重要性,具体如下。

治疗效果=医生的临床知识与技能×病人的依从性

病人的这种依从性往往与医患关系有着密切的联系,所以说良好的医患关系是医疗活动顺利开展的必要基础。

第二,良好的医患关系本身就是一种治疗手段,它不仅可以促进病人的康复,而且对医生的心理健康也具有促进作用。对于病人来说,良好的医患关系有助于消除疾病所造成的心理应激,使他们可以从良好情绪反应所致的躯体效应中获益。对于医生来说,在这种良好的人际氛围中,从事医疗活动亦可得到更多的心理上的满足。可以说融洽的医患关系会造就医患之间良好的心理气氛和情绪反应。

<h1 style="text-align:center">第二节　医患关系的影响因素</h1>

医患关系的好坏受许多因素的影响和制约,如物理环境(阳光灿烂、空气清新、温度适宜,房间宽敞、明亮、干净、整洁、无噪声,无时间压力等因素)对医患交往有重要影响;医患双方特别是医务人员的综合素质、心境状态等主观因素对医患交往更有直接的重要影响。

一、医生对医患关系的影响

作为医患关系的引导者,医生本身对医患关系有较大的的影响,主要表现如下。

1. 医生的沟通技巧　良好的沟通是医疗服务的基础,是病人寻求医学帮助的基本需要。在医患沟通过程中,如果医生缺乏良好的沟通技巧,容易出现病人感受不到医生的理解和共情,所以在言语和非言语沟通中,极有可能伤害病人及其家属的尊严和情感,甚至侵犯病人的权利。此外,如果医生不能尊重病人的隐私或不履行告知义务等,也会严重影响医患关系。

2. 医生的个人应激性事件　医疗卫生工作是一个特殊的职业,作为主体的医生要承受许多不可预见的职业应激,然而,医生也如同普通人一样,是具有独特个性特征的个体,长期存在的职业应激,甚至职业倦怠,都会影响医生与病人沟通。同时,医生也会经历普通人遭遇的应激事件,如家庭变故、日常困扰等。如果医生受到这些应激性事件的影响,出现个人的情绪和应对问题,就有可能在医患沟通中表现出对病人的冷漠、忽视,直接影响医患关系,也会影响到医疗决策的选择,是非常危险的。

3. 医生的心理素质　医生除了具备医学专业知识外,其心理素质也是影响医患关系的重要因素。首先,医生的人格特征对医患关系有一定的影响,如胆汁质和抑郁质的医生情绪深刻,比较敏感,遇到问题时,容易冲动,反应强烈,对医患沟通有一定影响。另外,医生的情绪状态对医患关系也有一定的影响,如焦虑、抑郁情绪的医生,在医疗活动中,经常处于紧张、犹豫不决和不安全感之中,经常不自信,且回避责任,会严重地影响医患关系。

因此,医生应注意培养自身良好的人格素质,对待病人诚恳、正直、礼貌,乐于助人,对工作热情、客观、冷静、认真负责;同时,医生应具有良好的自我调控能力,保持稳定的情绪,不能把负性情绪发泄到病人身上。总之,医生只有具备优良的心理素质,才能保持心身健康,提高工作效率。

4. 对病人的反移情　在医患关系中,医生除了从医生角色的视角对待病人外,医生个人无意识的需要、欲望、价值观等,有时也会无意识地投射到病人身上,使医患关系偏离职业关系,这是医生应该避免的。

二、病人对医患关系的影响

1. 疾病因素　不同的疾病使病人在医患关系中表现出不同的行为,重症病、慢性病、精神病常常使医患关系有不同的类型。如身患癌症的病人,会因治疗不理想而把自己的悲伤、愤怒发泄到医护人员身上,甚至拒绝继续治疗。有的病人会因对疾病的过度恐惧和担心,反复希望得到医护人员的保证和安慰。

2. 病人对医生的角色期望与信任　通常病人对医生及其医疗技术水平的期望值是很高的,希望医生能明确诊断,药到病除。如果达不到病人及其家属所期望的结果,就会造成对医生的不满,甚至导致医患纠纷。

3．病人的心理素质　在医疗活动中,医生会面对不同心理素质的病人。首先,某些特质性人格对医患关系是有影响的。如气质类型中胆汁质和抑郁质的病人,比较敏感冲动,遇事不顺就反应强烈,会给医患沟通带来特殊的困难,有时使医患关系难以健康发展,这类病人在医患沟通中应该引起医生的格外关注。如有的病人表现对医生的过分依赖,有的病人需要不断地得到关注,有的病人固执己见,不接受医生的专业解释,这些都会影响构建和谐的医患关系。其次,病人不良的情绪状态也会严重影响医患关系。由于疾病造成的影响以及某些病人的焦虑或抑郁,使其经常处于不稳定的情绪状态中,在医患沟通中,其紧张、焦虑、不安或恐惧的情绪状态,使其缺乏耐心和自信心,导致医患沟通不畅,甚至出现医患纠纷。

4．病人对医生的移情　病人角色的社会合理性,使部分病人以病人身份与医生保持长期的关系。这种情况下,医患关系这种持续的重要的关系可能会代替病人原本匮乏的人际关系和社会支持,病人会无意识地将个人关系中的亲密关系和情感投射到医生身上,这就是"移情"。在移情的医患关系中,病人的症状受到无意识控制,可能长期存在,虽然生物学上并没有可证实的异常,但治疗效果不佳,致使医生感到挫败和焦虑。

5．病人的文化因素　病人的年龄、职业、教育水平、民族和信仰等因素也会对医患关系造成一定的影响。因此,医生应该从病人不同的文化背景角度出发,了解病人对疾病的认识、理解和治疗期望。

三、就医过程对医患关系的影响

1．就医时间　就医时间能够反映出医患关系的状况,其对医患关系的维护和动态变化有明显影响。长期有规律复诊的病人,表明医生在彼此尊重、忠诚、信任和疗效方面能够获得病人的认可,医患关系满意度高;相反,不断更换医生的病人很难建立稳定、良好的医患关系。

2．就医过程的体验　病人就医过程的不良体验常常是医患纠纷的导火索。在就医过程中,由于时间、环境、文化等多种原因,医生常常无法满足病人的需要,为此造成不和谐的医患关系。如果医生能充分了解病人的就医需求,并且其诊疗行为能够使病人加深对自身疾病的了解,使双方对疾病诊治方案达成共识,医患关系的建立就比较顺利。

四、社会传媒导向

作为现代社会的重要信息传播方式,媒体具有影响面广,信息获取便捷,对公众态度、情感和行为具有冲击力和导向性的特点。如果媒体将个别医疗负性事件作为普遍性事件的典型加以报道,无疑会增加医患之间的距离,导致公众对医生的信任感降低,这对和谐医患关系的建立非常不利。媒体应负起社会责任,积极缓解医患冲突,应坚持新闻真实性原则,坚持深入调查研究,报道做到真实、准确、客观。

知识链接 10-2

第三节　协调医患关系的原则和沟通技巧

一、协调医患关系的原则

协调医患关系的原则主要有以下四点。

(一) 平等待人是建立良好医患关系的前提

医患关系中的平等主要指人格的平等。医患双方必须互相尊重,特别是医生必须尊重病人的自尊心与感情,尽量做到将心比心,以诚相待,宽厚待人,才能建立良好的医患关系。医患双方的平等,要求双方对等交往,做到情感对等,地位对等。医生切忌盛气凌人,自高自大,目空一切,否则,很难和病人平等相处。

(二)互利合作是协调医患关系的基础

人际交往中,大多数都是互利的,包括物质互利、精神互利和物质与精神互利。医患之间的互利,获得双方满意的共同利益——高质量的医疗效果。医患双方的充分合作是一种有机的合作,通过默契而有效的合作,才能争取最佳医疗效果。

(三)讲究信用是协调医患关系的关键

凡是人必然有交往,凡是交往,必然离不开信用。医患交往是在平等基础之上进行的,相互之间必须讲信用。医生对病人讲信用,有利于推行医疗措施,提高医疗效果;病人对医生讲信用,有利于疾病的治疗与康复。

(四)既宽宏大量又具有自我保护意识是协调医患关系的保证

医生在人际交往中要心胸宽广,严于律己,宽以待人,按照社会主义道德规范,全心全意为人民服务,做到有理也让人。尽量满足病人的各种需要,理解病人的不合理意见。

在做到宽宏大量的同时,医务人员还应具有自我保护意识,这样才能使医患关系更为完善。当前医患之间的矛盾,实质上是社会多重矛盾和冲突的一种表现,只因医生直接面对病人,容易成为"替罪羊"。医患纠纷中反映了道德、伦理、法制方面的一系列问题,单纯强调医患双方的精神境界显然不行,还得靠可行的医疗制度和法律去保障、规范和约束,重新拾回医患之间业已失去的信任。医务人员在遭遇医患纠纷的时候,应有高度的自我保护意识,采用灵活的对策,当事人还应做适当的回避,以有利于医患纠纷的妥善解决。

二、医患关系沟通的技巧

沟通是指人与人之间通过各种方式的信息交流,在心理上和行为上发生相互影响的过程。沟通具有交流信息、传递情感和调节行为三大功能。沟通是一切人际关系的前提和基础,任何人际关系的形成、维持和发展,都须通过沟通来实现。医患沟通是指医务人员与病人及其家属在医疗活动中,以保障和恢复病人健康为目的,围绕疾病诊治相关问题而进行的交流。对医学生而言,学习人际沟通的有关知识,掌握人际沟通的基本技巧,对于日后的临床工作具有实际应用价值。沟通可分为语词性沟通与非语词性沟通两种形式。

(一)语词性沟通——"说"和"听"的技巧

语词性沟通是通过言语、文字来交流信息,口语交谈是最基本、最频繁的沟通形式。医患之间的交谈不同于寻常聊天,是紧紧围绕病人心身健康这一主题展开的。因而被称为医学交谈(医学会谈)。医学交谈是一种十分复杂的技能。言语表达方式也是多种多样的,任何一句话都可以有多种说法,所谓"一句话,百样说"。说法不同,效果便截然不同。医学交谈过程中常运用的技巧如下。

1. 听的技巧 听是交流的一半,注意和善于倾听的人,永远是善于沟通、深得人心的人。有人说,上帝给我们一张嘴,两个耳朵,就是让我们少说多听。在医学交谈中,医务人员务必全神贯注倾听病人谈话,注意其诉说的内容以及表达方式。倾听时保持适当目光接触,对谈话内容要及时做出反馈应答以鼓励病人进一步诉说。医生的任何分心都可能引起病人的顾虑和不满,应努力避免。倾听时要善于抓住谈话重点,着重了解主导症状群及其发展过程和表现特点。

2. 导向技巧 首先,要善于引导会谈的方向。一般在认真倾听病人诉说的基础上,从其谈话中进一步提出问题。当需要转换另一个话题时,可用一般性的开放式问题向病人询问。其次,要适当激发病人,探寻病人感兴趣的话题引导交谈。最后,交谈过程应集中注意力,要听出"弦外之音",并加以引导。

3. 探询技巧 病人由于种种原因或顾虑,对某些病情资料一晃而过甚至隐瞒不提。也可能由于文化程度低,表达能力差而不能恰当说明病情。医生要保持相当的机敏,及时抓住迹象,要求病人说明。如有疑问,不应轻易放过,要及时加以澄清,务必把主要症状的来龙去脉、内部联系与外部表现辨别清楚。

知识链接 10-3

4. 提问技巧 提问的种类很多,有封闭式提问、开放式提问、鼓励式提问、澄清式提问、总结式提问等。

(1)开放式提问:所谓开放式问题是不用"是"或"否"来回答的问题。如"您有哪些不舒服?""您今天感觉怎么样?""请您谈一谈您的睡眠情况"等等。这样的问题有利于病人主动、自由地诉说。提问时应尽量避免暗示,带有暗示性的提问可能导致不真实的回答,因此医生应采取客观立场,避免主观意向,使病人根据自己切身感受来如实回答。提问应使用通俗易懂的语言,避免使用专业术语。注意不要重复提同样的问题,这样可使病人误认先前回答错了,从而改变回答,使回答失真。同时,这样可能引起病人不满,认为医生对自己先前的回答根本没有留意。提问过程中切忌边提问边做记录,以免造成病人的顾虑和紧张。

(2)封闭式提问:根据医护人员的设想,预先提出一个固定假设,期望得到的回答是对这种假设的验证。常常用"是不是?""对不对?""会不会?""有没有?"等简短提问,而病人只需用"是"与"否"等一两个字就可以回答。其作用在于收集信息,澄清问题。这类提问还可以缩小问题的范围,把交谈集中在某一个特定的焦点上。但是,封闭式提问不可多用,一连串的封闭式提问后,常使病人变得被动、迷惑与沉默。

5. 沉默的应用 沉默是留一些时间让病人自由地表达思想与意见,并提供病人述说最关心的事与物的机会。沉默本身也起到一定提示作用,希望病人主动提出问题进行讨论。让病人多讲一些自己想讲的问题,比由医生或护士一人讲个不停要有用得多。因此,恰当运用沉默,可以促进沟通。当病人遭遇精神打击,情绪极度低落或极度激动时,医护人员采用沉默的方式,则可起到此时无声胜有声的作用。短暂的沉默,不仅可让病人重新整理自己的思路,也可以通过某种引导进行新的思考。沉默虽然是沟通的一门技巧,但要避免一味的沉默,否则将会导致病人失去主动沟通的兴趣,影响沟通效果。

6. 善于应用口语 对不同情境,不同病人,采用不同的策略,使用不同的口语,便于建立良好的医患关系。有时,可以直言不讳,这是相信病人、公开坦诚的表现,使病人放心。有时,谈话语气可以委婉缓和。医学交谈中出现"情"与"理"不一致是常见的。例如,有的病人没有遵医嘱,还强词夺理,医生可以有两种说法,其一,"不要强调理由!"其二,"不要强调理由嘛!"前句说的全是理,后句多了一个"嘛"字,既坚持了"理",又增加了"情"。

7. 善于使用美好的语言 "良言一句三冬暖,恶语伤人六月寒。"每说一句话都应该想一想可能产生什么后果。要想获得预期的效果,得到听话者的响应,就必须摸准对方的"脉搏",迎合听话人的需要和当时的心境说出应该说的话。医务人员要善于说出病人爱听的话。但是,在特定情况下,对于特定的病人,应该准确地使用指令性言语,例如:"不许动!""不能进食!"静脉点滴时,指令病人:"不准随便调快速度!""一定要……""肯定……"等。

(二)非语词性沟通——声、情、动作助沟通

临床诊疗中,有时医生虽然诊断正确,对症下药,但是却只注意到了自己"说什么",却忽视了"怎么说",忽视了病人还有精神上被支持和关注的需要,即便诊治方案很成功,但未必能够收到良好的医疗效果。有时医务人员的一个表情、一个动作、一个眼神都会影响医患关系。因

为人与人之间除了借助语词进行信息交流外,还存在着大量的非语词性沟通形式。在某种情况下,许多不能用言语来形容和表达的思想感情,可以通过非语词形式得以流露。心理学研究表明:在两个人的沟通过程中,语言只占全部传递信息的 35%,而非语言却占 65%。非语词行为在沟通中可以起到支持、修饰、替代或否定言语行为的作用。非语词性沟通可分为静态与动态两种。静态包括容貌、体格、服饰与环境信息等;动态包括表情、体态、目光接触、躯体距离和副语言等。

1. 面部表情 面部表情动作包括眉、眼、嘴及颜面肌肉的运动。面部表情是人类情绪、情感的生理性表露,一般是不随意的,受自我意识的调控。面部表情所携带的情绪信息具有特异性,诸如喜、怒、悲、惧、惊等基本情绪都有面部肌肉运动的先天模式。因此,面部表情在情绪外现、人际交流中起着主导的作用。面部表情变化往往是医护人员获得病情变化的一个重要信息来源,同时也是病人了解医护人员心灵的"窗口"。医护人员不但要善于观察病人的面部表情,在与病人的交往中还要善于运用和调控自己的面部表情。

2. 体态语 体态语是指一种无声的肢体语言。它通过人的手势、身体的各种姿势与动作来传递信息。体态常能反映个体对他人的态度或自身的放松程度。通过人的头部活动进行传情达意称首语,比较典型的是点头和摇头。一般说来,点头表示肯定、赞同;摇头表示否定、拒绝。通过手或手指活动传情达意称手势语,典型的有握手、招手、摇手和手指动作。身体在某一场景中以静态姿势表示意义称姿势语,如图 10-1 所示。

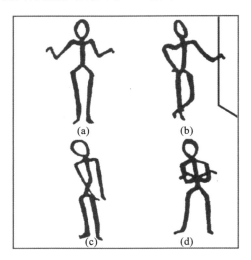

图 10-1　体态语示意图

图 10-1(a)可以表示"漠不关心""屈从""疑惑""无可奈何""莫名其妙"等不同态度。图 10-1(b)既可以是一种"自满"心理的流露,又可以是"厌烦""气愤""漫不经心"的表示。图 10-1(c)多为女性的姿势,表示"害羞""谦恭"或"悲哀"的心理状态。图 10-1(d)给人一种强烈的"傲慢"感。因此,医学生应注重训练自己的走姿、坐姿和站姿。这些体态语在医患沟通中将起到极为重要的作用。

3. 目光接触 眼睛被誉为"心灵的窗口",显示着人心灵深处的信息,是人体其他器官所不能匹敌的。它既可以表达和传递感情,也可以显示某些个性特征,还能影响他人的行为。谈话中的目光接触可使双方谈话同步、思路一致。所以,目光接触是非语词沟通中的主要信息通道。它可以表达喜爱、敌意、怀疑、困惑、忧伤、恐惧等多种情绪,医务人员应善于通过目光接触的瞬间来判断病人的心态。

4. 人际距离 人际距离是人际沟通的重要手段。人际距离的远近,能表达一些重要信息。人们总是有意无意地通过调节人际距离来表明彼此关系的亲疏程度。一般将人际距离划分为四种。①亲密带(0～0.5 m)：只能存在于最亲密的人之间,可感到对方的气味、呼吸甚至体温。②个人距离带(0.5～1.25 m)：一般亲密朋友在 0.5～0.8 m 的距离带交往,而普通朋友则在 0.8～1.25 m 的距离带中。这种人际交往距离,能体现友好、亲密而有分寸的气氛。③社会带(1.25～3.5 m)：这是一种公开性质的、公事公办的事务联系中的人际距离。④公共带(3.5～7.5 m)：出现在公共场所陌生人之间的非正式交往,如庆典或公开演讲等。

医务人员要有意识地控制并调节和病人之间的距离,对儿童和孤独老人,缩短人际距离有利于情感沟通,但对有些病人,距离太近则会引起反感。

5. 副语言 说话时的声音的音质、音量、声调、语速、节奏、语气、语调及抑扬顿挫等。副语言伴随着言语,表达了说话人的情感与态度,给语词性沟通赋予了深刻而生动的含义。如说话时的哽咽表示悲哀,口吃表示紧张,说话变调说明激动,发音沙哑或震颤预示着愤怒即将暴发。医务人员留意副语言信息,有助于更准确地理解病人言语的深层含义。

第四节　我国的医患关系

随着改革开放和市场经济的深入发展,人们的价值观、健康意识、维权意识逐渐增强,对医疗质量的要求越来越高;同时医护人员的执业理念也随之发生了变化。诸多因素的相互作用,使医患关系产生了一些新的问题。和谐医患关系,维护正常医疗秩序,保障医患双方利益,是时代对每位医学生提出的新的考验。

一、我国医患关系存在的问题

近年来,我国就医人数持续增长,据统计,2016 年全国医疗卫生机构诊疗人次已达 79 亿次,医疗纠纷 10.07 万件,涉医违法案件 4037 件,分别较 2015 年下降 6.7% 和 14.1%。通过各方面共同努力,2016 年医疗纠纷数量和涉医违法案件数量实现了连续三年双下降。中国医师协会《第四次医师执业状况调研报告》显示,在诸多的医疗纠纷中,80% 的医患纠纷与态度、沟通等问题相关。主要表现在以下几方面。

1. 医患关系"机械化" 一些医护人员仍只看"病",而忽略了"人";只注重自身医疗水平的提高,忽视与病人的沟通和交流。医生通过各种医疗仪器获得病人的生化指标等数据,这些数据日益成为疾病诊治的重要依据。这种更多地以机器代替人脑思维的趋势,逐渐淡化了医患之间的思想交流,使得在医疗活动中缺乏人文关怀,加剧了医患关系的恶化。

2. 信息不对称 主要指患方未能获得与疾病相关的重要信息,例如病人不能从医护人员那里获得有关自己疾病的足够信息,如得了什么病、有哪些治疗方法、各种治疗方法的利弊、预后注意事项等。

3. 地位不对等 在医疗活动中,掌握着医学专业知识技能的医护人员与对医疗知识知之甚少的病人群体构成了一种特殊的、不对等的人际关系。这种状况可能致使病人主动性受限,病人没有机会或者不敢说出自己的疾病的感受和体验。

4. 缺乏相互理解 医患交往中,由于医患双方语言表达、行为方式、风俗习惯和文化背景等方面的差异,易引起对方误解,使交往出现困难。

5. 医患信任不充分 病人对医护人员的不信任既包含了对诊治能力的不信任,也包含了对职业操守的不信任;此外,不信任还体现在对医疗机构、相关法律法规和保障制度等的不信任。医护人员对病人的不信任主要表现在对自身安全、"医闹"等的担忧。医患信任度低、怀疑度高,容易导致医患冲突,激化医患矛盾,甚至发展为医疗纠纷。

Note

二、我国医患关系紧张的成因分析

我国紧张的医患关系的形成原因是多方面的,但总体来说主要有以下几方面。

1. 医方因素 一些医院还没有形成良性的医院运行机制和有效的医院管理机制,导致医院对经济效益的追求成为医患关系紧张的原因之一。现行的医学教育制度主要侧重于医学技能教育、人文教育不足,导致医疗活动中对病人的人文关怀不足,从而容易导致医患关系紧张。在医疗活动中,一些医护人员可能存在过度的自我保护意识,使其对医疗安全、最小化医疗风险考虑较多,这些也成为过度检查和过度医疗的原因之一,在一定程度上加大了病人的经济负担,恶化了医患关系。

2. 患方因素 病人医学专业知识匮乏,对医疗服务的特殊性和局限性缺乏全面的认识,对疾病认识不足,对诊疗的期望值过高,都会导致医患矛盾的产生。此外,部分病人对自身权利把握失度,只强调"维权",不注重"自律",在医疗活动中,一旦医生无法满足其需求,就对医疗服务质量、服务态度不满,然后将这种心理落差以维权的名义升级为医疗纠纷。

3. 制度因素 虽然我国先后制定了《医疗事故处理条例》《中华人民共和国执业医师法》等法律法规,在一定程度上改进了医疗行为的法律规范,保障了医患双方相应的权益,但仍需不断健全和完善。此外,我国医疗卫生资源配置在城乡之间、区域之间依旧不平衡,也是导致医患关系紧张的原因之一。

4. 舆论因素 医疗纠纷的冲突性,以及人类求知、好奇、追求公平等天性,注定医疗纠纷案件会成为媒体报道和社会舆论的热点。由于群众对医学知识的认识不够,对医疗工作高风险和局限性缺乏了解,加上部分媒体片面的报道和宣传,强调病人的弱势群体地位,放大部分医疗活动中的不良现象,更加剧了医患冲突的可能。

三、构建和谐医患关系的策略

在医疗卫生活动中,医生与病人应为恢复病人健康而建立起疾病诊治的共同联盟,为构建和谐医患关系发挥自己的作用。

1. 建立健全医疗卫生管理制度、医疗保险制度和社会调节机制 制度和政策是重中之重,没有良好的制度和政策,问题则难以得到根本解决。只有对医疗卫生管理制度、医疗保险制度和社会调节机制进行改革和完善,才是"治本之法"。应从合理分配医疗卫生资源、建立适合我国当前社会总体经济水平的社会保障体系、因地制宜进行医疗管理、建立适合我国国情的医生执业风险保险制度等方面来尝试解决。

2. 倡导人性化服务 在日益激烈的医疗市场竞争中,病人就医不仅仅关注医院的医疗水平,更关注医院的人性化服务。医院除了重视技术和设备等硬实力外,还要在管理模式和服务水平等软实力方面下功夫。医院应将"以疾病为中心"的诊疗模式逐渐转变为"以病人为中心"的诊疗模式,增强服务意识,对病人多一些人文关怀,通过人性化服务来不断提高病人的满意度。

3. 提高医生综合素质,改善医生待遇 医学院、各级医院等机构除加强医护人员专业能力培训的同时,还应帮助其树立起对病人的高度责任感和"以病人为中心"的服务理念,耐心地为病人答疑解惑,体恤病人疾苦,尊重病人权利。在诊疗过程中,严格按照法律、法规、医疗规范去做,充分考虑病人及家属的情感和意愿。同时,提高医护人员待遇,在一定程度上可以减少医护人员的不良行为,产生"高薪养廉"的作用,从而建立和谐、信任、合作的医患关系。

4. 提高病人自身素养,普及医疗和法律基本知识 社会和医护人员有责任有义务向病人及其家属普及基本的医疗卫生知识,使病人具有疾病风险意识,对当前医疗技术水平有正确认识,避免期望过高。此外,病人应加强对医护人员信任、提升自身修养、学习法律常识,在积极与医护人员沟通的同时,正确行使自身权利。

5. 建立健全医患沟通制度 医院要建立和完善医患沟通制度、投诉处理制度,并将医患沟通工作规范化,切实做好以下几方面:一要尊重病人及家属,建立同情心、同理心;二要耐心为病人答疑解惑,关心病人在就医过程中的困难或不便;三要及时掌握病人疾病发展情况、医疗费用情况和病人心理健康状况;四要留意病人对疾病的认知度和期望值;五要避免使用粗暴、刺激性语言;六要采取预防为主的针对性沟通。通过全方位、多层次沟通,有效提高医疗卫生服务质量,及时化解医患矛盾,和谐医患关系。

6. 正确引导社会舆论 政府相关部门要正确引导社会舆论和媒体宣传的导向,加强对医务人员奉献精神的宣传,不断改善医院和医护人员在病人心中的形象。同时,医院应建立网络评价系统,设置完善的网络平台,增强在危机中的公关能力。

课后复习指导

思考题:

1. 医患关系的内容和特点是什么?
2. 影响医患关系的因素包括哪些方面?
3. 促进医患良好沟通的技巧包含哪些内容?

案例拓展

病人到某医院就诊,医生按常规对病人问诊并进行体格检查。在做腹部触诊时,病人莫名其妙地哭了,令医生感到十分纳闷,病人说:"我已去过两家医院了,医生都只是问一问就开药,你是第一个摸我肚子的医生……"

问题:

1. 假如我们是这位医生,听到病人这样的回答,会有怎样的感受和想法?
2. 如果我们是这位医生,接下来你会怎样与这位病人对话?

Note

第十一章　病　人　心　理

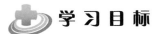

学 习 目 标

1. 掌握：病人的概念、常见的心理需要及反应。
2. 理解：病人角色转变困难的表现类型；求医行为的影响因素；提高遵医率的方法。
3. 了解：病人常见的心理问题及干预措施。

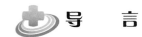

导　　言

"病"是在人身上发生的，要治病首先是要治疗患病的人。古代名医希波克拉底有句名言——知道什么样的人得了病，比知道一个人得了什么病更为重要。人具有生物性和社会性，一个只懂病人生理而不懂病人心理的医生绝不是好医生。目前国外有个提法，认为不懂病人心理活动规律的医生只是"半个医生"。临床医生大多都有这样的体会，对于两个同样病情的病人，施用同样的治疗方案，由于病人心理状况不同，预后往往差异很大；甚至同一个病人在不同时期的精神状况，也严重地影响着治疗效果。所以了解病人的心理，并进行有效的心理干预，有利于病人的治疗和康复，有利于提高病人的生活质量，对医护工作者有着十分重要的意义。

案例导入

张女士,61岁,高血压史6年,一直服用硝苯地平(5毫克/次,2次/天)控制血压。2周以来头痛、头晕、乏力、视力模糊,自行将硝苯地平次数增加为每日3次,仍不见好转,来到社区卫生服务中心就诊,现血压150/95 mmHg(服药后);血脂略高;查眼底显示视网膜动脉变细;血糖正常。无高血压家族史。经医生诊断为高血压,控制血压失败的主要原因为降压方案不合理,应加小剂量利尿剂,并配合非药物治疗进行综合治疗,收入居家护理中心。

经了解,病人现已退休在家,平时喜欢高盐、高脂饮食。近日烦躁易怒,睡眠不规律,无烟酒嗜好,不爱运动,日常生活能力正常,喜欢打麻将、看电视等娱乐活动,无宗教信仰。老伴赵先生,身体健康。他们居住在一处普通居民小区,两居室,有单独洗手间和浴室,小区环境好。两位均为初中文化水平,误以为自行调整药量可以控制血压,对高血压的认识不足。由于此次病情加重,病人和家属对居家护理期望值较高,希望得到医护人员的合理帮助。他们有一个35岁的女儿,节假日回家看望老人,已结婚生子,独立居住,家庭关系和睦。综上所述,张女士经济状况和家庭支持系统良好。

分析思考：
1. 结合本案例,如何提高病人的遵医行为?
2. 针对慢性病病人,如何开展心理干预?

第一节 病人与病人角色概述

一、基本概念

(一)病感与疾病

1. 病感(illness) 个体能够感到有病或不适的主观体验,常常无法直接验证,但影响其身心状态,使其感觉不舒服或某种痛苦,伴有不同程度的生理、心理、社会功能的失调,并由此产生求医行为。病感可能是由于疾病对身体的刺激引起的疼痛、虚弱等躯体反应,也可能是受心理、社会、环境等多因素影响,导致病感个体有头痛、失眠、食欲缺乏,以及焦虑、抑郁、愤怒等情绪体验。

2. 疾病(disease) 个体由于致病因素的侵袭,正常的生理、心理活动偏离常态,机体系统的功能协调有序性被破坏,社会适应性受损。疾病是致病因素对机体的侵害和机体与之对抗的相互斗争的过程,结果可能是疾病痊愈或残疾,甚至是个体死亡。

在临床诊疗工作中,医务人员既要重视病感与疾病之间存在的差异,提高对各种病感的诊断水平,尽量避免误诊漏诊;同时也要尊重病人的病感,并给予心理层面的诊断、评估与治疗。因为那些没有确切躯体器质性损害证据的病感很可能是内在精神痛苦的躯体化表达。

(二)病人的概念

病人(patient),有狭义和广义之分,狭义的病人是指患有各种躯体疾病、心身疾病或心理障碍、神经精神疾病等的人,不论其求医与否,均统称为病人;也包括那些只有“病感”,但在临床上未发现躯体病理改变的人。广义的病人是指接受医疗卫生服务的所有对象,包括完全健康的人,如医疗美容求助者、正常体检的人。广义的“病人”的概念是在生物-心理-社会医学模式指导下,人们对健康与疾病有了全新的认识后产生的。

二、病人角色

(一)病人角色的内涵

病人角色又称病人身份,是一种特定的社会角色。美国社会学家帕森斯提出的病人角色的概念如下。

(1)病人可以从其常态的社会角色解脱出来,因为疾病可以使人免去执行平日的角色行为和承担其社会责任。解脱社会角色,与疾病的种类以及疾病的严重程度有关,重病时需要解脱原有的角色行为和社会责任。

(2)病人对于陷入疾病状态是没有责任的。

(3)病人应该认识到生病是不符合社会愿望的,从社会责任中解脱出来,只应是暂时的。

(4)病人应该寻求在技术上可靠的帮助,找医生诊治,和医生合作。

从以上特征可以看出,一个人要扮演病人角色,必须具备两个基本条件。一是必须确实生了病,或者说病人要有“病感”。病感常常表现为各种躯体或心理不适的临床症状,但在疾病早期或病情轻微的情况下,也可以没有病感。病感可以源于躯体疾病,也可以由心理与社会功能障碍引起。二是要求恢复健康的愿望。有的人确实生了病,但却没有恢复健康的愿望,或者不承认自己是病人,不主动寻求医疗技术的帮助,继续承担其社会角色所承担的义务。他虽然是病人,但未进入病人角色,未扮演作为一个病人所应扮演的角色形象。因此,更确切地说,病人角色是指病人这一事实在社会关系中得到确认,履行了病人应该履行的权利与义务。

我国学者认为,病人角色应该包括以下内容:第一,有生理或心理的异常或出现有医学意义的阳性体征;第二,应得到社会承认,主要是医生以有关医学标准确认其疾病状态;第三,处于病人角色的个体有其特殊的权利义务和行为模式。进入病人角色就意味着出现了很多的变化,如脱离原有的社会角色,免除原有的社会责任和义务,也失去原有的社会权利;改变原有的生活环境和人际关系;要重新学会病人角色所具备的行为方式,接受各种检查和治疗等。因此,我国学者将病人的权利和义务概括如下。

病人角色的权利:①享受医疗服务的权利;②享有被尊重、被了解的权利;③享有对疾病诊治的知情同意权;④享有保守个人秘密的权利;⑤享有监督自己医疗权利实现的权利;⑥享有免除病前社会责任的权利。

病人角色的义务:①及时就医,争取早日康复;②寻求有效的医疗帮助,遵守医嘱;③遵守医疗服务部门的各项规章制度,支付医疗费用;④病人要和医护人员合作,配合诊治护理工作。

(二)病人的角色转变的困难

病人是一种特殊的社会角色,患病时人们会面临角色的转换,即由健康人转化为病人角色。当一个人被确诊患有疾病时,在心理和行为上就产生了变化,使病人出现了一些角色适应问题。有些病人不能顺利实现角色转换,常见的表现类型有以下几种。

1. 病人角色冲突　主要表现为病人在角色转换中不愿意或不能放弃原有的角色行为,与病人角色相冲突。常见的有工作繁忙不能安心治疗、不能放弃家庭责任而影响治疗等。

2. 病人角色强化　主要表现是对自己的疾病过度关心,过度依赖医疗环境,不愿意从病人角色转换为常态角色,承担社会和家庭责任。他们往往不承认疾病好转或痊愈,不愿意出院,不愿意离开医护人员,不愿返回到原来的生活环境中。

3. 病人角色减退　主要表现与角色强化相反,在疾病还没有痊愈就过早从病人角色中转入常态角色,多发生在疾病的中期,对疾病的进一步治疗和康复不利。如一位生病住院的母亲不顾自己的身体尚未康复而毅然出院,去照料患病的女儿。

4. 病人角色恐惧　表现为对疾病的过度惧怕、担忧、焦虑,缺乏对疾病的正确认识。他们过多地考虑疾病的后果,对自己的健康过度悲观,往往四处求医,滥用药物等。

5. 病人角色缺如　主要表现是意识不到自己有病,或对疾病所持有的一种否认态度。病人的行为有时与人们的愿望相反。造成的原因往往与缺乏医疗知识而不能识别疾病、经济紧张而怕花钱等有关;另外,有的是与不能接受现实而采用否认心理防御机制有关。

6. 角色假冒　这类人并没有疾病,但为了摆脱社会责任、义务,逃避惩罚或获得某些利益而入院诈病。

第二节　求医与遵医行为

一、求医行为

(一)求医行为的概念

求医行为是指当人们感到自己身体不适,有了疾病感觉或出现了某种症状,请求医疗机构或医护人员给予帮助的行为。

（二）求医行为的类型

求医行为大致可分为 3 种基本类型。

1. 主动求医行为 当人们自觉产生"病感"或经他人提示而认同自己有病时,主动前往或要求他人陪伴去医疗机构诊治疾病的行为,在所有求医者中占绝大多数。

2. 被动求医行为 个体在产生"病感"后,由于各种原因未发生求医动机,在他人催促或强迫下不得已而形成的就医行为。

3. 强制求医行为 也是一种被动的求医行为,但它对病人更具有来自他人的强制性。如躁狂症病人和精神分裂症病人的求医行为即属于此类。

（三）病人求医行为的影响因素

病人求医行为的影响因素来自许多方面。如急性病病人中有求医行为者约为 75%,而慢性病病人中有求医行为者仅为 20%。医疗条件较差的地区,由于贫困或医疗资源缺乏等原因,还存在不少患病不求医者。病人求医行为的影响因素如下。

1. 疾病认知 对疾病的认知适当与否是影响病人求医行为的最主要原因。一般认为,病人对疾病的严重程度、预后以及康复速度等信息的掌握,是他们认知疾病的主要内容。"病情严重但预后良好"的疾病认知,通常可促使病人主动积极就医,而"病情较轻或预后不好或康复进程过长"等疾病认知,则有可能导致病人及其亲属消极被动的求医行为。

2. 就医条件 就医条件能否与人们的求医需求相吻合,也是引发人们求医动机行为的前提之一。病人的就医条件,主要包括他们所面对的医疗设施、医疗水平、交通状况等。一般来说,医疗机构的医疗设施越先进、医疗水平越高,越有利于激发病人的就医动机;前往医疗机构的交通条件越便利,越容易促成病人的就医行为。

3. 求医经历 求医经历对病人的求医行为所产生的是一种继发性影响,尤其是第一次或急危重等情形下人们的求医经历,对病人日后的求医行为影响重大。一般情况下,求医经历中若有较强挫折感的人们,其日后的求医行为就可能比较消极。如某个体在一次胃镜检查中留下了深刻的痛苦体验,日后尽管旧疾复发,却可能因惧于胃镜检查而放弃求医。

4. 病人承担的医疗费用 医疗经费对病人求医行为的影响,主要取决于医疗费用的款额大小,求医个体在所支付经费中承担的比例,以及人们对医疗经费的价值认同等。一般有医疗保险、无需自己承担较高款额医疗经费的个体求医行为比较主动;而没有医疗保险、需要自己承担高额费用、难以对自己所需支付的费用产生价值认同的个体,他们的求医行为则比较消极。

5. 社会支持 社会支持对病人求医行为的影响来自许多方面,其中起主要作用的有求医个体的亲友对病人求医行为所持的态度、个体的工作及职业目标等。一般情况下,亲友的关注和支持,有利于形成病人的主动求医行为,而个体较高的职业发展目标以及繁忙的工作安排等,则会对他们的求医行为产生阻碍作用。有些个体担心病人角色会影响自己的职业发展和社会地位,而表现出对求医行为的患得患失。有些病人则因为他们具有强烈的事业心,而对自己的健康状况下降无暇顾及,以致求医行为总是比较被动。

6. 个体人格 病人的求医行为还与其性格倾向、疾病体验、生存动机等个体人格的因素密切相关。一个人乐观与否、对病痛的体验是否敏感、患病后生存动机是否强烈等,均可对其求医行为产生影响。如生存动机强烈的个体、对病痛体验比较敏感的个体、对医治疾病乐观自信的个体,他们的求医行为通常比较积极。

需要指出的是,在影响病人的求医行为时,各种因素并存,不可能是单一和绝对的。由于相互交织的多种因素综合影响,个体的求医行为千差万别,所产生的影响的性质和程度也不尽相同。

二、遵医行为

（一）遵医行为的概念

遵医行为是指病人遵从医护人员的医嘱进行检查、治疗和预防疾病的行为。遵医行为常常决定了治疗的效果。

（二）遵医行为的影响因素

不遵医行为是医疗中的常见现象，有 $19\%\sim75.7\%$ 的被调查者承认在就医过程中有过不遵医行为。不遵医行为不仅妨碍治疗方案的顺利实施，影响治疗效果，甚至危害病人的生命健康，造成医疗资源的极大浪费。影响遵医行为的因素主要如下。

1. 医疗水平 医院的医生的专业水平和护理质量，治疗效果和病情，是影响病人遵医行为的主要因素。

2. 医务人员的公众形象 医务人员在病人中的威信和威望，一般来说，病人对医生信任和尊重程度高，遵医程度也就高，反之，就容易出现不遵医行为。

3. 医患沟通障碍 沟通方式不当导致病人对医嘱不明确，对治疗方案不理解也是影响病人遵医行为的重要因素。只有理解接受医嘱，形成良好医疗意向的病人才会执行医嘱。

4. 病人的心理行为特质 病人的人格特点、文化程度、医学知识的多寡、职业和工作性质等因素对病人的遵医行为有很大影响。

5. 社会支持系统 缺乏家庭、社会支持，经济状况不佳，也可导致病人的不遵医行为。

6. 医疗体系和社会保障 医疗卫生事业政策和规划、医疗服务模式、医疗保障制度也是影响病人遵医行为的重要因素。

（三）提高遵医率的方法

1. 提高医生的交流技能 提高和改善医生与病人交流的技能是提高遵医率的重要方法。研究表明，发现病人不遵从医嘱时，医生所做的第一步是"完全解释治疗方案，再重复至病人理解为止"，可以防止病人的不遵医行为。例如，有研究提出了一个方案，向医院诊所的医生讲述高血压病病人不依从治疗方案的各种原因、测试病人依从性和提高病人依从性的方法等知识技巧。接受培训的医生在与病人交流时花费更多的时间给出医疗信息，使病人学会了更多有关他们疾病及治疗的知识，从而对服药有更好的依从性，更好地控制了血压。

2. 让病人清楚表明治疗态度 另一提高依从性的方法是让病人清楚地说明他们将遵守医嘱。一项在儿科诊所对那些孩子经历了严重感染的父母所进行的实验显示了这种情形。研究者们随意地把受试者分为两组。对在实验组的父母，医生只问，"你会发誓给孩子服所有这些药吗？"父母都一致同意。在对照组的父母没有被要求发誓。10 天后，当父母回来再和医生见面时，立即对孩子的康复进行评估，同时通过对父母的访问和对小孩的尿液分析来评估他们的依从性。与对照组父母比较，实验组的父母依从性更高，他们的孩子康复得更快。

3. 提供社会支持 社会支持对提高病人的依从性可产生很大影响，尤其是当治疗方案是长期的，或者要求生活方式发生改变时，有效的社会支持给人一种舒适感和归属感，并能够强化病人的自尊、自信心，对提高病人的依从性有很强的促进作用。在执行治疗方案时，受到鼓励、赞扬、提示和帮助的病人可能比其他病人依从性更好。如果社会支持被调动起来，病人朋友和家人都可以通过对治疗采取积极的态度，并确信病人遵从了治疗方案的方式来提高病人的依从性。医生应帮助病人联系其确定的社会支持组织。

4. 改变行为 有些行为方法也对提高病人依从治疗方案的动力很有效，包括：①适应治疗方案：设计治疗方案中的活动，以使其能与病人的习惯及日常安排相容。例如，早餐时服药和就寝时服药比中午服药更容易,并且能被大部分人记住。②提供催促和提示:医务人员可以用电话预约、电话提醒或者在家中张贴提醒病人联系的便签以及改进药物包装的方式帮助病人增强求(遵)医行为。比如,某些药剂师所配的某些药有服用日期的小盒或者内置的提醒装置。③自我监督:病人对自己的治疗行为,如每天所吃的食物,做书面记录。④行为协议:医生和病人协商制订一系列的书面治疗协议和目标以及治疗成功后能收到特别的奖励。这些方法的一个主要长处在于病人可以积极参与设计和执行他们的治疗方案。另外,对于这些方案病人可以单独执行,不需要医生、家人和朋友的帮助。

5. 选择恰当的表述医学信息的方法　因为病人经常误解或者忘记医生的建议,医生也需要学习表述医学信息的特别技巧。常见方法如下。

(1) 通过使用清楚直接的语句来简化语言指示,不要持居高临下的态度。

(2) 使用较具体的陈述。如应该说"第一周你应该每天步行 1 里,以后每周 2 里",而不要说"你每天都要练习"。

(3) 把一个复杂的治疗方案分成小结来完成。病人可以通过只做方案的一部分来开始治疗,随后再增加。治疗方案可以包括很多病人认为可以实现的小目标。

(4) 通过说明为什么重要或在陈述的开头说出可强调的重要信息。

(5) 使用简单的书面说明。

(6) 让病人用自己的话说出这些指示内容,或者重复它们。

第三节　病人的一般心理需要、特点及基本干预方法

一、病人的一般心理需要与特点

(一) 病人的心理需要

人的需要是多种多样的,人们的一切活动都是为了满足需要。"病人"这个角色,包括社会各阶层中的不同社会角色,但患病后在医院这个特定的环境中,他们的角色是一样的,即病人。患病后病人要承受躯体不适和病痛,或面临残疾和生命危险,内心十分痛苦,此时,他们的行为或心理需要有许多共同之处。

1. 患病期间的生存需要　人们在身体健康时,饮食、呼吸、排泄、睡眠及躯体舒适等生存需要很容易被满足,患病后这些基本生存需要的满足常常受到阻碍或威胁。不同种类的疾病及病情严重程度对生存需要的影响程度不一样,如呼吸困难病人对吸入氧气和呼出二氧化碳的需要受到影响等,不仅直接影响生理功能,对情绪也有极大的影响。病人最基本的生理需要还包括解除疾病痛苦和恢复身体健康的需要。

2. 患病期间的安全需要　疾病本身就是对安全需要的威胁。患病时日常生活秩序受到干扰,病人会产生不安全感,丧失安全感常使病人害怕独处,从而体验到深深的孤独,所以会热切期盼亲人的呵护。

3. 患病期间的社会交往需要　患病住院后与亲友分离,接触新异的检查与治疗,因而病人特别需要医务人员和亲人的关怀、同情和理解;同时,病人入院后进入一个陌生环境,需要尽快地熟悉环境,被新的群体接纳,需要与医务人员、病友沟通,在情感上被接纳。总之,病人需要社会联系和交往。

4. 患病期间尊重的需要　疾病可能干扰病人尊重需要的满足。病人常常感到成为别人

的负担或累赘,自信心降低,因而对尊重的需要会比患病前更强。病人需要得到人格的尊重,需要保护隐私。向病人提供与疾病有关的诊治信息及满足病人的知情同意权,可体现对病人的尊重,如病人入院后,让其了解住院生活制度,疾病的诊断、预后、治疗计划、手术效果以及如何配合治疗,主管医护人员的技术水平等,会让病人感受到尊重,增强其战胜疾病的信心,更好地配合医护人员的工作,从而有利于治疗和康复。

5. 患病期间自我成就的需要 患病时,最难满足的就是自我成就的需要,主要表现在表达个性和发展个人能力方面感到力不从心,成就感下降,特别是有些意外事故致残者,其自我成就需要受挫更严重。因此鼓励病人战胜病痛,对生活充满信心就显得尤为重要。

病人的心理需要会以各种方式表现出来,若得不到满足便会产生一些抵触行为。所以,医护人员应认识和了解病人的心理需要,根据具体病人的心身特点加以引导和解决。

(二)病人心理需要的特点

(1)病人患病以后,自我实现等高层次需要减弱,与生命相关的低层次心理需要突显出来,如生理及安全需要成为核心需要。

(2)病人的心理需要在不同种类的疾病、疾病的不同阶段、不同的状态下是不一样的。如急性病病人与慢性病病人的心理需要不同,门诊病人的心理需要与住院病人有所不同,不同科、不同年龄的病人的心理需要也不一样。

(3)病人的心理需要主要围绕疾病相关方面。

二、病人常见的心理反应

病人由于所患疾病的病种、病情轻重程度、个体对疾病的抵抗能力,以及个性、文化背景及价值观念的不同,从而出现不同的心理反应,其中情绪的变化和行为的改变是患病后最常见的心理反应表现形式。疾病过程中,病人常见的心理变化有以下四种。

(一)认知功能的变化

疾病所引起的病人心理、生理方面的应激反应破坏了病人的心理平衡,影响了病人的认知功能。在感知方面,意识清醒的病人可以表现迟钝,也可表现得过于敏感,以致产生错觉和幻觉。有疑病倾向的病人可以觉察到内脏器官的活动,如心跳、肠道蠕动等;枯燥的住院生活使病人产生度日如年的错觉;有些病人会发生定向障碍。记忆力方面,有的病人不能准确地回忆病史,不能记住医嘱,甚至刚发生在身边的事,刚放在身边的东西,也难以记起。思维方面,主要表现在逻辑思维的能力受到损害,如一些病人在医疗决策上,即使是面对不太重要的抉择往往也表现得犹豫不决,有些病人可能草率决定,但不久这一决定又成为病人苦恼的根源。

(二)情绪活动的变化

患病后的情绪反应中最常见、最突出的是焦虑、抑郁、恐惧或愤怒等。病人对消极情绪刺激的反应强度增加,如微弱的刺激就可以引起惊恐不安。有时情绪反常,看到别人高兴,自己反觉痛苦,病情越重,病程越长,这种异常情绪相应越严重。这种消极情绪极不利于病体康复。

(三)意志行为的变化

疾病的诊疗过程会引起病人痛苦和不适,需要病人忍受。许多疾病同不良行为或生活习惯有关,治疗疾病过程中,需要很大程度上改变其不良的生活方式。这些挑战需要病人的意志努力,也会引起病人意志的不良变化。有些病人表现为缺乏坚毅性,稍遇困难便妥协,失去治疗信心;有些病人变得缺乏自制力,感情用事。

(四)人格的变化

人生病后可发生人格上的改变。例如,传染病病人由外向型人格变成内向型人格,不敢与人多交往等;癌症晚期的病人,压抑严重,可出现性格固执,对医护人员及家人粗暴。同时,疾病可使病人变得敏感,疑虑重重。听人低声说话,就以为是谈自己的病;对于医护人员和亲友的好言相劝,也常半信半疑;有时甚至怀疑医护人员给自己开错了药,打错了针。这种异常心理不仅会对护患关系起到破坏作用,也不利于安心养病。

三、病人心理问题的基本干预方法

心理干预主要针对病人的认知活动特点、情绪问题以及行为和个性改变,同时还要考虑不同疾病、不同年龄和性别病人的心理生理反应特点,采取综合性的干预措施。临床上主要采用以下几种基本方法。

1. 支持疗法 从病人的角度充分理解病人的痛苦和对疾病的认识,要尊重和关心病人。鼓励病人倾诉,耐心倾听病人的痛苦与忧伤,帮助病人疏导负性情绪,鼓励病人培养积极乐观的情绪;帮助病人建立社会支持系统,树立战胜疾病的信心;给病人提供有关的信息,建立良好的医患关系;指导病人养成健康的生活方式,帮助病人科学地安排生活;给病人提供心理支持,促进机体的抗病能力。

2. 认知治疗 病人对疾病的心理反应和强度,取决于病人对疾病和症状的认识和评价。认知模式又和病人的个性特征及社会文化背景有关,错误的认知会歪曲客观事实和阻碍疾病康复过程的进行。

首先,帮助病人识别自己的不良情绪和认知系统里的问题,然后通过各种认知治疗技术,帮助病人改变观察问题的角度,赋予问题不同的解释,使病人的情绪和行为问题有所改善,努力纠正错误的认知,重建合理的信念和认知模式。

3. 行为治疗技术 临床上,病人患病后经常出现各种情绪问题及生理功能失调的情况,及时应用行为治疗技术,可有效地帮助病人减轻这些症状,促进疾病的康复。行为治疗技术是通过学习和训练矫正情绪障碍和生理功能失调的一种治疗方法。常用的方法有放松训练、生物反馈疗法和系统脱敏疗法等。通过学习和训练,可提高自我控制能力,减轻或消除症状。

4. 健康教育和咨询 健康教育可增加病人对疾病和自己身体状况的了解,减轻焦虑,增强战胜疾病的信心。健康教育的内容广泛,包括疾病的基本知识、紧急情况的处理和应对策略、病情的监测及生活管理等。为病人提供有关疾病和康复的医学知识,可以帮助病人了解和解决患病后可能出现的婚姻和性生活的问题,提高生活质量。如冠心病病人及其配偶常常会有一些心理问题,主要是焦虑和忧郁,配偶有时还会夸大医生在病人出院时的各种嘱咐,往往过分地对病人加以保护,助长了病人的依赖性和无用感,影响病人康复。

知识链接 11-1

第四节 各类病人的心理问题及具体干预措施

心理问题的干预是指根据病人的心理活动规律,运用心理学的理论和方法,通过医患关系和相应的心理干预措施,针对病人在疾病过程中出现的心理问题,改变病人的心理活动状态和行为,使之趋于康复的过程。临床诊疗过程中,病人患病种类不同,诊治情景有别,再加上所处的环境因素各异,只有把握不同病程、不同种类病人的心理变化才能更好地进行心理干预。

一、门诊病人的心理问题及干预

门诊直接为社会人群提供医疗和保健服务,接受各种类型疾病的病人。门诊病人有狭义和广义之分,狭义的门诊病人是指按照医院或诊所常规门诊时间前来求医的非急诊病人;广义的门诊病人是指所有到医院或诊所求医而未被收住院的病人,包括门诊留观病人、急诊病人等。

1. 门诊病人的心理特点 门诊病人在求助过程中的表现:①门诊病人停留时间比住院病人短得多;②病人的病因、病种、预后各有差异;③就诊病人的生理、心理状况,对医疗的希望、需求,以及文化风俗不同;④门诊病人最关心的问题是自己究竟患的什么病,能否很快治愈,有什么特效药。他们希望明确诊断,得到最佳治疗方案,最好不要住院治疗,力争早看完早离开。根据这些表现,门诊病人的心理特点可以归结为以下几点。

(1)焦躁不安,急于就诊。门诊病人因疾病的痛苦,大多数人情绪紧张、急躁,希望及时得到医务工作者的照顾。比如他们渴望挂号时间短,能够尽快就医。候诊时坐立不安或来回踱步,不断询问就诊顺序号,或围观诊疗医生;遇到和自己症状类似的病人,急于知道其诊断结果。如果病人病情较重或未能获得明确医学诊断,更是迫切希望求诊,以明确诊断,及时治疗。

(2)挑选医生,以求高明。初诊病人由于对自己的疾病知之甚少,因而希望技术好、有经验的医生接诊。就医时希望医生能耐心、认真倾听自己的陈述;能够有经验丰富、医术高的名医为其做全面、详细的全身检查和特殊检查。有的病人为了请名医诊治,不惜托熟人找关系。年轻女病人怕男医生接诊,愿意找年长女性或高年资医生接诊。复诊病人对病情了解较多,对医院诊疗过程比较熟悉,更是迫切希望熟悉的、医术好的医生继续治疗。

(3)祈求医生,期待正确诊疗。病人就诊时经常祈求医生对其病情做出正确的诊断;希望疗效显著,能在短时间内消除病痛;希望能得到医务人员的重视、同情、尊重和关心。在这种心理的支配下,病人往往详细叙述自己的患病经过,期望得到医生的尊重。如果医生对其倾诉表现出不耐烦,病人便产生自责心理,埋怨自己为什么会生这种病。复诊病人尤其是病程较长的病人,因疗效不显著,往往对治疗信心不足,更是希望能够得到医生更好的诊疗。

(4)紧张不安,陈述杂乱。初诊病人由于对医院环境不熟悉,表现出特别的焦虑。病人为了使医生详细了解病情而急于诉说,因就诊时间短,往往不知从何说起,故叙述病情时常常杂乱无章。如果医生表现得厌烦,病人会更加不安,生怕错过就诊机会,紧张情绪会表现得更明显,有时甚至听不清医生介绍的治疗方法、检查方法。因此,若医生草草问诊,检查时间短,挂号、取药时间长,诊断不明确或治疗效果不显著,病人的急躁、焦虑情绪就会加重,甚至出现失望和愤怒的情绪。

2. 门诊病人心理问题的干预

(1)主动热情接待病人。门诊导诊人员应结合病人的心理和行为反应特点,为他们创造一个良好的候诊、就诊环境,解除病人的疑惑,增强其诊治信心。有条件的门诊应设立咨询接待处,指导病人就诊,解决病人的疑问。

(2)细心分诊、导诊。现代化门诊中分科越来越细,病人往往不清楚如何就诊。负责分诊和导诊的人员可以就病人可能患的疾病,耐心细致地给予指导。不仅有利于医生集中精力诊治,还可以给病人提供方便。

(3)灵活安排就诊。导诊人员要正确理解病人的各种求医心情,给予灵活的引导。对于一些急症病人,要善于分析,区别对待,灵活安排,以利于他们及时救治。对于一些重症、疑难或多次就诊仍未确诊的病人,要尽量引导到合适的医生处诊治。

(4)诊治问题要耐心解释清楚。门诊病人检查和开药后,往往还有很多问题搞不清楚,门诊医务工作者有责任、有义务、科学耐心地为病人做出解释。比如检查有什么意义、检查结果如何、诊断是什么、如何服用药物、药物的副作用等,医务工作者的解释可以解除病人的心理负担。

二、慢性病病人的心理问题及干预

医学科学的发展,使许多严重的急性病病人经抢救得以生存,但却成为残留不同后遗症的慢性病病人。当前医学尚无法治愈一些患病率高的慢性病,以致不少病人终生与疾病相伴。

1. 慢性病病人的心理问题 慢性病病人的心理活动常与疾病的种类、疾病严重程度、个体心理特征和社会环境等因素有关。其共同的心理反应如下。

(1)内向投射性心理反应:此类病人过多地出现自我压抑,感情易冲动,表现为心情忧郁、沮丧、自责和自卑,对恢复健康失去信心;也有的病人敏感多疑,怀疑别人看不起自己,失去生活信心。

(2)外向投射性心理反应:与上述类型截然相反,此类病人在遇到刺激时表现为责怪别人多,而责怪自己少,将原因完全推诿于客观。他们对躯体情况的微小变化颇为敏感,在治疗和护理方面常提出过高的要求。常责怪医生不精心治疗,埋怨家属未尽心照料,好挑剔,人际关系紧张。

(3)"病人角色"的习惯化:原有的社会身份为病人的身份所取代,这种病人身份又称为"病人角色"。慢性病病人一旦进入"病人角色",会慢慢地觉察这是一个长时期的过程,需要休养、服药、打针和照顾。这一心理过程,有利于慢性病的治疗,但对长期住院的病人来说,长期依赖医生的治疗及他人的照顾,逐渐形成"病人角色"的习惯化,将成为病人康复的巨大心理障碍。

2. 慢性病病人的心理干预 慢性病病人的心理干预,必须紧紧围绕慢性病病程长、见效慢、易反复等特点,因人施护,因病施护,调节情绪,变换心境,安慰鼓励,使之不断振奋精神,顽强地与疾病做斗争。具体措施如下。

(1)情感上给予支持。可采用解释、劝解、疏导、保证及安慰等一般性心理支持疗法给予帮助。

(2)帮助病人脱"角色"。对"病人角色"习惯化的病人既要教育其积极配合治疗,又要鼓励其进行适当的活动;既要耐心劝说病人安心养病,又要鼓励他们为日后的恢复工作进行准备,使病人摆脱依赖心理,产生和保持要"康复"的动机,以尽早达到心理上的康复。

(3)激发病人的动机。应结合病人的实际情况,鼓励其为自己确立一个符合实际的短期和长期目标,逐渐摆脱依赖心理。可强化病人过去的成功与成就,强化病人原有的社会身份,激励病人树立新的奋斗目标,追求新的事业和生活。以务实的精神帮助病人完成有希望成功的事情。

(4)提高病人自信心。鼓励病人在体能受限的情况下,参与自我护理的各项活动。

三、手术病人的心理问题及干预

无论何种手术,对病人都是比较强烈的应激刺激,会产生一定的心理反应。严重的消极心理反应可直接影响手术效果和并发症的发生。因此,医护人员应及时了解病人的心理特征,采取相应的心理护理措施,减轻病人消极心理反应程度,使病人顺利渡过手术难关,取得最佳手术效果。

(一) 手术前病人的心理问题及干预

1. 手术前病人的心理问题 手术是一种有创伤性的医疗手段,其后果如手术效果、并发症的发生及康复时间等,均有很大的不确定性。所以,需要手术治疗的病人心理负担比其他任何治疗都显得严重。最常见的术前心理反应有焦虑、恐惧和睡眠障碍,病人表现为坐卧不安、食欲不振,夜不能寐,死亡或致残的可能性常在头脑中闪现,一种不安全感充满病人的心里。

Note

产生这些心理反应的原因如下。

（1）对手术的不了解：病人缺乏医学知识，不了解与手术有关的解剖、生理学知识，对他们将经历的麻醉、手术等一无所知。

（2）既往的手术体验：如果病人以往有过一次不成功的手术史，那么会加重病人本次手术的术前焦虑和担忧。

（3）既往的情绪障碍和心理创伤：如果病人原先有心理功能障碍，在手术时较易发生强烈和持久的焦虑。

（4）医患关系和医疗环境影响：医护人员的言语和态度可加重或减轻病人的心理反应。不同的病人有不同的心理反应。少年儿童害怕手术引起疼痛；老年人多为手术的风险而担忧；青壮年因对手术的安全、疗效、并发症及手术后康复问题而感不安。随着手术日期的临近，病人的紧张情绪与日俱增，可出现心率加快、血压升高等躯体症状。

2. 术前心理干预要点　术前病人心理反应因人而异，个体差异甚大，因而医护人员应根据病人的术前心理反应的种类、应对方式和手术性质，灵活地采用心理干预措施，使之发挥更大效应。术前心理干预主要包括以下几个方面。

（1）提供有关手术治疗的必要信息。医护人员应耐心地与病人进行交谈，听取病人的意见和要求，以估计病人的心理反应、手术动机及应对方式，然后及时向病人和家属提供有关手术信息。信息包括以下几个方面。

①详细介绍病人的病情，阐明手术的重要性和必要性，尤其要对手术的安全性做出恰当的解释；对于手术复杂、危险性大的病人，应介绍医护人员是怎样反复研究其病情，并确定最佳手术方案的情况，强调病人在手术中的有利条件，使病人感到医护人员对其病情十分了解，对手术极为负责；对于犹豫是否手术的病人，应详细介绍手术和其他治疗方法的利与弊，让病人明智地做出是否手术的选择。

②提供有关医院的规章制度及生活事务的准备信息。

③用恰当的言语，向病人解释有关手术中的真实体验、手术后各种护理措施及对病人的具体要求。也可采用观看手术录像片、请术后恢复良好的病人谈感受等方式进行。

④焦虑程度高的病人往往理解力降低，因此要及时纠正病人的各种误解，全面正确理解术前的各种信息。

（2）应用行为控制技术，及时减轻病人的术前焦虑。常用的控制技术有放松疗法、示范法，前者是通过放松练习，教会病人主动地、有效地对抗和减轻焦虑；后者是通过手术成功者的经验介绍，帮助病人主动克服术前焦虑感。

（3）增强社会支持：主要包含以下途径。

①安排病人与已手术成功的病人同住一室，鼓励病友间相互沟通，使术前病人进入积极的心理状态。

②安排家属、领导、同事和朋友及时探望，以减轻病人的术前焦虑。

③病人的家属和社会背景对病人会产生直接影响，特别是一些不便对病人宣布的病情，可能事先已对家属简单介绍过，家属若流露出过分悲观的情绪，则会加深病人的疑虑。

④家属对手术的评价，也会直接影响病人对手术成败的认识。医护人员应指导家属对病人进行积极的心理安慰。

（4）手术环境要求：由于病人对手术的环境和气氛极为敏感，所以，手术室应整齐、清洁，床单无血迹，手术器械要掩蔽。一个手术室内最好只摆一个手术台，不宜几个手术台并排摆列，以免产生消极暗示。病人十分重视手术室医生和护士的举止言谈，因为他们一进手术室就失去了对自己的主宰，这就要求医生和护士应端庄大方、态度和蔼、言语亲切，使病人产生安全感。手术室内不应闲谈嬉笑，也不要窃窃私语，相互之间谈话的声音应当轻柔和谐。应尽量减少、减轻手术器械的碰击声,避免带给病人不良刺激。在术中一旦发现病情变化或发生意外,医护人员要沉着冷静,不可惊慌失措,以免给病人造成恐惧和紧张。

(二)手术后病人的心理问题及其干预

手术后是病人心理问题较集中和重要的阶段。手术前的心理问题通过实施手术大都可得到解决,而手术后的各种实际问题便在较长的恢复期内不时出现。

1. 术后病人常见的心理反应

(1)术后疼痛:手术后疼痛是一种常见症状,也是一种复杂的心理、生理反应,与情绪因素有密切的关系。焦虑、忧郁能够使痛阈降低而加剧疼痛。一般伤口愈合后,功能恢复,疼痛消失;如果病人疼痛持续存在,延续数周而又不能以躯体变化情况解释时,则成为一种术后不良心理反应。

(2)类神经衰弱反应:表现为持续的不安,心烦意乱,易怒或无故生气。主要是由于手术不适及合并症,而病人又不能正确认识这些躯体反应而引起。

(3)悲观忧郁反应:表现为有自卑感,闷闷不乐,对生活缺乏信心,不善交往,性格孤僻。多见于外形缺损和重要器官手术后的病人。

(4)猜疑和嫉妒反应:多见于子宫切除及输卵管结扎术后病人,她们自认为有生理缺陷,自信心动摇,多疑,办事小心。

(5)强迫观念及强迫行为反应:多见于慢性病手术后病人,由于退化心理造成疼痛持续,加上家属过分的爱抚,强化了"病人角色",使病人对伤口过分关注。如病人在胆囊手术后,长久按抚右胸部,担心"切口震裂";有些病人认为术后粘连,经常疼痛,甚至卧床不起。因此,术后病人的心理干预应根据病人的具体病情和心理反应来进行。

2. 术后病人的心理干预

(1)及时反馈手术完成情况:手术病人回到病室,待麻醉苏醒后,医护人员应立即告知手术已顺利完成,达到了手术的目的,让病人放心。应向病人多传达有利信息,给予病人鼓励和支持,减轻病人术后心理负担。

(2)正确处理术后疼痛:病人手术后,医护人员应及早告诉病人术后伤口疼痛变化的情况,让病人有心理准备。有些病人会向医护人员主动用言语表达疼痛,另有些病人则强忍疼痛,不愿用言语表达,此时医护人员可从表情、姿势等非言语表达方式来观察疼痛情况,并应积极给予镇痛剂等处理以减轻疼痛,一般术后6小时内给予镇痛剂可大大减轻术后整个过程的疼痛。

对术后疼痛者,可采用心理学方法应对:如暗示技术(包括使用安慰剂或某些权威医生暗示),可明显减轻病人疼痛;也可让病人做一些力所能及的事情,将注意力转移到各种活动上,以减轻疼痛;有条件者可在心理医生指导下使用放松疗法,借助生物反馈仪或一定的训练程序使躯体充分放松,消除紧张、焦虑情绪,最终达到缓解疼痛的效果。此外,可采用行为疗法和精神支持疗法,对术后疼痛的病人给予精神上的鼓励、支持和安慰。

(3)对类神经衰弱反应者的心理干预:应提供安全和舒适的环境,认同病人当前的应对方式。如允许他踱步、谈话、哭泣等;医护人员对病人态度要温和,认真倾听,表示出理解和同情;减少对病人感官的刺激,为病人提供安静、无刺激性的环境,指导病人进行放松练习。

(4)对悲观忧郁反应者的心理干预:要准确分析病人的性格、气质等心理特征,注意他们的言语含义,主动关心和体贴他们,使他们意识到既然已顺利度过手术关就要争取早日康复。医护人员还应将正确评价手术疗效的方法告诉病人,让病人感到病体正在康复中,以消除病人对手术疗效的错误评价,鼓励病人积极对待人生。有一部分病人手术后部分机体生理功能破坏(如胃切除)或残缺(如截肢)等,造成躯体缺陷,医护人员要给予关心、协助和鼓励,使病人勇

知识链接 11-2

敢地面对和接纳现实;在病情允许的情况下鼓励病人参与娱乐活动,转移注意力,使之对外界产生兴趣,增强自信,在实践中重新体现自身价值。

(5)对猜疑和嫉妒反应者的心理干预:医护人员应仔细向病人说明器官功能及预后情况,改变他们对自身生理功能错误的认识,可指导病人与同类病友沟通、交谈,解除他们的多疑心理,增强自信心。

(6)对强迫观念及强迫行为反应者的心理干预:鼓励病人参加活动,可参照慢性病病人中"病人角色"习惯化的心理护理措施进行;对已形成强迫行为反应者可采用行为疗法给予纠正。

(7)帮助病人做好出院准备:大多数病人伤口拆线后就可以出院回家,但因其各方面功能仍未完全恢复,故应向病人详细介绍出院后自我护理、自我锻炼的知识。若病人病情预后不佳,不宜过早把真实情况告诉病人,以免对病人心理打击过大。有的病人因手术带来残疾,医护人员要尽最大努力为其提供克服困难和适应新生活的方法,使病人勇敢地走向新的人生道路。

四、危重症病人的心理问题及干预

随着医学科学的发展,医务人员有更多机会挽救危重病人的生命。甚至一些心跳、呼吸停止的临床死亡者经过积极抢救,都能获得新生。因此,医护人员应十分重视这些在死亡线上挣扎的危重症病人所产生的心理问题,以帮助病人减轻心理压力,树立战胜疾病的信心。

1. 影响危重症病人心理反应的因素

(1)环境因素:重症监护室对病人可产生严重的心理压力。如陌生的环境和紧张气氛,房间布置单调,各种抢救和监护医疗设备;为了抢救方便而24小时灯火通明,很难维持正常人的昼夜生物节律;目睹医务人员的严肃面孔,紧张而繁忙的工作;各种不同类型病人的呻吟、衰竭或濒死挣扎的状态等,都无疑加重了病人的心理恐惧和紧张感。

(2)疾病的治疗因素:疾病的危重性、疾病带给躯体的疼痛及睡眠障碍等可导致恐惧和焦虑。各种抢救措施如气管插管、使用呼吸器、吸氧、使用鼻饲管或导尿管、心电监护、固定体位,以及连续不停地输液、给药等,加重了病人的心理负担。

(3)人际交往因素:医护人员严格遵守重症监护室的工作制度,彼此很少说话,很少与病人交谈,这种紧张严肃的气氛限制了病人的亲和力、归属和与人交往的需要,而且家属很难进入重症监护室看望或陪伴病人,更加增加了病人的孤独和寂寞感。

2. 危重症病人的心理反应特点及心理干预

(1)焦虑期:大多数病人在入重症监护室后1~2天,出现明显的紧张、焦虑反应和睡眠障碍,少数严重者可有惊恐发作,医护人员可给予安慰、支持、保证等心理支持治疗,以使其尽快适应监护环境,必要时应用抗焦虑性药物。

(2)否认期:约50%的病人在入重症监护室后1~2天产生否认反应,第3~4天达高峰。否认自己有病或根本不严重,总认为自己不需要入住重症监护室,这种否认心理可缓冲病人过度的紧张、焦虑情绪,对心理具有保护作用。

(3)抑郁期:约30%的病人在入重症监护室第5天开始出现悲观、失望和抑郁等消极情绪,对任何事物都不感兴趣,自我评价过低,消极意念极强,此时医护人员应向病人解释进入重症监护室的必要性和安全性,从而有利于病人消除抑郁的不良情绪。

(4)离开重症监护室时的焦虑:许多病人由于对离开重症监护室缺乏足够的心理准备,或已对重症监护室产生依赖,担心出室后再次复发时不能得到及时救护,因而表现出不安、烦恼、焦虑,不愿离开重症监护室。此时医护人员应耐心地对病人做好解释工作,以减轻病人的焦虑。

五、临终病人的心理问题及干预

临终是生命过程即将终结阶段。对大部分人而言，临终是渐进的，这段时间可长可短，由于疾病的折磨，临终病人逐渐表现出丧失身体各系统功能和社会功能，生活完全不能自理，最后全身器官功能衰竭，直到死亡。临终病人具有特殊的生理、心理反应，医护人员是临终病人的主要照顾者之一，只有对其生理、心理特点有所了解，才能采取相应的有效措施，使病人顺利走完人生的最后旅程。

1. 临终病人的心理问题 人面临死亡时总会产生一些心理变化，其临终时因临终病人的既往经历、文化层次、宗教信仰、性格特征，以及家庭社会关系的不同而出现不同的心理反应。库布勒-罗斯(Kubler-Ross)的临床观察发现，多数人在面临死亡时要经历如下阶段。

（1）否认期：当病人明白患了致命性疾病之后，心理上受到强烈的冲击，通常采用否认的态度来应对这一噩耗。表现为不承认自己的病情变化，认为别人搞错了，但是又想得到证实，常在护士面前打听医生对自己病情的预后判断。否认期长短不一，但大多数短暂，少数永久性地否认。

（2）愤怒期：当病情加重，否定的感情无法保持下去时，病人出现愤怒和怨恨，羡慕他人不得病，敌视周围的人。病人可能将愤怒发泄到亲友和护理人员身上，抱怨照顾不周，对家庭成员提出无休止的要求。病人感受到的是在残酷命运面前的软弱、无能，又不愿离去的感觉。

（3）协议期：病人由愤怒期转入协议期，表现为部分承认疾病的存在，内心显得平静，并期待医护人员设法医疗，自己积极配合治疗，希望能延长存活时间；幻想得到某些特效药物而出现奇迹；希望减轻目前的痛苦，要求家属在旁陪伴，希望见到远方亲友，谈谈心里话，共同享受最后的时光。

（4）抑郁期：随着病情日益恶化，症状逐渐加重，病人知道自己垂危无望，在心理上做好了死的准备，表现为极度的伤感。此时可能有安排后事的考虑，或留遗言、遗嘱，或有急切会见自己亲友的愿望。

（5）接受期：在心理上完全接受了死亡的结果，是临终的最后一段心理表现。此期病人多为既虚弱又衰竭，处于平静、安然等待的状态。

2. 临终病人的心理干预 许多学者进一步研究发现，上述五个阶段并不完全循序发展，也并非每个阶段都会出现。抑郁情绪在每个阶段都有不同程度的表现，否认和接受的心理反应也可反复出现。因此，医护人员对临终病人的护理应根据不同阶段出现的心理反应来进行，包括以下几个方面。

（1）提供恰当的信息：大多数临终病人都希望尽早获知真实情况，所以在信息传递给病人之前应先征得其家属同意。同时，与病人交谈时态度要诚恳，语气要平和，叙述要清楚，切忌行为轻率，三言两语完事。

（2）全面的心理支持：一旦让病人明白离开人世已是无法挽回的事实后，医护人员应千方百计地创造条件，给病人最大的心理支持和安慰。医护人员必须耐心细致地观察、鼓励病人表达自己的意见和感情，要善于从病人的言语和非言语的表达中了解其真正需要，尽可能地满足他们的需要；当遇到病人、家属和医护人员意见不一致时，应从病人的角度满足其合理要求；在病人意识清醒时，医护人员应尊重他们的意见和日常生活习惯，不要限制病人的活动；同时，应设法减轻由疾病给病人造成的躯体痛苦。这样才能使病人平静地度过生命的最后时刻。

（3）妥善做好临终病人家属工作：临终病人的家属也需要心理支持和照顾。在病人即将离开亲人之时，家属情绪上的纷乱和悲痛是巨大的，尤其是突发性疾病的病人临终前，家属因缺乏心理准备，心理创伤更为严重。因此，医护人员一定要注意做好家属的心理支持，安排专人陪伴家属，进行安慰和劝说，要劝告家属不要在病房大声哭泣，以免惊扰其他病人。

Note

知识链接 11-3

六、器官移植病人的心理特征及干预

器官移植是针对重要脏器病损后功能衰竭,除采用健康器官置换外,已别无他法的病人采取的一种手术治疗方式。自 1954 年世界上第一例同卵双生子间的肾移植手术在美国波士顿成功开展以来,器官移植技术已成为治疗器官衰竭的有效手段,它是 20 世纪医学发展最令人瞩目的医学高新技术之一。伴随着器官移植技术的开展,器官移植病人的心理问题也逐渐引起了人们的关注。

1. 器官移植病人的心理特征 器官移植病人的心理变化分为异体物质期、部分同化期和完全同化期三个阶段。不同阶段病人的心理表现如下。

(1) 异体物质期:见于术后初期。多数病人对移植进入体内的外源性器官有强烈的异物感,担心其与自身的功能活动不匹配,或造成自己体像及完整性的破坏,故恐惧不安,内心排斥。除此之外,有的病人认为自己的生命得以延续是以损害他人的健康为代价的,即便器官来自过世的捐献者,病人也感到内疚而自责、悲观抑郁;有的病人厌恶自己依赖罪犯(真实的或想象的)的脏器而活着,产生罪恶感。

(2) 部分同化期及完全同化期:随着时间的推移,病人对移植器官逐渐接纳认同,不良心理迅速减少。此时病人表现出对供者的异常好奇,到处走访打听,希望详细了解使他(她)获得第二次生命的供者的全部信息,甚至生活琐事,甚至部分病人在获得供者详情后,其心理活动和人格特征受到较大影响。

有研究表明,器官移植术后病人的心理问题较多,以肾移植为例,32.2%病人有不良心理反应,主要表现为焦虑和抑郁。尽管活体器官移植的成功率明显高于尸体器官移植,但不良心理问题的发生率,活体器官移植相对较高。有报道称,亲属活体器官移植不良心理问题发生率达 57%,而尸体器官移植发生率则为 31%,原因目前尚不清楚。

2. 器官移植病人的心理干预 医务人员应针对器官移植病人的心理特点进行有针对性的心理干预。首先,向病人讲解器官移植的相关知识,使病人能对器官移植术有切合实际的心理预期;其次,加强对器官移植病人的社会支持。国外的实践已经证明,社会支持能有效地缓解器官移植病人的心理压力,提高生活质量,增强术后治疗的依从性。因此,医务人员应呼吁社会关心爱护器官移植病人,同时也应鼓励器官移植病人多与社会接触,充分利用各种社会资源的支持,肯定自身的价值,提高生活质量。如:我国就有"肾友会""肾友之家"的组织,通过这些组织对器官移植病人进行健康教育、回访服务,积极促进其心理健康,帮助其顺利进行角色的转化。

七、医疗美容领域受术者的心理特征及干预

随着生活水平及文化素质的提高,人们对美的追求日益强烈,希望通过美容整形手术美化容貌的个体越来越多。受术前心理特点及心理预期的影响导致受术者对美容整形手术效果的主观评价存在较大差异,即使一些客观上已较为理想的美容整形手术,由于未能达到受术者心理预期的目标,也会引发受术者产生各种负性心理反应。

1. 医疗美容领域受术者的求医动机 美容整形是通过修复、再造等方式,以恢复或改善受术者组织器官功能及外貌。受术者求医动机主要有以下几种。

(1) 缺陷障碍:由于先天性缺陷或后天性畸形,长期遭受精神痛苦,有严重的自卑心理,对手术改善容貌及功能有强烈的要求。

(2) 合理崇美:自身条件已较好,但为适应工作环境、职业要求和社会活动的需要,希望通过美容手术使自己更加完美。

(3) 偶像崇拜:受术者对美学存在幻想,对手术期望较高,要求医生以某明星的眼睛、下巴

等为模板,对自己进行"改造"。

（4）情感受挫：由于求偶不成、就业失败或家庭破裂而备受打击,受术者期望通过美容整形术实现"旧貌换新颜",以此作为重新生活、获取他人认可悦纳的开端。

2. 医疗美容领域受术者的心理问题 无论因何种动机接受美容整形手术,受术者的心理问题都贯穿于手术过程的始终,主要表现为以下四种。

（1）自卑心理：对自身容貌或形体不满,不能悦纳继而厌弃自己,有强烈的自卑感,不愿与外界接触,自我封闭。

（2）恐惧心理：由于缺乏医学知识,对整形美容术不了解,害怕术中、术后疼痛,担心发生意外,甚至死亡,因而焦虑不安。

（3）矛盾心理：受术者一方面期盼手术尽快实施,以实现改善容貌、恢复自信的目的;另一方面又害怕和担心手术的痛苦和危险,甚至怀疑医生的能力和经验,担心手术达不到期望的效果。

（4）满意或失望心理：手术后,受术者的心理会发生较为明显的变化。有的受术者因对手术效果满意而产生积极的情绪,而有的受术者会因为自己对手术效果不满意,或者周围人无法接受自己容貌的改变,而产生消极的情绪,如焦虑、烦躁、易怒等。

3. 医疗美容领域受术者的心理干预 术前带领受术者熟悉病房环境,将手术医护人员及病友等介绍给受术者,提高其对医院环境的认同感、归属感,改善因陌生环境而产生的焦虑、恐惧情绪;同时向受术者讲解手术过程、注意事项、术后可能出现的情况及禁忌行为,有利于受术者了解手术,缓解和消除其负面情绪,增强其遵医行为,从而提高手术成功率。

对于期望值过高的受术者,医生需要帮助其客观地看待手术及其效果,建立恰当的心理预期。除此之外,医务人员还应帮助受术者学会一定的心理放松方法,如多次深呼吸、放松全身肌肉等,避免因心理过度紧张而影响手术效果。治疗室内播放轻音乐,可有效缓解病人焦虑紧张的情绪。

八、基因技术应用中病人的心理特征及干预

基因技术是随着 DNA 重组技术的成熟而发展起来的高新医学技术,它在肿瘤、心血管疾病及罕见病等疾病的临床筛查、诊断和治疗中具有重要的应用价值。然而,基因诊断和治疗也会给病人带来一系列心理问题,需要审慎分析。

1. 基因技术应用中病人的心理特征

（1）基因诊断技术应用中病人的心理特征：基因诊断是应用分子学技术,制备特异的 DNA 探针或者寡核苷酸引物,检测相关个体特定基因是否存在、缺失、插入以及突变,从而诊断是否患有某种疾病。目前,基因诊断已在产前检测、新生儿筛查、迟发性遗传疾病检测及复杂疾病的预诊中运用。大多数"能检测、无治疗"的基因检测结果,可能会给检测者带来极大的心理压力,甚至超过疾病风险本身,故大众对是否接受基因检测或是否获知检测结果所持态度因人而异。美国影星安吉丽娜·朱莉（Angelina Jolie）就是一个典型的例子。朱莉在基因检测中被告知携带 BRCA1（乳腺癌的抑癌基因）突变基因,可能有 87% 罹患乳腺癌的风险和 50% 罹患卵巢癌的风险,朱莉毅然决定接受预防性双侧乳腺、卵巢和输卵管切除术以缓解对患乳腺癌和卵巢癌的恐惧。Uyei 等调查了 554 例接受基因检测的女性,24% 选择了以上两种手术,其余检测者选择了随访检测。预防性手术降低了对发生乳腺癌和卵巢癌风险的担心和忧虑。但有研究发现,部分检测者接受手术后后悔选择手术的决定,她们在性功能、身体形象等方面有较大的心理压力。

（2）基因治疗技术应用中病人的心理特征：基因治疗是指借助载体的帮助,将外源性功能基因定向地导入靶细胞,以置换或增补病人体内缺陷基因,从而达到治疗疾病的目的。基因治

疗技术的研发始于 20 世纪 70 年代,至 90 年代其可行性在实验中得到验证。基因技术在治疗严重威胁人类健康和生命的疾病方面,具有传统疗法所不具备的优势。然而,目前国际上基因治疗均还在临床试验阶段,尚存在较大的风险:①基因导入系统尚不成熟,载体结构不稳定,治疗基因难以到达靶细胞;②常见复杂性疾病是由多基因突变所致,故难以从基因治疗中获得一劳永逸的疗效;③外缘基因在靶细胞表达的可控性差,有可能激活致癌基因的潜在危害。1999年,美国 18 岁青年 Gelsinger 在一次基因治疗临床试验中不幸死亡;2002 年,法国 2 个患病女孩在复合性免疫缺陷症基因治疗临床试验中,被怀疑得了白血病;2007 年,Jolee Mohr 在芝加哥大学医学中心接受基因治疗时意外死亡。由于部分科学家急功近利的心态以及媒体不恰当的报道,导致病人对基因治疗产生了过高的期盼,而现实的临床试验结果却远低于人们的预期,从而促使病人再次体验到悲观绝望的情绪。

2. 基因技术应用中病人的心理干预 遗传信息的获取能促进检测者的自主决策,减少做决策时引发的各种心理冲突。对有基因缺陷者,或有家族遗传性疾病或家族性癌症(如乳腺癌)的高危人群,提供充分的遗传信息和良好的教育模式能帮助他们正确地选择预防策略,极大地减轻心理压力。一项随机对照研究纳入了超过 200 例有乳腺癌家族史的女性,她们接受了有关 BRCA1/BRCA2 遗传咨询加上计算机辅助的决策方法,结果显示这两种方法结合可以更好地增加检测者的相关知识,使其做决定时矛盾更少,满意度更高。遗传咨询和基因诊断技术的应用,应贯彻自愿原则,应将诊断的目的、可能的结果、后果以及风险等相关情况如实地告知受检者;受检者自主决定是否知晓基因检测结果及选择何种防范策略。医护人员应对检测结果保密,保护受检者的基因隐私,防止在保险、求职和婚恋中受到歧视。

基因治疗给某些目前尚无法治疗的疾病带来了希望,蕴藏着巨大的潜力,但基因治疗尚处于临床试验阶段,还存在很多亟待解决的技术问题,因此,基因治疗必须遵循最后选择的原则,即对某种疾病在所有疗法都无效或微效时,才考虑采用。

九、癌症病人的心理特征及干预

1. 病人对癌症的心理反应及心理干预

(1)恶性肿瘤已成为我国居民的主要病死原因之一,仅次于心脏病和脑血管病。人们普遍将"癌症"的概念与"逐步走向死亡的过程"联系在一起,所以当一个人在身上发现肿块时,可能首先想到"癌"。一旦被确诊癌症后,病人最突出的心理反应就是恐惧。轻者郁郁寡欢,焦虑紧张,重者万念俱灰,消极厌世,以致等待死亡、自杀等。当病人知悉无法根治癌症后,心理反应可分为以下三个阶段。

①"情绪休克"期:此期短暂,为时数日或数周,病人有不同程度的"情绪休克"、否认态度、抗议与愤怒,继而出现忧郁、恐惧、紧张及食欲和睡眠障碍。

②求索与退缩期:病人千方百计求索民间治疗方案以求生存,并逐渐终止自己对家庭、社会的义务,专注自己的生活。

③知命与平静期:病人冷静地面对即将发生的事实,配合治疗,心情比较平静,有轻度抑郁、焦虑,易于激动,多数病人不能恢复到原有情绪状态,晚期则处于消极、被动和无望的状态。

(2)癌症病人的死因多数并非由于癌症的自然发展,使生命走向终极的,而往往是与癌症有关的其他因素造成的,如病人的心理因素、基本健康状态、病人对癌症的认识等。因此,对癌症病人应尽量创造良好的条件,鼓励病人表达自己的意见和情感,并从病人的语言及其表达中了解其心理需要,给病人以最大的心理安慰和支持。同时,应想尽办法减轻病人由疾病带来的躯体痛苦,提高其生存质量。具体可从以下几个方面进行。

①精神支持疗法:此方法适合于癌症病人不同的心理反应阶段。医护人员应用治疗性语言,如安慰、解释、指导、启发、支持和保证等方法,帮助病人认识疾病,改善情绪,减低恐惧程

度。根据病人不同的个性特征,分别采取不同的方式进行疏导、支持,可收到很好的效果。

②纠正消极的认知结构,增加积极情绪体验。耐心向病人解释癌症不一定就是绝症的观点,以纠正病人的消极认知,说服病人积极参与治疗,保持乐观情绪,树立癌症是可以战胜的信念。如建议病人参与俱乐部活动,以增加积极的情绪体验,可以增强机体抵抗力,对癌症治疗有帮助;对体力不佳的癌症病人,可由俱乐部或护理部安排特别节目(如丑角演员的表演、滑稽的对话等)到病室演出,以调动病人积极的情绪,消除恐惧心理。

③积极从事体育锻炼。坚持体育锻炼,如长跑、打拳、做操等,可帮助癌症病人的康复。有资料说日本的一些老年癌症病人,通过长跑锻炼使症状逐步消失。

④争取社会支持。可安排家属探望或照顾,领导、同事、朋友可不定时地对其关照、鼓励和支持。但要注意家属应对病人持正确态度,既要使病人感到有亲人的关爱,又不能使病人对自己角色过分地强化,这样可缓解恐惧,促进康复。

2. 癌症治疗引起的心理反应及心理干预 癌症治疗多数是破坏性的,如化学治疗会引起剧烈呕吐,不思饮食和脱发;放射治疗会引起白细胞数大量减少等,故对癌症所采取的手术治疗、放射治疗和化学治疗,病人常怀有恐惧心理。所以,医护人员应在对癌症病人施行手术治疗、放射治疗、化学治疗之前,向病人做详细的解释工作,使病人有充分的心理准备。在开展治疗时应结合心理治疗,以提高机体免疫力,提高癌症病人的远期疗效。如对因化疗引起身体形象改变者,应向病人说明化疗的副作用(有脱发、闭经、不能生育等可能性),但这些改变在治疗结束后是可以恢复的;帮助病人准备好假发以便在脱发后使用;告知病人减少脱发的办法,如洗发不要过勤,一周以2次为宜,不用过多洗发液,要用护发素,用梳子梳头,不要烫发、吹风、染发,避免损伤头发。鼓励亲属、朋友正确对待病人形象的改变,为病人提供心理支持。

课后复习指导

思考题:
1. 什么是病人?
2. 有哪些因素影响病人的求医行为?
3. 有哪些措施促进病人的遵医行为?

附录 A 气质调查表

姓名：　　　　　　　性别：　　　　　　　年龄：

下面 60 道题可以帮助你大致确定自己的气质类型。在回答这些问题时，你认为：

很符合自己情况的	记 2 分
比较符合的	记 1 分
介于符合与不符合之间的	记 0 分
比较不符合的	记−1 分
完全不符合的	记−2 分

1. 做事力求稳妥，不做无把握的事。

2. 遇到可气的事就怒不可遏，想把心里话说出来才痛快。

3. 宁可一个人干事，不愿很多人一起。

4. 到一个新环境很快就能适应。

5. 厌恶那些强烈的刺激，如尖叫、噪音、危险镜头等。

6. 和人争吵时，总先发制人，喜欢挑衅。

7. 喜欢安静的环境。

8. 善于和人交往。

9. 羡慕那些善于克制自己感情的人。

10. 生活有规律，很少违反作息时间。

11. 在多数情况下情绪是乐观的。

12. 碰到陌生人觉得很拘束。

13. 遇到令人气愤的事，能很好地自我克制。

14. 做事总是有旺盛的精力。

15. 遇到问题常常举棋不定，优柔寡断。

16. 在人群中从不觉得过分拘束。

17. 情绪高昂时，觉得干什么都有趣；情绪低落时，又觉得干什么都没意思。

18. 当注意力集中于某一事物时，别的事物就难使我分心。

19. 理解问题总比别人快。

20. 碰到危险情况时，常有一种极度恐怖感。

21. 对学习、工作、事业怀有很高的热情。

22. 能够长时间做枯燥、单调的工作。

23. 符合兴趣的事，干起来劲头十足，否则就不想干。

24. 一点小事就能引起情绪波动。

25. 讨厌做那种需要耐心、细致的工作。

26. 与人交往不卑不亢。

27. 喜欢参加热烈的活动。

28. 爱看感情细腻、描写人物内心活动的文学作品。

29. 工作学习时间长了，常感到厌倦。

30. 不喜欢长时间谈论一个话题,愿意实际动手干。

31. 宁愿侃侃而谈,不愿窃窃私语。

32. 别人总说我闷闷不乐。

33. 理解问题时,常比别人慢些。

34. 疲倦时只要短暂的休息就能精神抖擞,重新投入工作。

35. 心里有事,宁愿自己想,不愿说出来。

36. 认准一个目标就希望尽快实现,不达目的,誓不罢休。

37. 同样和别人学习、工作一段时间后,常比别人更疲倦。

38. 做事有些莽撞,常常不考虑后果。

39. 别人讲授新知识、新技术时,总希望他讲慢些,多重复几遍。

40. 能够很快忘记那些不愉快的事情。

41. 做作业或完成一件工作总比别人花费更多的时间。

42. 喜欢运动量大的剧烈活动,或参加各种文体活动。

43. 不能很快地把注意力从一件事转移到另一件事上去。

44. 接受一个任务后,就希望把它迅速解决。

45. 认为墨守成规比冒风险强。

46. 能够同时注意几件事物。

47. 当我烦闷的时候,别人很难使我高兴起来。

48. 爱看情节起伏跌宕、激动人心的小说。

49. 对工作抱认真谨慎、始终如一的态度。

50. 和周围人们的关系总是相处不好。

51. 喜欢复习学过的知识,重复做已经掌握的工作。

52. 希望做变化大、花样多的工作。

53. 小时候会背的诗歌,我似乎比别人记得清楚。

54. 别人说我"语出伤人",可我并不觉得这样。

55. 在学习生活中,常因反应慢而落后。

56. 反应敏捷,大脑机智。

57. 喜欢有条理而不甚麻烦的工作。

58. 兴奋的事情常使我失眠。

59. 别人讲新概念,我常常听不懂,但是弄懂以后就很难忘记。

60. 假如工作枯燥无味,马上就会情绪低落。

胆汁质	题号	2	6	9	14	17	21	27	31	36	38	42	48	50	54	58	总分
	得分																
多血质	题号	4	8	11	16	19	23	25	29	34	40	44	46	52	56	60	总分
	得分																
黏液质	题号	1	7	10	13	18	22	26	30	33	39	43	45	49	55	57	总分
	得分																
抑郁质	题号	3	5	12	15	20	24	28	32	35	37	41	47	51	53	59	总分
	得分																
计算结果	你的气质是																

Note

气质类型确定标准如下：

1. 如果某一类气质类型得分明显高出其他 3 类,均高出 4 分以上,则可定为该类气质,如果该类气质得分超过 20 分,则为典型型,该型得分若在 10～20 分之间则为一般型。

2. 两种气质类型得分接近,其差异低于 3 分,而且又明显高于其他 2 种,高出 4 分以上,则可定为这两种气质的混合型。

3. 三种气质得分均高于第 4 种,而且接近,则为 3 种气质的混合型。

［实验报告］

写出自己的气质类型及主要特点。

附录 B　A 型性格问卷

请回答下列问题,凡是符合您的情况就在括号内打个"√";凡是不符合您的情况就在括号内打个"×"。每个问题必须回答,答案无所谓对与不对、好与不好。请尽快回答,不要在每道题目上有太多思索。回答时不要考虑"应该怎样",只回答您平时"是怎样的"就行了。

( )1. 我常常力图说服别人同意我的观点。

( )2. 即使没有什么要紧事,我走路也很快。

( )3. 我经常感到应该做的事很多,有压力。

( )4. 即使是已经决定了的事,别人也很容易使我改变主意。

( )5. 我常常因为一些事大发脾气,或和人争吵。

( )6. 遇到买东西排长队时,我宁愿不买。

( )7. 有些工作我根本安排不过来,只是临时挤时间去做。

( )8. 我上班或赴约时,从来不迟到。

( )9. 当我正在做事,谁要打扰我,不管有意无意,我都非常恼火。

( )10. 我总看不惯那些慢条斯理、不紧不慢的人。

( )11. 有时我简直忙得透不过气来,因为该做的事情太多了。

( )12. 即使跟别人合作,我也总想单独完成一些更重要的部分。

( )13. 有时我真想骂人。

( )14. 我做事喜欢慢慢来,而且总是思前想后。

( )15. 排队买东西,要是有人插队,我就忍不住要指责他或出来干涉。

( )16. 我觉得自己是一个无忧无虑、逍遥自在的人。

( )17. 有时连我自己都晓得,我所操心的事,远超出我应该操心的范围。

( )18. 无论做什么事,即使比别人差,我也无所谓。

( )19. 我总不能像有些人那样,做事不紧不慢。

( )20. 我从来没想过要按照自己的想法办事。

( )21. 每天的事情都使我的神经高度紧张。

( )22. 在公园里赏花、观鱼时,我总是先看完,再等着同来的人。

( )23. 对别人的缺点和毛病,我常常不能宽容。

( )24. 在我所认识的人里,个个我都喜欢。

( )25. 听到别人发表不正确的见解,我总想立即去纠正他。

( )26. 无论做什么事,我都比别人快一些。

( )27. 当别人对我无礼时,我会立即以牙还牙。

( )28. 我觉得我有能力把一切事情办好。

( )29. 聊天时,我也总是急于说出自己的想法,甚至打断别人的话。

( )30. 人们认为我是一个相当安静、沉着的人。

( )31. 我觉得世界上值得我信任的人实在不多。

( )32. 对未来我有许多想法,并总想一下子都能实现。

（　）33. 有时我也会说人家的闲话。

（　）34. 尽管时间很宽裕,我吃饭也很快。

（　）35. 听人讲话或报告时,我常替讲话人着急,我想还不如我来讲。

（　）36. 即使有人冤枉了我,我也能够忍受。

（　）37. 我有时会把今天该做的事拖到明天去做。

（　）38. 人们认为我是一个干脆、利落、高效率的人。

（　）39. 有人对我或我的工作吹毛求疵,很容易挫伤我的积极性。

（　）40. 我常常感到时间晚了,可一看表还早。

（　）41. 我觉得我是一个非常敏感的人。

（　）42. 我做事总是匆匆忙忙的,力图用最少的时间办尽量多的事情。

（　）43. 如果犯了错误,我每次全都愿意承认。

（　）44. 坐公共汽车时,我总觉得司机开车太慢。

（　）45. 无论做什么事,即使看着别人做不好我也不想拿来替他做。

（　）46. 我常常为工作没做完,一天又过去了而感到忧虑。

（　）47. 很多事情如果由我来负责,情况要比现在好得多。

（　）48. 有时我会想到一些坏得说不出口的事。

（　）49. 即使受工作能力和水平很差的人所领导,我也无所谓。

（　）50. 必须等待的时候,我总心急如焚,像"热锅上的蚂蚁"。

（　）51. 当事情不顺利时我就想放弃,因为我觉得自己能力不够。

（　）52. 假如我可以不买票白看电影,而且不会被发觉,我可能会这样做。

（　）53. 别人托我办的事,只要答应了,我从不拖延。

（　）54. 人们认为我做事很有耐心,干什么都不会着急。

（　）55. 约会或乘车、船,我从不迟到,如果对方耽误了,我就恼火。

（　）56. 我每天看电影,不然心里就不舒服。

（　）57. 许多事情本来可以大家分担,可我喜欢一个人去干。

（　）58. 我觉得别人对我的话理解太慢,甚至理解不了我的意思似的。

（　）59. 人家说我是个厉害的暴性子的人。

（　）60. 我常常比较容易看到别人的缺点而不太容易看到别人的优点。

TH＝	CH＝	L＝
TH＋CH＝	评定:	

注:TH、CH、L 的含义及评定方法详见 P102。

附录 C 抑郁自评量表

姓名_____ 性别_____ 年龄_____ 病室_____
研究编号_____住院号_____评定日期_____第_____次评定

填表注意事项：下面有 20 条文字，请仔细阅读每一条，把意思弄明白，然后根据您最近一星期的实际情况在适当的方格里面画一个"√"。每一条文字后有四个格，表示：A. 没有或很少时间；B. 小部分时间；C. 相当多时间；D.绝大部分或全部时间。

	A	B	C	D	
1. 我感到情绪沮丧,郁闷	□	□	□	□	1□
*2.我感到早晨心情最好	□	□	□	□	2□
3. 我要哭或想哭	□	□	□	□	3□
4. 我夜间睡眠不好	□	□	□	□	4□
*5.我吃饭像平时一样多	□	□	□	□	5□
*6.我的性功能正常	□	□	□	□	6□
7. 我感到体重减轻	□	□	□	□	7□
8. 我为便秘烦恼	□	□	□	□	8□
9. 我的心跳比平时快	□	□	□	□	9□
10. 我无故感到疲劳	□	□	□	□	10□
*11.我的头脑像往常一样清楚	□	□	□	□	11□
*12.我做事情像平时一样不感到困难	□	□	□	□	12□
13. 我坐卧不安,难以保持平静	□	□	□	□	13□
*14.我对未来感到有希望	□	□	□	□	14□
15. 我比平时更容易激怒	□	□	□	□	15□
*16.我觉得决定什么事很容易	□	□	□	□	16□
*17.我感到自己是有用的和不可缺少的人	□	□	□	□	17□
*18.我的生活很有意义	□	□	□	□	18□
19. 假若我死了别人会过得更好	□	□	□	□	19□
*20.我仍旧喜爱自己平时喜爱的东西	□	□	□	□	20□

注：1. 前注 * 者为反序记分。

2. 一次评定一般在 10 分钟内完成。

167

附录 D 焦虑自评量表(SAS)

姓名_____ 性别_____ 年龄_____ 病室_____
研究编号_____住院号_____评定日期_____第_____次评定

填表注意事项:下面有 20 条文字,请仔细阅读每一条,把意思弄明白,然后根据您最近一星期的实际情况在适当的方格里面画一个"√",每一条文字后有四个格,表示:A. 没有或很少时间;B. 小部分时间;C. 相当多时间;D. 绝大部分或全部时间。

	A	B	C	D	
1. 我觉得比平常容易紧张或着急	☐	☐	☐	☐	1☐
2. 我无缘无故地感到害怕	☐	☐	☐	☐	2☐
3. 我容易心里烦乱或觉得惊恐	☐	☐	☐	☐	3☐
4. 我觉得我可能将要发疯	☐	☐	☐	☐	4☐
*5. 我觉得一切都很好,不会发生什么不幸	☐	☐	☐	☐	5☐
6. 我的手脚发抖打颤	☐	☐	☐	☐	6☐
7. 我因为头痛、颈痛和背痛而苦恼	☐	☐	☐	☐	7☐
8. 我感觉容易衰弱或疲乏	☐	☐	☐	☐	8☐
*9. 我觉得心平气和,并容易安静地坐着	☐	☐	☐	☐	9☐
10. 我觉得心跳得很快	☐	☐	☐	☐	10☐
11. 我因为一阵阵头晕而苦恼	☐	☐	☐	☐	11☐
12. 我有晕倒发作或觉得要晕倒似的	☐	☐	☐	☐	12☐
*13. 我吸气呼气都感到很容易	☐	☐	☐	☐	13☐
14. 我的手脚麻木和刺痛	☐	☐	☐	☐	14☐
15. 我因为胃痛和消化不良而苦恼	☐	☐	☐	☐	15☐
16. 我常常要小便	☐	☐	☐	☐	16☐
*17. 我的手脚常常是干燥温暖的	☐	☐	☐	☐	17☐
18. 我脸红发热	☐	☐	☐	☐	18☐
*19. 我容易入睡并且一夜睡得很好	☐	☐	☐	☐	19☐
20. 我做噩梦	☐	☐	☐	☐	20☐

注:前注 * 者为反序记分。

附录 E　90 项症状自评量表(SCL-90)

姓名＿＿＿＿　性别＿＿＿＿　年龄＿＿＿＿　班级＿＿＿＿　评定日期＿＿＿＿

注意:以下表格中列出了有些人可能会有的问题,请仔细地阅读每一条,然后根据最近一星期以内下述情况影响您的实际感觉,在五个方格中选择一格,画一个"√"。

	没有 1	很轻 2	中等 3	偏度 4	严重 5
1. 头痛	☐	☐	☐	☐	☐
2. 神经过敏,心中不踏实	☐	☐	☐	☐	☐
3. 头脑中有不必要的想法或字句盘旋	☐	☐	☐	☐	☐
4. 头昏或昏倒	☐	☐	☐	☐	☐
5. 对异性的兴趣减退	☐	☐	☐	☐	☐
6. 对旁人责备求全	☐	☐	☐	☐	☐
7. 感到别人能控制您的思想	☐	☐	☐	☐	☐
8. 责怪别人制造麻烦	☐	☐	☐	☐	☐
9. 忘性大	☐	☐	☐	☐	☐
10. 担心自己的衣饰不整齐及仪态不端正	☐	☐	☐	☐	☐
11. 容易烦恼和激动	☐	☐	☐	☐	☐
12. 胸痛	☐	☐	☐	☐	☐
13. 害怕空旷的场所或街道	☐	☐	☐	☐	☐
14. 感到自己的精力下降,活动减慢	☐	☐	☐	☐	☐
15. 想结束自己的生命	☐	☐	☐	☐	☐
16. 听到旁人听不到的声音	☐	☐	☐	☐	☐
17. 发抖	☐	☐	☐	☐	☐
18. 感到大多数人都不可信任	☐	☐	☐	☐	☐
19. 胃口不好	☐	☐	☐	☐	☐
20. 容易哭泣	☐	☐	☐	☐	☐
21. 同异性相处时感到害羞、不自在	☐	☐	☐	☐	☐
22. 感到受骗,中了圈套或有人想抓住您	☐	☐	☐	☐	☐
23. 无缘无故地突然感到害怕	☐	☐	☐	☐	☐
24. 自己不能控制地大发脾气	☐	☐	☐	☐	☐
25. 怕单独出门	☐	☐	☐	☐	☐
26. 经常责怪自己	☐	☐	☐	☐	☐
27. 腰痛	☐	☐	☐	☐	☐

Note

	没有	很轻	中等	偏度	严重
	1	2	3	4	5
28. 感到难以完成任务	□	□	□	□	□
29. 感到孤独	□	□	□	□	□
30. 感到苦闷	□	□	□	□	□
31. 过分担忧	□	□	□	□	□
32. 对事物不感兴趣	□	□	□	□	□
33. 感到害怕	□	□	□	□	□
34. 您的感情容易受到伤害	□	□	□	□	□
35. 旁人能知道您的私下想法	□	□	□	□	□
36. 感到别人不理解您,不同情您	□	□	□	□	□
37. 感到人们对您不友好,不喜欢您	□	□	□	□	□
38. 做事必须做得很慢以保证做得正确	□	□	□	□	□
39. 心跳得很厉害	□	□	□	□	□
40. 恶心或胃部不舒服	□	□	□	□	□
41. 感到比不上他人	□	□	□	□	□
42. 肌肉酸痛	□	□	□	□	□
43. 感到有人在监视您、谈论您	□	□	□	□	□
44. 难以入睡	□	□	□	□	□
45. 做事必须反复检查	□	□	□	□	□
46. 难以做出决定	□	□	□	□	□
47. 怕乘电车、公共汽车、地铁或火车	□	□	□	□	□
48. 呼吸有困难	□	□	□	□	□
49. 一阵阵发冷或发热	□	□	□	□	□
50. 因为感到害怕而避开某些东西、场合或活动	□	□	□	□	□
51. 脑子变空了	□	□	□	□	□
52. 身体发麻或刺痛	□	□	□	□	□
53. 喉咙有梗塞感	□	□	□	□	□
54. 感到前途没有希望	□	□	□	□	□
55. 不能集中注意力	□	□	□	□	□
56. 感到身体的某一部分软弱无力	□	□	□	□	□
57. 感到紧张或容易紧张	□	□	□	□	□
58. 感到手或脚发重	□	□	□	□	□
59. 想到死亡的事	□	□	□	□	□
60. 吃得太多	□	□	□	□	□
61. 当别人看着您或谈论您时感到不自在	□	□	□	□	□
62. 有一些不属于自己的想法	□	□	□	□	□
63. 有想打人或伤害他人的冲动	□	□	□	□	□

续表

	没有	很轻	中等	偏度	严重
	1	2	3	4	5
64. 醒得太早	☐	☐	☐	☐	☐
65. 必须反复洗手、点数目或触摸某些东西	☐	☐	☐	☐	☐
66. 睡得不稳不深	☐	☐	☐	☐	☐
67. 有想摔坏或破坏东西的冲动	☐	☐	☐	☐	☐
68. 有一些别人没有的想法或念头	☐	☐	☐	☐	☐
69. 感到对别人神经过敏	☐	☐	☐	☐	☐
70. 在商店或电影院等人多的地方感到不自在	☐	☐	☐	☐	☐
71. 感到任何事情都很困难	☐	☐	☐	☐	☐
72. 一阵阵恐惧或惊恐	☐	☐	☐	☐	☐
73. 感到在公共场合吃东西很不舒服	☐	☐	☐	☐	☐
74. 经常与人争论	☐	☐	☐	☐	☐
75. 单独一个人时神经很紧张	☐	☐	☐	☐	☐
76. 别人对您的成绩没有做出恰当的评价	☐	☐	☐	☐	☐
77. 即使和别人在一起也感到孤单	☐	☐	☐	☐	☐
78. 感到坐立不安、心神不定	☐	☐	☐	☐	☐
79. 感到自己没有什么价值	☐	☐	☐	☐	☐
80. 感到熟悉的东西变成陌生或不像是真的	☐	☐	☐	☐	☐
81. 大叫或摔东西	☐	☐	☐	☐	☐
82. 害怕会在公共场合昏倒	☐	☐	☐	☐	☐
83. 感到别人想占您的便宜	☐	☐	☐	☐	☐
84. 为一些有关性的想法而很苦恼	☐	☐	☐	☐	☐
85. 您认为应该因为自己的过错而受到惩罚	☐	☐	☐	☐	☐
86. 感到要很快把事情做完	☐	☐	☐	☐	☐
87. 感到自己的身体有严重问题	☐	☐	☐	☐	☐
88. 从未感到和其他人很亲近	☐	☐	☐	☐	☐
89. 感到自己有罪	☐	☐	☐	☐	☐
90. 感到自己的脑子有毛病	☐	☐	☐	☐	☐

注:以上三个评定方法详见 P100—102。

主要参考文献

ZHUYAOCANKAOWENXIAN

［1］ 鲁忠义.心理学［M］.北京:科学出版社,2014.

［2］ 洪炜.医学心理学［M］. 2 版.北京:北京大学医学出版社,2009.

［3］ 黄希庭,张志杰.心理学研究方法［M］.2 版.北京:高等教育出版社,2010.

［4］ 姜乾金.医学心理学:理论、方法与临床［M］.北京:人民卫生出版社,2012.

［5］ 胡佩诚.临床心理学［M］.北京:北京大学医学出版社,2009.

［6］ 姚树桥,杨艳杰.医学心理学［M］.7 版.北京:人民卫生出版社,2018.

［7］ 马存根.医学心理学［M］.5 版.北京:人民卫生出版社,2019.

［8］ 徐传庚,孙萍.医学心理学［M］.北京:中国中医药出版社,2016.